BIRGIT LAUE

SCHWANGER-SCHAFTS 1x1

Die besten Hebammentipps für entspannte 9 Monate

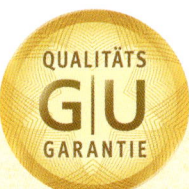

DIE GU-QUALITÄTSGARANTIE

Wir möchten Ihnen mit den Informationen und Anregungen in diesem Buch das Leben erleichtern und Sie inspirieren, Neues auszuprobieren. Bei jedem unserer Produkte achten wir auf Aktualität und stellen höchste Ansprüche an Inhalt, Optik und Ausstattung.
Alle Informationen werden von unseren Autoren und unserer Fachredaktion sorgfältig ausgewählt und mehrfach geprüft. Deshalb bieten wir Ihnen eine 100 %ige Qualitätsgarantie.

Darauf können Sie sich verlassen:
Wir bieten Ihnen alle wichtigen Informationen sowie praktischen Rat – damit können Sie dafür sorgen, dass Ihre Kinder glücklich und gesund aufwachsen. Wir garantieren, dass:
• alle Übungen und Anleitungen in der Praxis geprüft und
• unsere Autoren echte Experten mit langjähriger Erfahrung sind.

Wir möchten für Sie immer besser werden:
Sollten wir mit diesem Buch Ihre Erwartungen nicht erfüllen, lassen Sie es uns bitte wissen! Wir tauschen Ihr Buch jederzeit gegen ein gleichwertiges zum gleichen oder ähnlichen Thema um. Nehmen Sie einfach Kontakt zu unserem Leserservice auf. Die Kontaktdaten unseres Leserservice finden Sie am Ende dieses Buches.

GRÄFE UND UNZER VERLAG. *Der erste Ratgeberverlag – seit 1722.*

INHALT

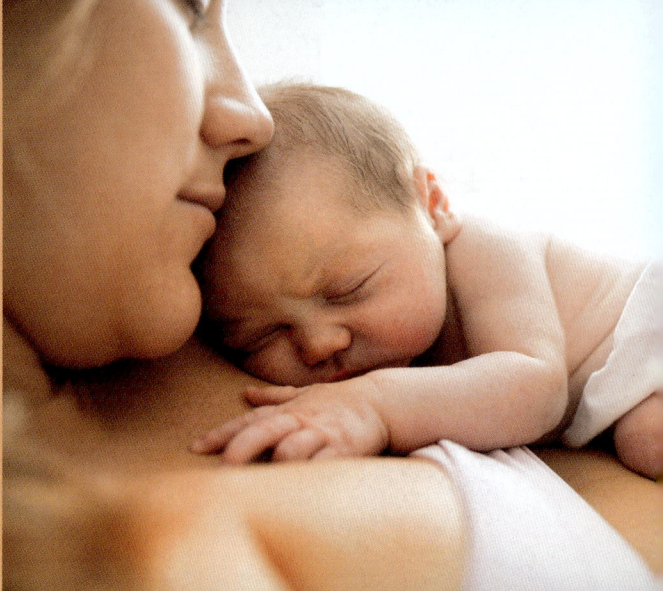

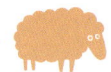

IN 40 WOCHEN ZUM BABYGLÜCK

DAS PRALLE LEBEN: RUND & GESUND!

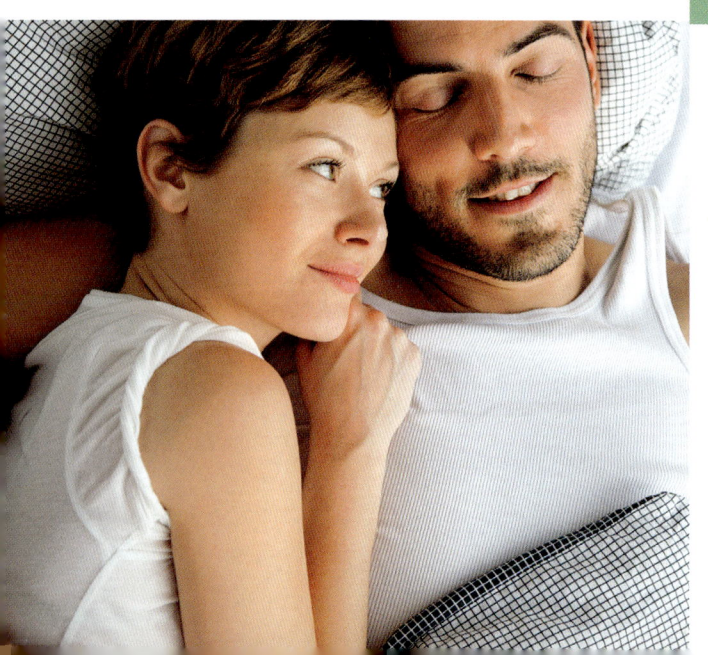

ALLES IN ORDNUNG?

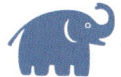

ENDSPURT ZUM GLÜCK: DIE GEBURT

DER COUNTDOWN LÄUFT

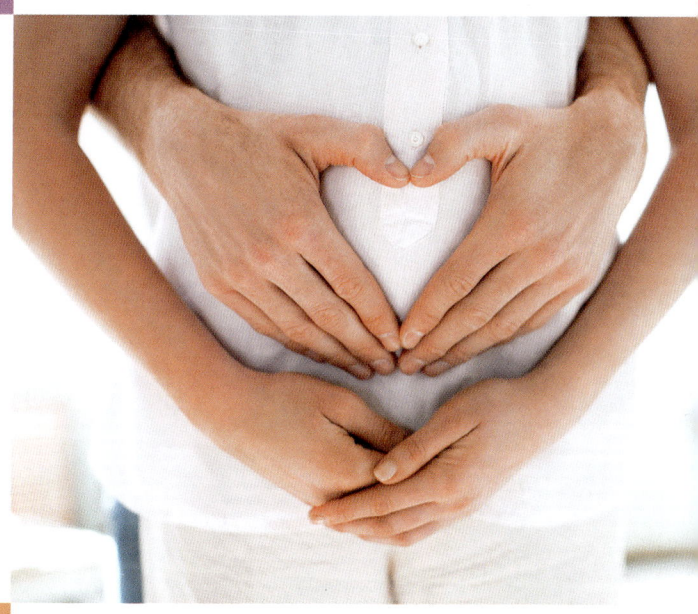

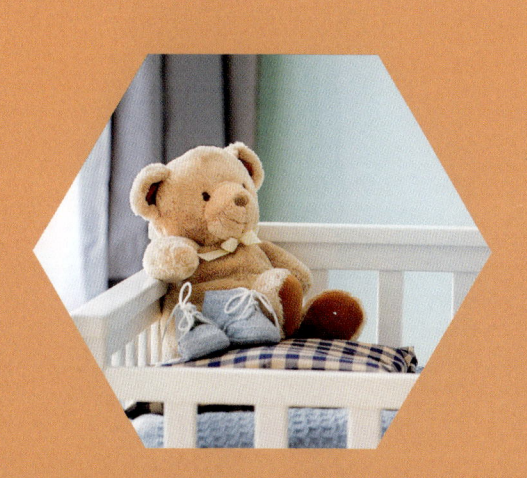

SERVICE – ZUM NACHSCHLAGEN

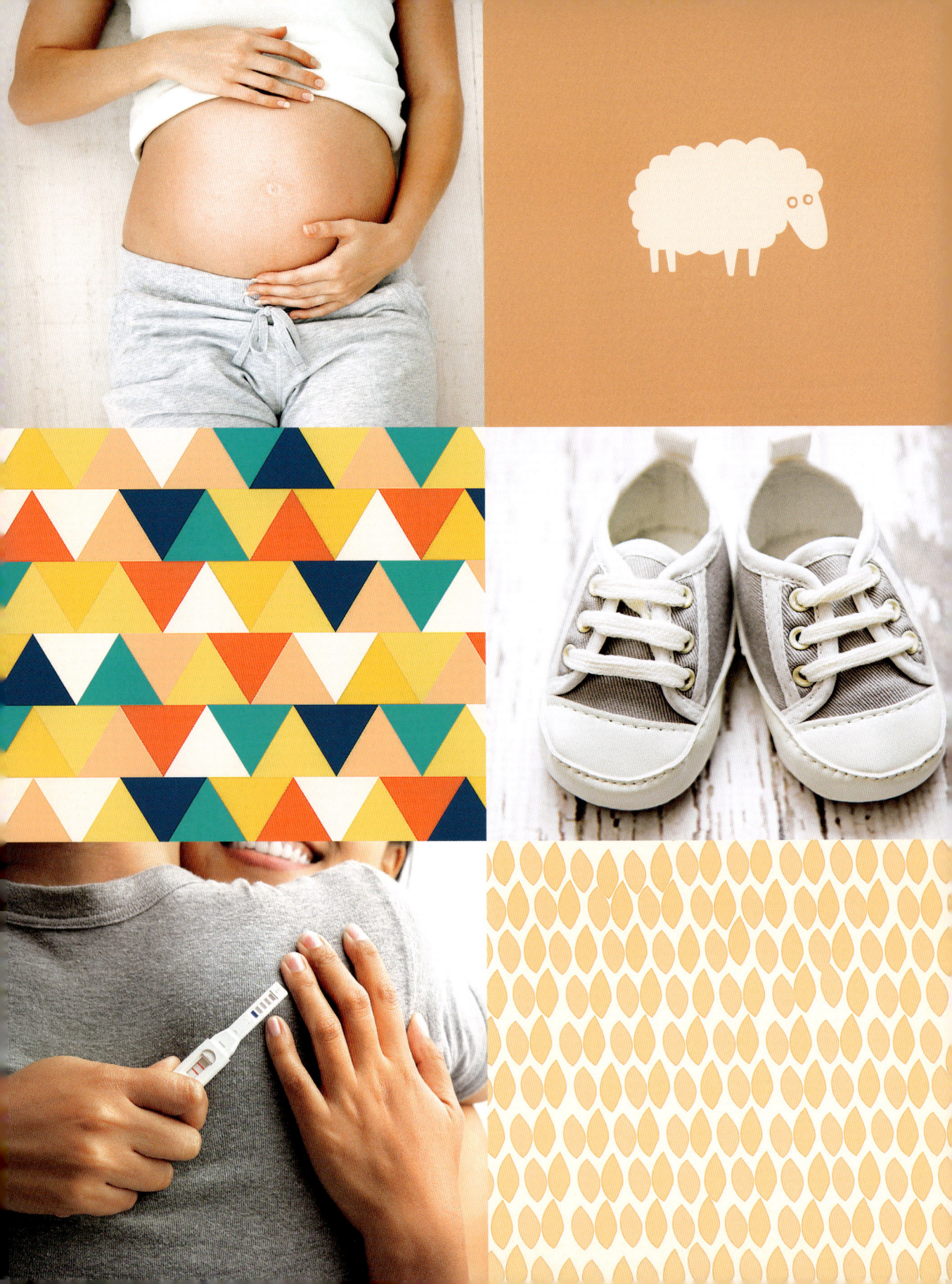

IN 40 WOCHEN ZUM BABYGLÜCK

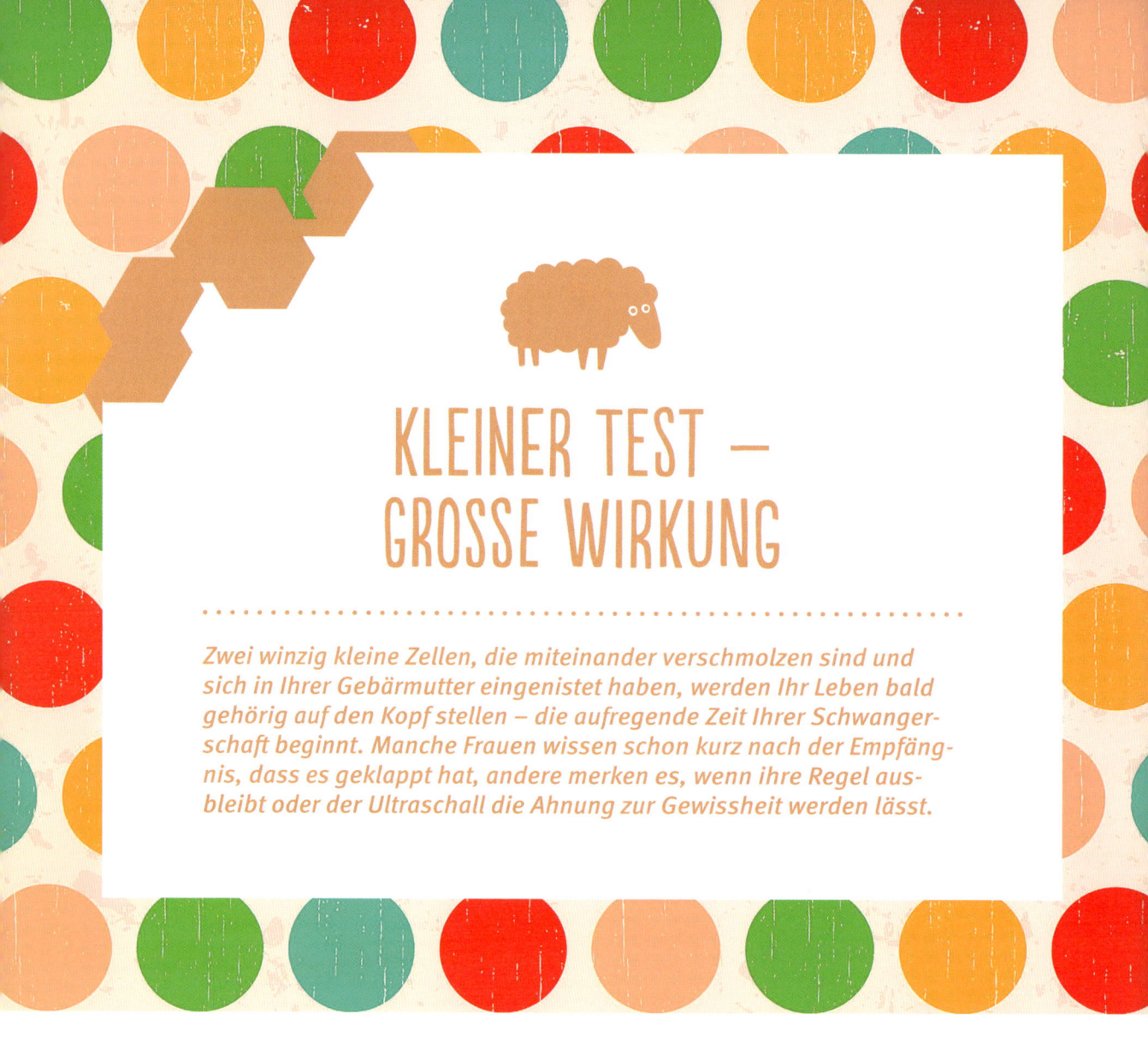

KLEINER TEST – GROSSE WIRKUNG

Zwei winzig kleine Zellen, die miteinander verschmolzen sind und sich in Ihrer Gebärmutter eingenistet haben, werden Ihr Leben bald gehörig auf den Kopf stellen – die aufregende Zeit Ihrer Schwangerschaft beginnt. Manche Frauen wissen schon kurz nach der Empfängnis, dass es geklappt hat, andere merken es, wenn ihre Regel ausbleibt oder der Ultraschall die Ahnung zur Gewissheit werden lässt.

Es gibt zahlreiche Schwangerschaftszeichen, die – bei der einen Frau mehr, bei der anderen weniger ausgeprägt – auf das Geheimnis hinweisen, das sich in ihrem Körper ereignet.

DIE ERSTEN ANZEICHEN

Das Wunder, das unter Ihrem Herzen vonstattengeht, ist ein elementares Erlebnis: Ihr Kind wächst heran, um Ihnen schon bald als eigenständige kleine Persönlichkeit zu begegnen.

Eines der sichersten Schwangerschaftsanzeichen ist das Ausbleiben der Regel. Sobald die Eizelle be-fruchtet wurde, kommt es nicht mehr wie sonst zum Hormonabfall. Die Gebärmutterschleimhaut wird deshalb nicht abgestoßen, sondern verdickt sich unter dem Einfluss der Schwangerschaftshormone. Ihre Periode kann allerdings auch aus anderen Gründen ausbleiben, beispielsweise durch Stress, Hormonschwankungen oder aufgrund einer Erkrankung.

Andererseits kann es in seltenen Fällen zur Zeit der Menstruation noch einmal zu einer leichten Blutung kommen, obwohl Sie schwanger sind. Diese Blutungen sind jedoch schwächer und kürzer als die eigentliche Monatsblutung.

1.

Spannen in der Brust

Ihre Brust wird nun größer und spannt vielleicht schon. Die Mamillen (Brustwarzen) sind empfindlicher und werden dunkler. Hormone regen die Milchdrüsen zum Wachsen an. Sobald Ihr Körper sich an den Hormonanstieg gewöhnt hat, lässt der Schmerz nach.

gen Nährstoffen versorgt. Große Mengen des Hormons Progesteron geben Ihnen das Gefühl, als seien Sie gerade Marathon gelaufen, obwohl Sie nur einen ganz normalen Tag im Büro verbracht haben. Müdigkeit ist das am häufigsten auftretende Kennzeichen in der frühen Schwangerschaft, aber kein sicheres Symptom. Ihr Blutzuckerspiegel und Ihr Blutdruck sind jetzt deutlich niedriger als vor der Schwangerschaft. All diese Faktoren tragen zu Ihrem extremen Müdigkeitsgefühl bei. Bei den meisten Schwangeren verschwindet die Müdigkeit zu Beginn des zweiten Schwangerschaftsdrittels.

2.

Übelkeit und Brechreiz

Die Übelkeit gehört zu den ziemlich deutlichen Indizien für eine erfolgte Befruchtung. Sie ist jedoch sehr unterschiedlich ausgeprägt. Bei einigen Frauen tritt sie am Morgen auf, bei anderen den ganzen Tag über in Wellen oder kontinuierlich. Bei manchen bleibt es bei der Übelkeit, andere erbrechen sich mehr als zehn Mal am Tag. Für die Übelkeit ist das Schwangerschaftshormon Humanes Chorion-Gonadotropin (HCG) verantwortlich. Besonders großer Appetit oder auch Abneigung gegen die einen und Heißhunger auf andere Speisen sind ebenfalls typische Anzeichen.

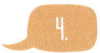

4.

Stimmungsschwankungen

Himmelhoch jauchzend oder zu Tode betrübt – wie im Verlauf des normalen Zyklus können die Veränderungen im Hormonhaushalt auch zu Beginn einer Schwangerschaft für einiges Durcheinander im Gefühlshaushalt sorgen.

5.

Leichtes Ziehen, Druck auf die Blase

Ein Ziehen im Unterbauch, eventuell in der Leistengegend, kann ebenfalls auf eine Schwangerschaft hinweisen. Hintergrund ist das Dehnen und Wachsen der Bänder, die die Gebärmutter halten. Zu Beginn der Schwangerschaft kann sich dies noch anfühlen, als ob die Regel einsetzen würde. Bereits zwei bis drei Wochen nach der Empfängnis werden Sie bemerken, dass Sie nun häufiger zur Toilette müssen als sonst. Dies liegt an der wachsenden Gebärmutter, die vorübergehend auf die Blase drückt. Der Anstieg des Hormons Progesteron stimuliert nun zusätzlich Ihren Blasenmuskel, sodass Sie öfter das Gefühl haben, zur Toilette gehen zu müssen.

3.

Öfter ein Nickerchen

Sich plötzlich schlapp und müde zu fühlen, kann ebenso auf eine Schwangerschaft hindeuten. Ihr Körper muss während der gesamten Schwangerschaft Schwerstarbeit leisten – ganz besonders aber im ersten Drittel. So bildet er in dieser Zeit zum Beispiel die Plazenta, das Organ, das Ihr Baby während der Schwangerschaft mit allen notwendi-

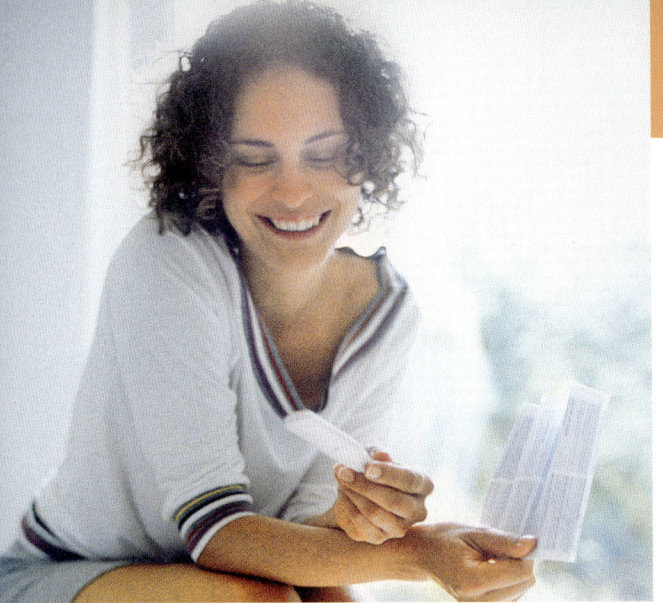

Etwa zwei Wochen nach der Befruchtung liefert ein Schwangerschaftstest ein sicheres Ergebnis.

Und: ein positiver Schwangerschaftstest

Bereits am ersten Tag nach Ausbleiben der Periode liefern handelsübliche Schwangerschafts-Schnelltests zuverlässige Ergebnisse. Sie enthalten einen Indikatorstreifen, der anzeigt, ob der Urin der Frau das Hormon »HCG« (Humanes Chorion-Gonadotropin) enthält. Dieser Teststreifen ist mit Antikörpern benetzt, die bei Kontakt mit dem Hormon durch eine Veränderung des Trägerpapiers reagieren. Das Hormon wird von der Plazenta und dem Fetus gebildet und ist im mütterlichen Blut bereits innerhalb von sechs bis neun Tagen nach der Befruchtung nachweisbar, im Urin noch einmal eine Woche später.

Schnelleres Ergebnis mit dem Frühtest?

Viele der meist etwas teureren Frühtests versprechen bereits ein Ergebnis zwischen fünf und sieben Tage vor der fälligen Regel. Sie sind empfindlicher und messen kleinere HCG-Einheiten als die üblichen Tests. Die Hersteller weisen jedoch immer darauf hin, dass es sich lediglich um ein »Vorergebnis« handelt. Wenn Sie wirklich sicher sein wollen, müssen Sie also ohnehin den Test einige Tage später wiederholen. Es ist sinnvoller, sich bis zum Ausbleiben der Periode in Geduld zu üben. Sie bekommen dann ein zuverlässigeres Ergebnis.

Neues Leben entsteht

Kaum etwas ist spannender, als die rasante Entwicklung eines Kindes vom Zeitpunkt der Empfängnis bis zur Geburt zu verfolgen: Zunächst muss sich die befruchtete Eizelle viele Male teilen. Danach differenziert sich diese Zellmenge in einen kindlichen Anteil, aus dem sich das Baby entwickelt, und in einen plazentaren Anteil, der sozusagen die »Versorgungszentrale« bildet, den Mutterkuchen (Plazenta).

Bis zur 12. Schwangerschaftswoche spricht man von einem Embryo (vom griechischen »embryon« = »Keimling«). Dies ist die Zeit, in der die Organe des Kindes angelegt werden. Zigaretten, Alkohol und andere Drogen sowie bestimmte Medikamente können vor allem in dieser Phase großen Schaden anrichten, weil es durch sie zur fehlerhaften Anlage der Organe kommt. Danach muss das Kind, das medizinisch jetzt als Fetus (vom lateinischen »fetus« = »Leibesfrucht«) bezeichnet wird, vor allem wachsen. Seine Organe reifen, um ihre Funktionen später erfüllen zu können.

Zeit für Veränderungen

Das alles braucht viel Zeit und Ruhe: Eine menschliche Schwangerschaft dauert 40 ungestörte Wochen. Medizinisch gesehen werden diese in drei Abschnitte (Trimenon) eingeteilt, von denen jeder etwa drei Monate oder rund 13 Wochen dauert. In dieser Zeit entwickelt sich nicht nur das Kind, sondern auch Ihr Körper und Ihre Seele machen vielfältige Veränderungen durch.

8.

Alles oder nichts

Zu Beginn der Schwangerschaft gilt meist das »Alles-oder-nichts-Prinzip«: Wenn ein von der Mutter verwendetes Medikament (oder auch Alkohol oder eine andere Substanz) das befruchtete Ei in einem frühen Stadium stark schädigt, wird eine weitere Entwicklung dadurch oft unmöglich und es kommt zu einer ganz frühen Fehlgeburt, meist noch bevor die Schwangerschaft überhaupt bemerkt wird. Wenn Sie Medikamente einnehmen müssen, beziehungsweise anderweitig therapeutisch behandelt werden, sagen Sie ab jetzt Ihrem Arzt oder auch Ihrem Heilpraktiker, dass Sie schwanger sind – damit keine Arzneimittel oder Therapien zum Einsatz kommen, die Ihrem Ungeborenen schaden können.

EIN SICHERES NEST: DIE GEBÄRMUTTER

Die Gebärmutter (Uterus) gleicht in Größe und Form einer umgedrehten Birne. Der schmale untere Teil wird Gebärmutterhals (Zervix) genannt, der obere, größere Teil ist der Gebärmutterkörper (Corpus). Den oberen Gebärmutterrand nennt man den Fundus. Unmittelbar nach dem Einnisten der befruchteten Eizelle beginnt die Gebärmutter zu wachsen. Spüren werden Sie dies aber erst gegen Ende des ersten Trimenons, wenn die Gebärmutter über Ihr Schambein hinauswächst. Ab dann sieht man Ihnen eventuell schon an, dass Sie schwanger sind. Das hängt davon ab, wie oft Sie schon schwanger waren und wie groß Ihr Kind zu diesem Zeitpunkt ist. Auch Ihre Körpergröße und Ihr Körperbau spielen in dieser Hinsicht eine Rolle; zierlichen Frauen sieht man die Schwangerschaft oft früher an.

Der Gebärmutterhals ist etwa vier Zentimeter lang und nun fest verschlossen, um Ihr Ungeborenes zu schützen und zu halten. Zusätzlich sorgt das Hormon Progesteron dafür, dass sich der Schleim am Muttermund verdickt und einen Pfropf bildet, der den Gebärmuttermund (Portio) verschließt und vor Keimen schützt. Erst in den letzten Wochen vor der Geburt, manchmal sogar erst unter den Wehen, wird die Zervix kürzer und weiter und der Schleimpfropf löst sich auf.

FRUCHTBLASE UND PLAZENTA

Die Fruchtblase ist die mit körperwarmem Wasser – dem Fruchtwasser – gefüllte Hülle, in der Ihr Baby ideale Bedingungen für seine Entwicklung hat. Sie wird bereits in der zweiten Lebenswoche gebildet und besteht aus zwei Schichten: dem Chorion und dem Amnion. Beide Schichten zusammen nennt man auch »Eihäute«. Sie sind zwar dünn und durchscheinend, aber sehr stabil und elastisch, sodass das Kind hervorragend geschützt ist. Die inneren Häute der Fruchtblase (Amnion) bilden zudem das Fruchtwasser, das normalerweise leicht gelblich und klar aussieht. Es enthält Eiweiß, Zucker, Kalium, Natrium und Spurenelemente, außerdem Zellen, Hautschüppchen und Haare des Ungeborenen.

 9.

Alles im Fluss

In der Fruchtblase findet ein ständiger Flüssigkeitsaustausch statt, die Menge des Fruchtwassers variiert im Verlauf der Schwangerschaft. Ungefähr ab der 14. Schwangerschaftswoche beginnt Ihr Baby Fruchtwasser zu trinken. Die so verloren gegangene Flüssigkeit wird gleich nachgebildet. Während in der 20. Schwangerschaftswoche die Fruchtwassermenge in der Fruchtblase etwa einen halben Liter beträgt, sind es in der 38. Woche schon 1 ein bis 1,5 Liter. Um die 40. Schwangerschaftswoche verringert sich die Flüssigkeitsmenge wieder und beträgt dann noch knapp einen Liter. Meistens platzt die Fruchtblase mit Einsetzen der Wehen oder bald danach.

Babys kleines Kraftwerk: Die Plazenta

Nähren, versorgen, schützen: Ihr Organismus versorgt über spezielle Blutgefäße nun mit Vorrang den Mutterkuchen (Plazenta). Die Plazenta wiederum beliefert über die Nabelschnur Ihr heranwachsendes Kind zuverlässig mit Nährstoffen und Sauerstoff aus Ihrem Blut und transportiert ab, was es nicht brauchen kann. Dazu schaltet Ihr Kreislauf »auf Bauch«, etwa ab der 20. Schwangerschaftswoche bekommen Sie das manchmal richtig zu spüren. Ihnen wird schneller schwindelig – morgens zum Beispiel, wenn sich Ihr Baby die ganze Nacht über reichlich bedient hat. Mit einem guten und gehaltvollen Frühstück und regelmäßigen kleinen Zwischenmahlzeiten schaffen Sie sich schnell wieder Reserven.

Gegen Ende der Schwangerschaft gibt die Plazenta ihre Funktionen und damit auch die Sauerstoffversorgung des Kindes schließlich auf – ein Startsignal für die Geburt.

Halt! Kontrolle!

Ihr Baby und Sie haben von Beginn an getrennte Blutkreisläufe, das heißt, Ihrer beider Blut mischt sich nicht. In den feinen Gefäßen der zum Kind gewandten Plazentaseite verhindern verschiedene Zellschichten den direkten Blutaustausch. Das nennt man »Plazentaschranke«. Sie lässt Nähr- und Sauerstoffmoleküle hindurchschlüpfen, hält aber Schadstoffe und Krankheitserreger vom Ungeborenen fern.

Leider aber nicht alle; deshalb ist es beispielsweise wichtig, dass Sie sich bewusst ernähren und sich vor weiteren Risiken wie Genussmitteln, Drogen oder bestimmten Medikamenten schützen. Zusätzlich produziert die Plazenta die wichtigen Hormone Östrogen und Progesteron.

Lassen Sie's ruhig angehen!

Störungen der normalen Plazentafunktion können die gesunde Entwicklung des Kindes gefährden. Spezielle Untersuchungen, wie zum Beispiel ein Doppler-Ultraschall, klären dann die Ursache ab, damit geeignete Maßnahmen die kindliche Versorgung verbessern können. Oft reicht dazu schon ein wenig körperliche Schonung aus.

MIT ALLEN SINNEN – BABYS ENTWICKLUNG

Ihr Kind ist nun vor allem mit Wachsen beschäftigt: von einer Eizelle, die kleiner ist als ein Punkt, zu einem rund 3 Kilogramm schweren und 50 Zentimeter langen Persönchen, das nach 40 Wochen zur Welt kommt. Im Laufe dieser Wochen entwickeln sich die Organe; das Herz beginnt etwa in der 6. Woche zu schlagen. Auch Hände und Füße bilden sich aus. Etwa ab der 12. Woche übt das Baby die später überlebenswichtige Fähigkeit des Saugens an seinen Fingern. Mit zunehmender Reife reagiert es auf Reize von außen. Schlaf- und Wachphasen wechseln sich ab, wobei die Schlafphasen deutlich überwiegen.

Tasten und spüren

Schon in der 7. Schwangerschaftswoche kann Ihr Baby Berührungen mit der Mundregion spüren. Mit 12 Wochen nutzt es bereits die Tastzellen in seinen Fingerkuppen und »begreift« seine Umwelt. Dieses Gespür für Fühlreize dehnt sich bis zur 17. Schwangerschaftswoche auf den ganzen Körper aus. Bald schon wird Ihr Baby auch Temperaturunterschiede wahrnehmen können.

Sehen

Ab der 16. Woche kann das Baby seine geschlossenen Augen bewegen, ab der 24. Woche kann es sie öffnen. Über Mamas sanft lichtdurchlässigen Bauch nimmt das Baby Hell und Dunkel wahr und wird so bereits auf den Tag-Nacht-Wechsel vorbereitet.

Hören

Mit gerade einmal sieben Tagen ist das Ohr beim Embryo bereits als kleiner Punkt erkennbar. Als allererstes Sinnesorgan ist der Hörsinn voll ausgebildet – allerdings erst rund 20 Wochen nach der Befruchtung. Das Innenohr hat zu diesem Zeitpunkt schon seine endgültige Größe erreicht! Spätestens ab Mitte der Schwangerschaft hört Ihr Kind alles, was an sein Ohr dringt. Wenn Sie, Ihr Partner oder seine Geschwister mit ihm sprechen, kommt es übrigens nicht unbedingt darauf an, was Sie sagen. Vor allem die Klangmelodie ist entscheidend. Die Stimmen, die ein Ungeborenes regelmäßig hört, werden ein Leben lang prägend in seinem Gedächtnis bleiben.

Auszeit für Sie und Ihr Kind

Doch Ihr Kind nimmt über sein Gehör auch unmittelbar an der Außenwelt teil. Lärm, Streit oder Dauerberieselung durch Radio oder Fernsehen können nicht nur für Sie, sondern auch für das Ungeborene zum Stressauslöser werden, denn es kann ja nicht einfach »die Ohren schließen«. Ziehen Sie sich also hin und wieder bewusst in die Stille zurück und nehmen Sie eine Auszeit vom Alltagslärm. Das wird auch Ihnen guttun!

Schmecken und Riechen

Im 6. Schwangerschaftsmonat prägt sich der Geschmackssinn aus. Ihr Kind kostet, wie sich die Aromen und Geschmacksvarianten des Fruchtwassers im Tagesverlauf verändern. Gegen Ende der Schwangerschaft trinkt es fast einen halben Liter Fruchtwasser täglich – und scheidet es danach wieder aus. Durch das, was Sie selbst essen, können Sie die Vorlieben Ihres Kindes beeinflussen, die auch später durch das Stillen noch weiter ausgeprägt werden.

Bei der Entwicklung des Geruchssinns im Mutterleib gehen Wissenschaftler davon aus, dass das Baby ab der 28. Woche in der flüssigen Umgebung zwar riechen, dies aber nicht von dem geschmeckten Eindruck unterscheiden kann. Gleich nach der Geburt ist der Geruchssinn allerdings lebenswichtig – Ihr Kind erkennt die verheißungsvolle Milchquelle Ihrer Brust am Duft.

Erste Grüße aus dem Babybauch

Die meisten Frauen spüren ihr Baby zum ersten Mal in der 16. bis 20. Schwangerschaftswoche, manche früher, manche später. Anfänglich ist es nicht ganz leicht, das zarte Anklopfen richtig zu deuten. Bei manchen Frauen fühlt es sich an wie die berühmten Schmetterlinge im Bauch, andere empfinden es ähnlich wie Darmbewegungen. Eine Rolle spielt dabei die Lage der Plazenta: Sitzt sie an der Vorderwand der Gebärmutter, puffert sie die Kindsbewegungen ab und sie sind oft erst etwas später deutlich zu spüren. Liegt die Plazenta an der Hinterwand, spüren Sie vielleicht Ihr Baby schon etwas früher. Ab dann empfinden Sie die kleinen Tritte mit jedem Tag deutlicher und stärker. Und auch der werdende Vater bekommt endlich die Purzelbäume seines Nachwuchses mit.

ALLES KLAR, MEIN KIND? VORSORGEUNTERSUCHUNGEN

Ihre Schwangerschaft ist eine aufregende und spannende Zeit mit vielen Fragen, Erwartungen und auch gemischten Gefühlen. In diesem besonderen Lebensabschnitt begleiten Sie Frauenärzte und Hebammen einfühlsam und professionell bei Ihren körperlichen, seelischen und sozialen Veränderungen.

Wie geht's dir, Baby?

Ab der Feststellung einer Schwangerschaft beginnt für die meisten Mütter und Väter auch die Sorge um ihr Kind. Darin liegt eine wichtige Schutzfunktion, die dazu führt, bisherige Lebensgewohnheiten zum Wohle des Kindes zu hinterfragen und gegebenenfalls zu ändern. Auch wenn es niemals eine Garantie dafür geben kann, dass alles glattgeht, seien Sie »guter Hoffnung« – ein ungeborenes Kind ist nicht so empfindlich, wie Sie vielleicht denken. Am besten unterstützen Sie Ihr Kind, indem Sie es spüren lassen, dass Sie es lieb haben und sich freuen, dass es in Ihnen wächst. Sprechen Sie zu ihm, teilen Sie ihm Ihre Freuden und Gedanken mit und lassen Sie es auf diese Weise teilnehmen an Ihren Gefühlen, guten wie weniger guten. Auch Ihr Partner kann bereits mit dem Ungeborenen kommunizieren! So wird Vertrauen entstehen und wachsen – eine gute Basis, um sich gemeinsam zu einer eigenständigen und fröhlichen Familie entwickeln zu können.

TEAMPLAYER FÜR MUTTER UND KIND

Zum Glück ist dies heute selbstverständlich: Frauen, die ein Baby erwarten, gehen regelmäßig zur Schwangerschaftsvorsorge. Sinn dieser Untersuchungen ist es, den Verlauf der Schwangerschaft zu beobachten und Auffälligkeiten oder Erkrankungen früh zu erkennen, damit keine Probleme daraus entstehen.

Bestimmt haben auch Sie eine Menge Fragen, die bei den Vorsorgeterminen beantwortet werden können. Die Untersuchungen müssen allerdings nicht in einer Frauenarztpraxis vorgenommen werden. Auch Hebammen sind per Gesetz zur alleinigen Schwangerschaftsvorsorge zugelassen – mit Ausnahme des Ultraschalls.

Sie haben die Möglichkeit, Ihre Vorsorgeuntersuchungen von einer Hebamme oder einem Arzt durchführen zu lassen oder zwischen Hebamme und Arzt aufzuteilen. Beide Berufsgruppen orientieren sich an von einer fachlichen Kommission beschlossenen Richtlinien, die die Qualität der Betreuung sichern: die Ärzte an den sogenannten Mutterschaftsrichtlinien, die Hebammen an den Richtlinien zur Schwangerenvorsorge.

Hebammen – Expertinnen für Mutter und Kind

Die Hebamme ist Spezialistin für die Betreuung einer gesunden schwangeren Frau und ihres Kindes. Schwanger zu sein ist für sie ein natürlicher Prozess, der bei einem normalen Verlauf nichts mit Krankheit zu tun hat und deshalb auch nicht medizinisch behandelt werden muss. Ihre Hebamme kann Sie in allen Fragen rund um die Schwangerschaft, die Geburt, das Wochenbett und die erste Zeit mit Ihrem Baby beraten. Sie ist eine wichtige Kontaktperson, zu der Sie zu jedem Zeitpunkt Ihrer Schwangerschaft in Verbindung treten können. Melden Sie sich am besten frühzeitig bei einer Hebamme in Ihre Nähe an, Adressen bekommen Sie über sogenannte »Hebammenlisten«, die in Arztpraxen, Apotheken, Bioläden etc. ausliegen, oder im Internet.

Sie haben ein Recht auf Hebammenhilfe

Hebammenhilfe kann von jeder Frau zusätzlich zur ärztlichen Vorsorge in Anspruch genommen werden. Die meisten Leistungen werden von den Krankenkassen erstattet. Einzelne Kassen vergüten auch zusätzliche Hebammenleistungen wie Rufbereitschaftspauschalen, Kinderwunschberatung, PEKiP-Kurse und Geburtsvorbereitungskurse für den Partner. Erkundigen Sie sich bei Ihrer Krankenkasse. Falls Sie privat versichert sind, klären Sie am besten im Vorfeld, welche Leistungen von Ihrem Versicherer übernommen werden.

Die Familienhebamme

Familienhebammen haben eine pädagogisch-psychologische Zusatzqualifikation. Sie sind Expertinnen für Familien mit besonderem Hilfebedarf. Die Kosten werden von den Kommunen oder privaten oder konfessionellen Trägern übernommen.

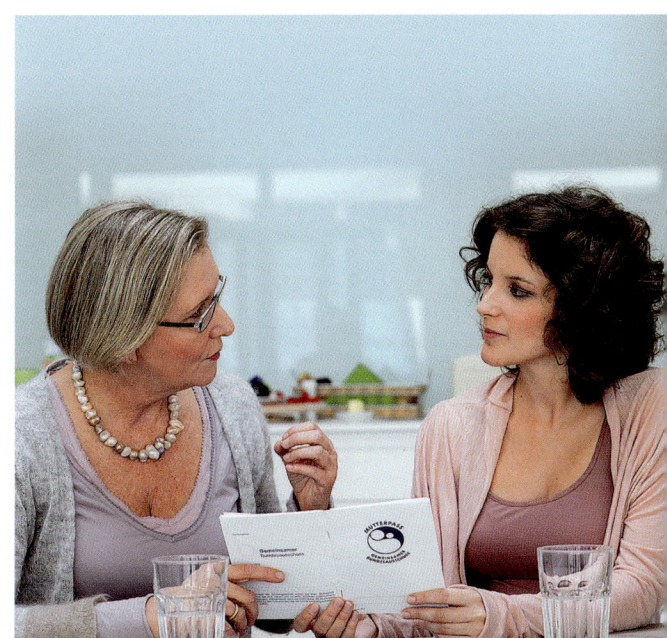

21.

Vorsorge bei der Hebamme

Der Schwerpunkt der Schwangerenvorsorge liegt bei Hebammen im Bereich der Begleitung und Beratung. Dabei wird Ihre Hebamme Ihre individuellen Bedürfnisse im Blick haben und versuchen, Ihre Eigenverantwortung zu stärken sowie Ihre eigenen Fähigkeiten zu fördern. Weniger als auf die möglichen Risiken wird sie ihren Blick auf Sie als Frau und alles, was Sie in ihrem sensiblen Prozess der Veränderung an Zuwendung und Hilfe brauchen, richten. Das geschieht entweder in gewohnter Umgebung bei Ihnen zu Hause oder in einer Hebammenpraxis. Ihre Hebamme führt außerdem (bis auf die Ultraschalluntersuchungen) sämtliche vorgeschriebenen Vorsorgeuntersuchungen durch.

22.

Berühren, begleiten, beraten

Die fundierte medizinische Ausbildung befähigt Hebammen aber ebenso, Abweichungen vom gesunden Verlauf zu erkennen und jederzeit weitere notwendige Schritte einzuleiten. Im Allgemeinen

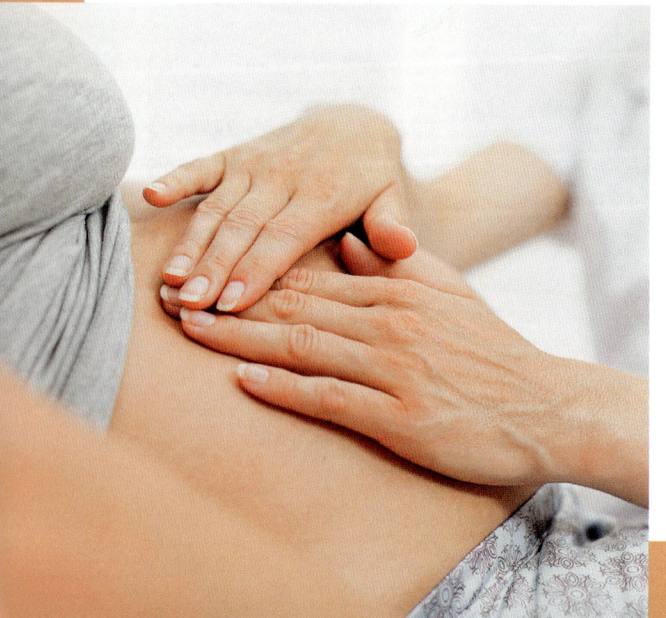

nehmen sich Hebammen mehr Zeit für die Untersuchungen und benutzen vorrangig ihre wichtigsten »Werkzeuge«, die Hände: Sie tasten und fühlen und nehmen Sie und Ihr Kind unmittelbar wahr. Mit erfahrenen Händen bestimmen sie zum Beispiel die Größe und den Muskeltonus (Spannungszustand) der Gebärmutter, die Lage und das mögliche Gewicht des Kindes, bemerken ungewöhnliche Fruchtwassermengen und eine Wehenbereitschaft. Sollten Veränderungen eintreten, die eine ärztliche Versorgung erfordern, können die Hebamme und der Arzt Sie jederzeit gemeinsam weiterbetreuen.

23.

Bei Schwierigkeiten zum Arzt

Die ärztliche Vorsorge hat eher die medizinische Überwachung des Schwangerschaftsverlaufs im Fokus sowie die Risikoerkennung und -überwachung. Ärztinnen und Ärzte mit all ihrem Wissen und den technischen Möglichkeiten sind besonders dann Experten, wenn es um Komplikationen und Schwierigkeiten geht. Nach den Mutterschaftsrichtlinien sind in einer normal verlaufenden Schwangerschaft drei Ultraschalluntersuchungen vorgesehen. Diese können nur vom Arzt durchgeführt werden. Da sich die Vorsorgeangebote ergänzen, entscheiden sich mittlerweile viele Frauen für ein Vorsorgemodell, bei dem sie abwechselnd von der Hebamme und vom Arzt betreut werden.

Gemeinsam für Mutter und Kind

Zusätzlich zur ärztlichen Betreuung können Sie bei einem Verdacht auf vorzeitige Wehen, Blasensprung oder beim Geburtsbeginn ebenfalls Hebammenhilfe in Anspruch nehmen. Auch bei vorzeitigen Wehen oder schwangerschaftsspezifischen Erkrankungen begleitet Sie Ihre Hebamme in Zusammenarbeit mit Ihrem behandelnden Arzt.

Regelmäßiger Gesundheitscheck

Im Mittelpunkt der Schwangerenvorsorge stehen Ihre Gesundheit und die Ihres ungeborenen Kindes. Die Ergebnisse der Untersuchungen werden regelmäßig in den Mutterpass eingetragen, der Ihnen bei der ersten Vorsorgeuntersuchung ausgehändigt wird und den Sie ab jetzt immer bei sich tragen sollten.

Zunächst verschafft sich die Hebamme oder der Frauenarzt einen Eindruck über das Gedeihen und Wohlbefinden Ihres Kindes.

💛 Über den Bauch wird ertastet, ob Ihr Kind zeitgerecht wächst, ob genügend Fruchtwasser vorhanden ist und wie das Kind in Ihrem Bauch liegt.

💛 Bei der Erstuntersuchung wird Ihnen Blut abgenommen, um es im Labor auf zahlreiche Erreger ebenso wie auf Rhesusantikörper zu untersuchen.

💛 Im Verlauf der Schwangerschaft werden Sie öfter durch die Scheide untersucht, um Infektionen auszuschließen und um den Muttermund zu überprüfen. Hierbei wird auch ein Abstrich vom Gebärmutterhals zur Untersuchung auf Chlamydien vorgenommen.

💛 Mit einem Hörrohr oder »Dopton« genannten Ultraschallgerät werden die kindlichen Herztöne regelmäßig abgehört.

💛 Zudem werden bei jedem Termin Gewicht und Blutdruck gemessen und Ihr Urin analysiert. Dies gibt Hinweise auf bestehende oder mögliche Risiken, die den Schwangerschaftsverlauf ungünstig beeinflussen könnten.

💛 Sie werden auf Wassereinlagerungen in den Beinen und an den Händen sowie auf Veränderungen an den Venen untersucht und Ihr Bauchumfang wird gemessen.

💛 Im Verlauf Ihrer Schwangerschaft wird Ihr Gynäkologe drei Ultraschalluntersuchungen durchführen (siehe Seite 26 ff.).

💛 Meist wird schon ab der 28. Schwangerschaftswoche ein CTG (Cardiotokogramm) geschrieben, das heißt, die Herztöne werden mit einem Wehenschreiber aufgezeichnet.

💛 Außerdem sollten Sie bei jedem Termin auch die Möglichkeit haben, Fragen zu klären oder sich beraten zu lassen.

Wie oft zur Schwangerenvorsorge?

Bis zur 30. Woche sind regelmäßige Untersuchungen im vierwöchigen Abstand vorgesehen, danach bis zum errechneten Geburtstermin im Abstand von zwei Wochen. Gibt es Besonderheiten oder fühlen Sie sich zwischendurch nicht wohl, sind weitere Termine möglich. Können Sie die Termine nicht planmäßig wahrnehmen, sollten Sie dies mit Ihrer Hebamme oder Ihrem Arzt absprechen.

Kosten werden übernommen

Die gesetzlichen Krankenkassen übernehmen die Kosten für die Vorsorge vollständig (sowohl in Deutschland als auch in Österreich und der Schweiz). Dabei ist es gleich, ob Sie sich für Hebamme, Arzt oder eine abwechselnde Betreuung entscheiden. Auch Ihr Arbeitgeber muss Sie für die Untersuchungen ohne Verdienstausfall von der Arbeit freistellen. Hilfs-, Arznei-, Verband- und Heilmittel, die in Verbindung mit der Schwangerschaft benötigt werden, sind zuzahlungsbefreit. Bedürftige, nicht erwerbsfähige werdende Mütter, die weder privat noch in der gesetzlichen Krankenversicherung (mit)versichert sind, erhalten Mutterschaftsleistungen über die Sozialhilfe. Lediglich Untersuchungen, die auf Wunsch durchgeführt werden, wie beispielsweise ein Test auf Cytomegalieviren (siehe Seite 88), werden nicht von allen Krankenkassen erstattet.

BABYSPASS MIT MUTTERPASS

Nach der ersten Vorsorgeuntersuchung bekommen Sie vom Gynäkologen oder von Ihrer Hebamme Ihren Mutterpass ausgehändigt. Das Dokument wird in den kommenden Monaten ganz wichtig für Sie und Ihr Kleines. Im Mutterpass werden alle im Verlauf der Schwangerschaft, der Geburt und im Wochenbett erhobenen Daten und festgestellten Untersuchungsergebnisse eingetragen.

Die Eintragungen im Mutterpass sind allerdings nicht immer verständlich, denn zur Dokumentation werden fast ausschließlich Abkürzungen medizinischer Fachbegriffe benutzt. Am besten sehen Sie sich neue Einträge sofort an und lassen sie sich gleich vor Ort erklären. Fragen Sie im Zweifelsfall ruhig nach!

LABORUNTERSUCHUNGEN

Bei der ersten Untersuchung wird Ihnen Blut abgenommen, um folgende gesetzlich vorgeschriebenen Laboruntersuchungen durchzuführen:

Blutgruppe und Rhesusfaktor

Falls Sie bislang keinen schriftlichen Nachweis über Ihre Blutgruppe haben, wird Ihre Blutgruppe (A, B, AB oder 0) bestimmt. Auch der Rhesusfaktor, eine bestimmte Struktur auf den roten Blutkörperchen, wird ermittelt. Dieses Merkmal der roten Blutkörperchen haben etwa 85 Prozent aller Menschen in Mitteleuropa, das heißt sie sind Rhesus-positiv. Fehlt diese Struktur hingegen, spricht man von Rhesus-negativen Menschen. Diese Blutgruppenmerkmale werden vererbt. Deshalb können die Kinder einer Rhesus-negativen Frau und eines Rhesus-positiven Mannes entweder Rhesus-negativ oder Rhesus-positiv sein.

Antikörpersuchtest

Wenn Sie zu den wenigen Menschen gehören, die Rhesus-negativ sind, und Ihr Kind einen positiven väterlichen Rhesusfaktor ererbt hat, kann es sein, dass Ihr Körper das Rhesus-positive Blut Ihres Kindes als fremd erkennt und Antikörper dagegen bildet. Diese »Sensibilisierung« genannte Immunantwort dauert eine gewisse Zeit, sodass die erste Schwangerschaft trotz unterschiedlicher Rhesus-Merkmale von Mutter und Kind meist problemlos verläuft. Wenn Sie allerdings mit dem zweiten oder einem weiteren Kind schwanger sind, können bereits sehr viel mehr Antikörper in Ihrem Blut vorhanden sein. Diese sind so klein, dass sie über die Plazenta in den kindlichen Kreislauf gelangen können. Dort besetzen sie die roten Blutkörperchen des Kindes und leiten deren Zerstörung ein. Das kann lebensgefährlich für das Baby werden. Eine Rhesus-Sensibilisierung lässt sich nicht mehr rückgängig machen und muss daher bereits in der ersten Schwangerschaft und in jeder weiteren verhindert werden. Deshalb wird zu Beginn der Schwangerschaft ein Suchtest auf Antikörper durchgeführt und zwischen der 24. und 28. Schwangerschaftswoche erneut kontrolliert.

Vorbeugen ist lebenswichtig

Durch eine Anti-D-Prophylaxe, die vorbeugende Gabe von Anti-D-Immunglobulin in der 28. bis 30. Schwangerschaftswoche und eine erneute Verabreichung innerhalb von 72 Stunden nach der Geburt, kann diese schwerwiegende Erkrankung heute verhindert werden. Das Medikament neutralisiert Rhesus-positive Blutkörperchen sofort

beim Eindringen. Dank dieser Wirkung bildet die Mutter keine Antikörper und zukünftige Kinder sind nicht gefährdet. Die »Impfung« bekommen Sie auch nach einer Fehlgeburt oder einem Schwangerschaftsabbruch.

Röteln-HAH-Test

Der Röteln-Hämagglutinationshemmtest wird so früh wie möglich durchgeführt, denn eine Rötelninfektion während der ersten drei Schwangerschaftsmonate kann schwerwiegende Folgen für das Kind haben. Deshalb wird mit einer Blutuntersuchung überprüft, ob Sie und Ihr Kind ausreichend geschützt sind. Liegt der Wert bei 1:16 oder höher, haben Sie genügend Antikörper im Blut, um das Rötelnvirus im Falle eines Kontakts abzuwehren. Die Antikörper stammen entweder von einer früheren Rötelnimpfung oder von einer bereits durchgemachten Rötelninfektion.

Im Falle eines negativen Testergebnisses sollten Sie es unbedingt vermeiden, mit infizierten Personen in Kontakt zu kommen.

Lues-Such-Reaktion (LSR)

Syphilis (Lues venera) ist eine Geschlechtskrankheit, die ebenfalls zu einer Schädigung des Kindes führen kann. Bei der Vorsorgeuntersuchung wird deshalb mit der Lues-Such-Reaktion nach den speziellen Erregern gesucht. Die heute nur noch sehr seltene Geschlechtskrankheit kann in der Schwangerschaft behandelt werden. Im Mutterpass wird nur vermerkt, ob die Untersuchung stattgefunden hat, nicht das Ergebnis.

31.

Hepatitis B

Die Untersuchung auf Hepatitis B wird erst zwischen der 32. bis 36. Schwangerschaftswoche durchgeführt, um vor der Geburt ein möglichst aktuelles Ergebnis zu bekommen. Sollten Sie das HBsAg (Hepatitis B Surfactant Antigen) tragen, wird Ihr Kind direkt nach der Geburt gegen Hepatitis B geimpft.

32.

Chlamydieninfektion

Auch ein Abstrich auf eine bakterielle Infektion der Geburtswege mit dem Erreger Chlamydia trachomatis ist vorgesehen. Durch die Infektion kann es zu vorzeitigen Wehen oder vorzeitigem Blasensprung kommen, was eine Fehl- oder Frühgeburt nach sich ziehen könnte. Wird die Infektion bis zur Geburt nicht ausreichend behandelt, kann sich das Neugeborene durch eine Schmierinfektion bei der Geburt anstecken, oft mit der Folge einer schweren Bindehautentzündung oder einer Lungenentzündung. Außerdem bekommen Frauen mit einer unbehandelten Chlamydieninfektion im Wochenbett häufiger eine Gebärmutterschleimhautentzündung (Endometritis). Während der Schwangerschaft wird die Infektion deshalb mit einem geeigneten Antibiotikum behandelt. Vier Wochen vor der Geburt kann vorsorglich nochmals eine Woche lang behandelt werden. Wichtig: Auch Ihr Partner muss sich behandeln lassen, damit Sie sich nicht gegenseitig neu anstecken.

ZUSÄTZLICHE UNTERSUCHUNGEN

Darüber hinaus gibt es Untersuchungen, die zwar nicht vorgeschrieben sind, im Einzelfall jedoch sinnvoll sein können. Ihr Arzt oder Ihre Hebamme veranlassen diese Untersuchungen bei einem Verdacht oder wenn Sie dies wünschen. Meistens müssen Sie die Kosten selbst übernehmen:

33.

HIV-Test

Ein HIV-Test (Aidstest) kann auf Wunsch durchgeführt werden, wobei das Ergebnis nicht im Mutterpass festgehalten wird. Vermerkt wird nur die Tatsache, dass ein Test gemacht wurde. Manche Kliniken verlangen einen HIV-Test bei einem Kaiserschnitt auf Wunsch.

34.

Toxoplasmose

Toxoplasmen sind Parasiten, die durch den Kot von Katzen oder den Genuss von rohem Fleisch übertragen werden. Nur die erstmalige Infektion der Mutter in der Schwangerschaft kann dem Kind gefährlich werden (siehe Seite 42).

35.

Infektionskrankheiten

Bei Kontakt mit Windpocken oder Ringelröteln werden eventuell weitere Untersuchungen notwendig. Ebenso erfordern Erkrankungen in der Schwangerschaft, etwa Nieren- oder Leberprobleme, entsprechende Laboruntersuchungen.

36.

Krebsfrüherkennung

Auch ein Krebsfrüherkennungstest (PAP-Test) wird im Bedarfsfall mit einem Abstrich vom Gebärmutterhals abgenommen.

VORANGEGANGENE SCHWANGERSCHAFTEN

Hier wird unter anderem vermerkt, wie oft Sie bereits schwanger waren (Gravida) und wie diese Schwangerschaften verlaufen sind, also ob Sie zum Beispiel eine Abtreibung (Abruptio) oder eine Fehlgeburt (Abort) hatten. Außerdem wird erfasst, wie oft Sie schon geboren haben (Para) und wie die Geburt verlief – ob Ihr Baby per Kaiserschnitt (Sectio), durch eine vaginale Operation, als Frühgeburt oder ganz normal zur Welt kam.
Wenn Sie beispielsweise bereits eine Fehlgeburt in der 14. Schwangerschaftswoche hatten und nun erneut schwanger sind, dann sind Sie eine II Gravida, 0 Para. Falls Sie aus gewissen persönlichen Gründen nicht möchten, dass diese Informationen im Mutterpass eingetragen werden, sollten Sie das ansprechen.

ANAMNESE, ALLGEMEINE BEFUNDE UND ERSTE VORSORGEUNTERSUCHUNG

Auf dieser Seite werden die Befunde der Erstuntersuchung genau dokumentiert. Anhand eines 26 Fragen umfassenden Risikokatalogs erhält Ihr Arzt einen Eindruck von Ihrem Gesundheitszustand und erfährt, welche Probleme aufgrund einer Vorerkrankung eventuell in der Schwangerschaft zu erwarten sind. Auf diese Weise wird Ihre Schwangerschaft auf Risiken hin untersucht. Da es sehr viele Kriterien gibt, passiert eine Einstufung als Risikoschwangere häufig.
Manche der aufgeführten Merkmale sind sehr umstritten und haben nur wenig Bedeutung für die Schwangerschaft. Dazu zählen zum Beispiel bestimmte Allergien. So kann es vorkommen, dass Sie wegen einer Allergie gegen Erdbeeren bereits als Risikoschwangere gelten. Eine bestehende schwere Erkrankung wie zum Beispiel Epilepsie oder Komplikationen in früheren Schwangerschaften sowie eine Schwangerschaft ab 40 sind hingegen gute Gründe, Mutter und Baby eingehender und häufiger zu untersuchen.

Gemeinsame Betreuung

Es ist möglich, dass zusätzliche Untersuchungen durchgeführt werden müssen und dass Sie eine spezielle Beratung bekommen, um sicherzustellen, dass Ihr Baby sich optimal entwickelt. Die Betreuung einer Schwangeren mit einem erhöhten Risiko wird in jedem Fall ärztlich begleitet. Doch auch eine gemeinsame Betreuung durch die Hebamme und den Arzt ist weiterhin möglich.

SCHWANGER MIT 35+

Aus den unterschiedlichsten Gründen erfüllen sich immer mehr Frauen ihren Kinderwunsch heutzutage erst nach dem 30. oder sogar 40. Lebensjahr. Aus medizinischer Sicht besteht keinerlei Anlass, Frauen allein aufgrund ihres Alters von einer Schwangerschaft abzuraten. Untersuchungen haben zwar gezeigt, dass bestimmte Komplikationen dann etwas häufiger auftreten (zum Beispiel Frühgeburten, Präeklampsie, Plazentastörungen, Schwangerschaftsdiabetes), diese aber in einer guten Schwangerschaftsvorsorge rechtzeitig erkannt und behandelt werden können. Das Risiko einer Chromosomenabweichung wie der Trisomie 21 ist ebenfalls leicht erhöht, es liegt für Mütter mit 40 bei einem Prozent. Das heißt: 99 von 100 Frauen bringen mit 40 ein Kind auf die Welt, das nicht von Trisomie 21 betroffen ist.
Auch pränataldiagnostische Untersuchungen lassen nicht nur Schwangere ab 35, sondern immer mehr jüngere Frauen durchführen (siehe Seite 70). Dabei sind gesundheitliche Risiken bei Frauen ab 35 nicht häufiger beschrieben als bei jüngeren Schwangeren. Noch dazu werden typische Schwangerschaftsbeschwerden als weniger belastend erlebt. Wenn Sie sich also erst jetzt mit dem Start Ihrer Familienplanung beschäftigen, bleiben Sie entspannt. Hören Sie in erster Linie auf sich selbst – und Ihren Bauch!

Keine Angst

Im Vergleich mit anderen Ländern ist der Katalog für Schwangerschaftsrisiken in Deutschland sehr umfangreich. Eigentlich sollen die genannten Kriterien dem Wohl von Mutter und Kind dienen. Sie haben jedoch auch dazu geführt, dass Frauen zunehmend beunruhigt und verunsichert sind. Zudem ist die Risikoschwangerschaft zur Regel geworden: Fast 70 Prozent aller werdenden Mütter werden heute als risikoschwanger eingestuft. Wenn Sie also eine solche »Risikoschwangere« sind, verbringen Sie die Zeit Ihrer Schwangerschaft nicht in ständiger Sorge um das Wohl Ihres Kindes und Ihrer eigenen Gesundheit. Denken Sie positiv und seien Sie mit Souveränität und Gelassenheit auch innerlich »guter Hoffnung«. Das tut Ihnen und Ihrem Kind besser als banges Warten.

Eine Extraportion Zuversicht

Es gehört dazu, es ist gut und richtig, wenn es während Ihrer Schwangerschaft hier und da zwickt und zwackt. Ihr Körper vollbringt gerade ein erstaunliches Wunder: Ein befruchtetes und sich teilendes Zellbündel hat an der Gebärmutterwand angedockt und Verbindungen zu Ihren Blutgefäßen geschaffen. Die Gebärmutter beginnt sich auszudehnen und das tut sie immer weiter, bis zum Ende der Schwangerschaft. Die Muskulatur fängt an sich zu lockern, die inneren Organe schaffen Raum für das wachsende Leben. Das dürfen Sie ruhig spüren.

ZWEI UND MEHR

Als Mehrlingsmama werden Sie »automatisch« als Risikoschwangere eingestuft. Doch dies liegt vor allem daran, dass ein kleiner Mensch mehr zu be-

obachten ist. Durch die Zwillingsschwangerschaft wird Ihr Organismus noch stärker beansprucht. Umso wichtiger ist es, Ihre Gesundheit zu unterstützen und zu erhalten: Gönnen Sie sich ganz viel Ruhe, und dies bitte ohne schlechtes Gewissen! Überanstrengung und Stress können zu einer Frühgeburt führen.

Trinken Sie viel, am besten jede Stunde ein großes Glas Wasser. Dadurch werden Ihr Blutdruck und die Gefahr einer Präeklampsie (siehe ab Seite 95) niedrig gehalten. Achten Sie auf eine gesunde Ernährung. Wichtig sind viel Obst, Gemüse, Vollkorn- und Milchprodukte.

Auch bei Zwillingsschwangerschaften gibt es große individuelle Unterschiede zwischen den Schwangeren. Hören Sie deshalb genau auf Ihren Körper und Ihre Empfindungen. Dann können Sie bald sehr zuverlässig einschätzen, wie viel Sie sich zumuten dürfen.

◇◇◇◇◇◇◇◇◇◇◇◇◇◇◇◇◇◇◇◇◇◇◇◇

Zwillinge wachsen unterschiedlich

Ein mithilfe einer Ultraschalluntersuchung geschätzter Gewichtsunterschied von bis zu 25 Prozent gilt als normal. Nach der Geburt holt der kleinere Zwilling den größeren im Wachstum oft rasch ein, manchmal bleiben die Unterschiede aber auch bestehen. Dies hängt auch davon ab, ob es sich um eineiige oder zweieiige Zwillinge handelt. Bei ausgeprägten Wachstumsunterschieden kann im Fall von eineiigen Zwillingen, die sich einen Mutterkuchen teilen, aber jeweils eine eigene Fruchtblase »bewohnen«, ein sogenanntes fetofetales Transfusionssyndrom der Grund sein. Das bedeutet, dass die Plazenta die Kinder ungleich versorgt; das eine Kind nimmt sozusagen dem anderen zu viel weg. Dies ist ein ernsthaftes Problem, das eine intensive medizinische Diagnostik und Betreuung erforderlich macht.

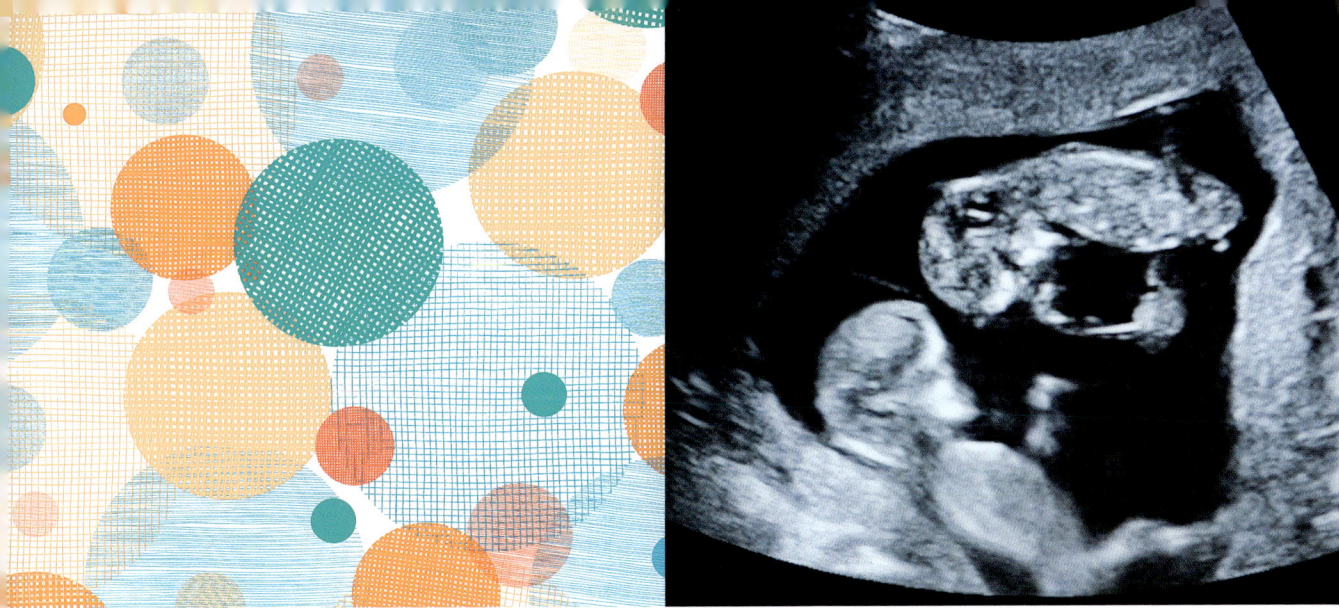

Bei Zwillingen wird im Ultraschall genau geprüft, ob sie sich Fruchtblase und Plazenta teilen.

Besondere Befunde im Verlauf der Schwangerschaft

Der zweite Risikokatalog bezieht sich auf aktuelle Probleme, die während der Schwangerschaft auftreten können. Hier werden beispielsweise frühe Blutungen notiert sowie Infektionen, Blutdruckprobleme oder eine Plazenta, die vor dem Muttermund liegt (Placenta praevia).

◇◇◇◇◇◇◇◇◇◇◇◇◇◇◇◇◇◇◇◇◇◇◇◇◇◇◇◇◇

42.

Terminbestimmung

Der errechnete Termin (ET) ist eigentlich ein Zeitraum von drei Wochen: Nur etwa vier Prozent aller Babys werden tatsächlich an diesem Tag geboren, rund 20 Prozent in den zehn Tagen davor, mehr als 60 Prozent innerhalb von zehn Tagen danach. Der errechnete Termin ist also alles andere als verlässlich. Sicher ist die Bestimmung nur dann, wenn Sie den Tag der Empfängnis genau kennen. Dann beträgt die Schwangerschaftsdauer

ab diesem Tag 267 Tage oder 38 Wochen. Der errechnete Termin kann allerdings durch das Ultraschallscreening im ersten Schwangerschaftsdrittel noch korrigiert werden (siehe Seite 26).

Behalten Sie Ihr Geheimnis für sich

Fixieren Sie sich nicht auf den errechneten Geburtstermin und machen Sie sich keine Sorgen, wenn Ihr Baby auf sich warten lässt. Am besten geben Sie das »magische Datum« bei Freunden und Verwandten gleich zwei Wochen später an, dann werden Sie bei einer Verspätung nicht durch stetige Nachfragen unter Druck gesetzt.

GRAVIDOGRAMM

In dieser Tabelle im Mutterpass wird der Schwangerschaftsverlauf mit den regelmäßig stattfindenden Untersuchungen aufgezeichnet. Zunächst werden das jeweilige Untersuchungsdatum und die Schwangerschaftswoche (SSW) eingetragen. Die Angabe erfolgt in abgeschlossenen Wochen und Tagen nach dem ersten Tag der letzten Regelblutung: 7 + 5 SSW bedeutet zum Beispiel, Sie befinden sich am fünften von sieben Tagen der achten Schwangerschaftswoche.

Fundusstand

Mit »Fundus« bezeichnet man den oberen Rand der Gebärmutter, der Aufschluss über das Schwangerschaftsalter gibt. Der Fundusstand wird dazu in Relation zu bestimmten Punkten abgetastet: dem Schambein (S), dem Nabel (N) und dem Rippenbogen (Rb). Als Maßeinheit für den Abstand zwischen den beiden Punkten wird die Anzahl der dazwischenpassenden Querfinger (QF) angegeben. Beispiel: N + 3 QF bedeutet drei Querfinger über dem Nabel, was der 26. Schwangerschaftswoche entspricht. Allerdings ist der Fundusstand auch abhängig von der Größe des Kindes und der Menge des Fruchtwassers. Manche Ärzte messen den Abstand von Oberkante Schambein zum Fundusstand (Symphysen-Fundusabstand) in Zentimetern. Dabei bedeuten die Abkürzungen:

SL = Schädellage
BEL = Becken-Endlage
QL = Querlage
S = Seitenlage

Kindslage

Die Kindslage wird gegen Ende der Schwangerschaft wichtig. Etwa vier Wochen vor der Geburt nimmt das Baby seine endgültige Lage ein. Bei den letzten Vorsorgeterminen wird deshalb untersucht, wo Kopf und Steiß des Ungeborenen liegen und ob das Köpfchen bereits fest im Becken liegt.

Herztöne

Mit einem speziellen Ultraschallgerät (Dopton) werden die kindlichen Herztöne regelmäßig abgehört. Der Puls Ihres ungeborenen Kindes ist übrigens doppelt so schnell wie der eines Erwachsenen: 120 bis 140 Schläge pro Minute. Auch wenn dies in den Mutterschaftsrichtlinien nicht vorgesehen ist: In der ärztlichen Praxis werden meistens schon ab der 28. Schwangerschaftswoche die Herztöne 20 bis 30 Minuten lang mit dem Wehenschreiber, dem sogenannten CTG (Cardiotokograph) aufgezeichnet.

Kindsbewegung

Das Ungeborene bewegt sich schon etwa ab der 8. Schwangerschaftswoche, doch bis Sie das spüren können, vergeht noch eine Weile: Zwischen der 16. und 20. Schwangerschaftswoche ist bei den meisten werdenden Müttern der Zeitpunkt gekommen. Wenn Sie Ihr erstes Kind erwarten, kann es sein, dass Sie die zarten Signale anfänglich noch mit Blähungen und Darmbewegungen verwechseln. Doch werden die Tritte erst einmal kräftiger, lassen sie sich bald eindeutig zuordnen. Der werdende Papa muss leider etwas länger warten: Erst ab etwa der 24. Woche sind die Bewegungen auch von außen gut spürbar. Kleiner Tipp: Die beste Gelegenheit, Kindsbewegungen mitzuerleben, bietet sich abends, wenn die werdende Mutter zur Ruhe kommen möchte. Dann werden die kleinen Akrobaten meist aktiv. Am Tag hingegen schlafen sie pro Stunde etwa 40 Minuten. Nicht jede Bewegung Ihres Kindes bekommen Sie mit. Manche Babys sind sehr ruhig und bewegen sich wenig. Gegen Ende der Schwangerschaft nehmen die Bewegungen generell ab, da Ihr Kind rasant wächst und der Platz langsam eng wird – große »Sprünge« kann es nun nicht mehr vollführen. Wenn Sie Ihr Kind einen ganzen Tag lang überhaupt nicht spüren, sollten Sie sicherheitshalber zum Arzt gehen. Das gilt auch, wenn die Bewegungen Ihres Babys nicht bloß unangenehm, sondern schmerzhaft sind.

Ödeme (Wassereinlagerungen)

Von Wassereinlagerungen sind gegen Ende der Schwangerschaft fast alle Frauen betroffen. Meist verschwinden die Stauungen nach der Geburt von selbst wieder. Besorgniserregend werden Ödeme jedoch, wenn gleichzeitig Ihr Blutdruck steigt und im Urin Eiweiß gefunden wird. Dann entscheidet der Arzt, ob eine Behandlung mit Medikamenten ausreichend ist oder eine Überwachung in der Klinik notwendig wird.

Varikosis (Krampfadern)

Während der Schwangerschaft ist die Neigung zur Bildung von Krampfadern dreimal so hoch wie normalerweise. Vierzig Wochen lang müssen die Gefäße etwa 20 Prozent mehr Blut transportieren, um die Gebärmutter und das Baby optimal zu versorgen. Das Bindegewebe ist durch die Schwangerschaftshormone aufgelockert: Die Venenwand gibt nach und die Klappen, die sonst mithelfen, das Blut gegen die Schwerkraft aus den Beinen zum Herzen zu befördern, funktionieren nicht mehr ausreichend. Das Blut versackt sozusagen, der Rückstrom in den Gefäßen ist behindert. Zudem wird durch das heranwachsende Kind der Druck auf die Becken- und Beinvenen größer. Ohne Behandlung können sich die Symptome verschlimmern und Komplikationen wie Thrombosen, Venenentzündungen oder Beingeschwüre auftreten.

Gewicht

Die durchschnittliche Gewichtszunahme im Verlauf der Schwangerschaft liegt für normalgewichtige Frauen zwischen 10 und 16 Kilogramm. Dieses Gewicht setzt sich zusammen aus der Plazenta, dem Fruchtwasser, der Zunahme Ihres Drüsen- und Muskelgewebes wie Brust und Gebärmutter, der ansteigenden Blutmenge, Fettdepots und nicht zuletzt dem heranwachsenden Kind. Die beste Voraussetzung für ein normales Körpergewicht – und damit auch für eine unkomplizierte Schwangerschaft – ist eine ausgewogene Ernährung in Kombination mit ausreichender Bewegung. Eine extreme Gewichtszunahme ist ein Risikofaktor für Sie und Ihr Kind, denn sie kann die Versorgung des Ungeborenen verschlechtern.

Einen Anhaltspunkt gibt Ihnen der Body-Mass-Index (BMI), der je nach Körpermasse von einer unterschiedlichen Gewichtszunahme ausgeht: Sind Sie eher untergewichtig, dürfen Sie mehr, sind Sie übergewichtig, weniger zunehmen.

Nutzen Sie eine Ernährungsberatung

Machen Ihnen die Veränderungen Ihres Körpers Sorgen, sprechen Sie Ihre Hebamme oder Ärztin darauf an. Wenn Sie sich ernsthafte Gedanken um Ihr Gewicht machen, fragen Sie nach einer Ernährungsberatung. Im Rahmen der Schwangerenvorsorge werden die Kosten dafür von der Krankenkasse übernommen.

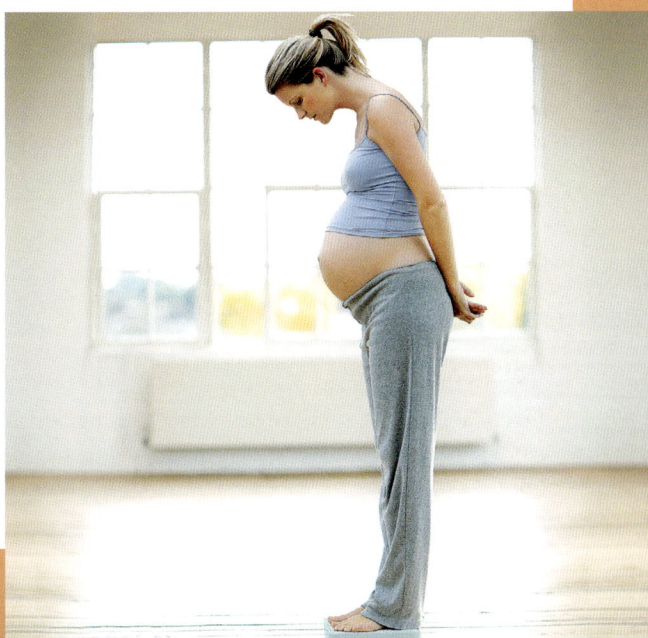

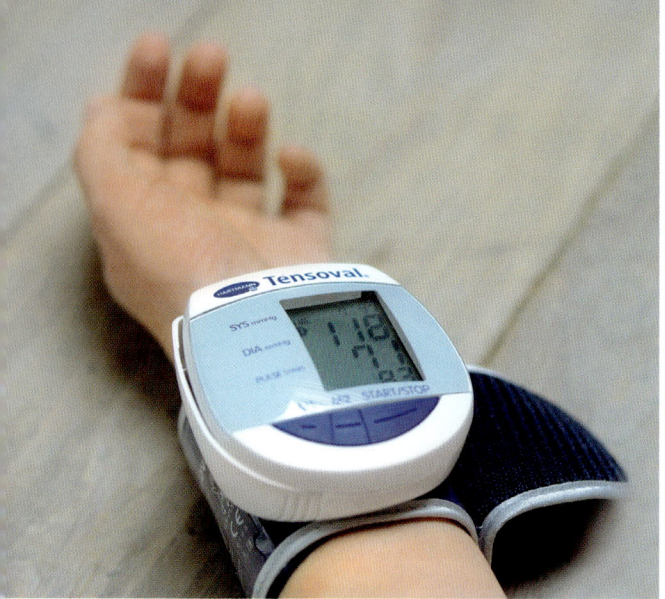

der Blutmenge um etwa 1,5 Liter. Dabei nimmt der Anteil an Blutflüssigkeit stärker zu als der der roten Blutkörperchen, die den roten Blutfarbstoff Hämoglobin enthalten. Auf diese Weise findet also eine relative Verdünnung des mütterlichen Blutes statt, die jedoch nicht mit einer echten Eisenmangelanämie zu vergleichen ist.

Die Werte werden trotzdem regelmäßig kontrolliert, um einen echten Eisenmangel frühzeitig zu erkennen und die Sauerstoffversorgung des Kindes dadurch zu gewährleisten. Wenn Sie Müdigkeit, allgemeine Schwäche und Antriebslosigkeit empfinden, sollten Sie Ihre Eisenspeicher unbedingt auffüllen, denn unter 11 g/dl sollte der Hb-Wert nicht sinken. Möglicherweise wird Ihr Arzt Ihnen dann ein Eisenpräparat verschreiben und eventuell weitere Blutuntersuchungen veranlassen.

50.

Blutdruck (RR)

Der Blutdruck (RR nach Riva-Rocci) ist ein wichtiger Wert, der in der Schwangerschaft jedoch in beide Richtungen schwanken kann. Ein niedriger Blutdruck beginnt bei 100/70 mmHG, ein hoher bei 140/90 mmHG. Um zu beurteilen, ob Ihr Blutdruck sinkt oder steigt, sollten allerdings immer frühere Werte herangezogen werden. Normalerweise fällt der Blutdruck im zweiten Schwangerschaftsdrittel leicht ab. Ein Blutdruck, der erst im Laufe der Schwangerschaft steigt, kann beginnende Krankheiten ankündigen, beispielsweise eine Gestose (siehe Seite 95). Wenn Sie Blutdruckprobleme haben, wird Ihr Arzt sehr darauf achten, dass Ihr Kind gut versorgt wird und richtig wächst. Fällt der Blutdruck zu sehr ab oder steigt er stark an, bekommen Sie ein Arzneimittel.

51.

Hb-Wert

Ihr Frauenarzt oder Ihre Hebamme werden Ihren Bluteisenwert, auch Hämoglobin- oder Hb-Wert, regelmäßig bestimmen. In der Schwangerschaft ist ein sinkender Eisenspiegel bis zu einem gewissen Grad normal, denn es kommt zu einer Zunahme

52.

Sediment (Eiweiß, Zucker, Nitrit, Blut)

Mithilfe eines Teststäbchens wird auch Ihr Urin regelmäßig untersucht. Gegen Ende der Schwangerschaft dürfen Eiweiß und Zucker in geringer Menge vorhanden sein. Vereinzelt können auch mal der Genuss zu vieler Süßigkeiten oder eine kohlenhydratreiche Ernährung an der Zuckerausscheidung schuld sein. Um jedoch einen Schwangerschaftsdiabetes auszuschließen, wird man dann auch Ihren Blutzucker kontrollieren.

Nitrit und Blut im Urin deuten auf eine Entzündung der Blase oder der Niere hin. Harnwegsinfektionen kommen in der Schwangerschaft leider häufiger vor, weil die Schwangerschaftshormone die Harnwege etwas weiten und Bakterien so leichter eindringen können. Nicht immer bemerken betroffene Frauen dies gleich, da oft keinerlei Krankheitsgefühl und keine Beschwerden bestehen. Wird eine solche Infektion jedoch nicht erkannt und behandelt, so führt sie in vielen Fällen zu einer Nierenbeckenentzündung. Außerdem kann eine Früh- oder Fehlgeburt die Folge sein.

Deswegen wird in der Schwangerschaft jeder asymptomatische Harnwegsinfekt über zehn Tage mit einem Antibiotikum behandelt und danach der Urin kontrolliert.

Vaginale Untersuchung (VU)

Hierbei ertasten und beurteilen Arzt oder Hebamme den Gebärmutterhals (C = Cervix) und den Muttermund (MM, Portio). Dies dient vor allem dazu, eine Frühgeburtsneigung rechtzeitig zu erkennen, zum Beispiel wenn der Gebärmutterhals sich vorzeitig verkürzt, weich wird oder der Muttermund sich zu früh öffnet.

Sonstiges / Therapie / Maßnahmen

Hier werden alle Maßnahmen festgehalten, die zusätzlich durchgeführt wurden, wie etwa eine pränatale Diagnostik.

BESONDERHEITEN ZU DEN KATALOGEN A UND B

Ergänzungen zu den Risikokatalogen werden hier eingetragen, ebenso wenn Sie während der Schwangerschaft stationär im Krankenhaus behandelt werden mussten.

CARDIOTOKOGRAPHISCHE BEFUNDE

Die Cardiotokographie, kurz CTG, dient der Darstellung der kindlichen Herzfrequenz und Aktivität des Gebärmuttermuskels. Die empfangenen Ultraschallsignale zeichnet das Gerät automatisch als Kurve auf. Es gibt einige gute Gründe, das CTG auch schon in der Schwangerschaft einzusetzen, wie zum Beispiel eine vorzeitige Wehentätigkeit

oder eine drohende Frühgeburt. Sinnvoll sind CTG-Untersuchungen auch, wenn die kindlichen Herztöne beim Abhören über einen gewissen Zeitraum auffällig langsam oder schnell sind. Der Einsatz ist auch gerechtfertigt, wenn der Verdacht einer Mangelentwicklung des Kindes durch eine Plazentainsuffizienz besteht, wenn Blutungen auftreten oder es ein in einer früheren Schwangerschaft verstorbenes Kind gab. Bei einer Mehrlingsschwangerschaft, bei Terminüberschreitung oder einer Schwangerschaftserkrankung wie Gestationsdiabetes oder Präklampsie ist die CTG-Überwachung ebenso ein Muss wie bei geburtshilflichen Notfällen.

Auswertung nicht immer einfach

Eine CTG-Überwachung hat aber auch ihre Tücken: So ist die Aufzeichnung der Wehen abhängig von der Stärke der Bauchdecke und gibt keine Auskunft über Intensität und Wirksamkeit der Wehen am Muttermund. Auch ist die Interpretation nicht immer einfach: Manchmal werden notwendige, ganz normale »Übungswehen« des Gebärmuttermuskels als vorzeitige Wehentätigkeit analysiert und medikamentös unterbunden. Durch Studien weiß man heute, dass es bei der Beurteilung des kindlichen Herzfrequenzmusters ebenfalls sehr oft zu Fehldeutungen kommt. Da dies in der Vergangenheit zu vielen unnötigen Eingriffen geführt hat, empfehlen Experten heute keinen routinemäßigen CTG-Einsatz mehr.

Das bedeuten die Abkürzungen

Die Abkürzung HT bedeutet »Herztöne«, der Begriff FHF »fetale Herzfrequenz« bezeichnet die Herzschläge des Kindes pro Minute (auch bpm = beats per minute).

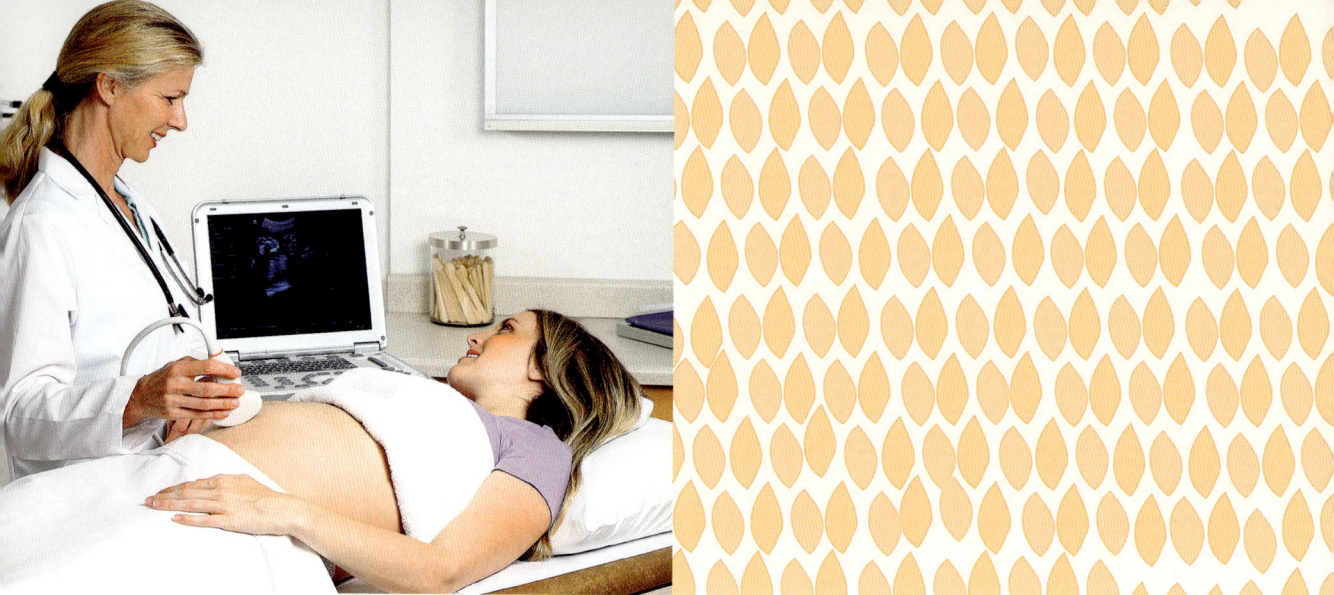

Ob Sie den zweiten, erweiterten Organ-Ultraschall durchführen lassen, bestimmen Sie selbst.

ULTRASCHALLUNTERSUCHUNGEN (SONOGRAFIE)

In den Mutterschaftsrichtlinien sind normalerweise drei Ultraschalluntersuchungen, auch Ultraschallscreenings genannt, vorgesehen, für die die Krankenkasse die Kosten trägt. Nur wenn Komplikationen vorliegen oder der Arzt Auffälligkeiten feststellt, werden weitere Ultraschalluntersuchungen durchgeführt. Für von Ihnen gewünschte weitere Untersuchungen werden Sie meist mit 20 bis 80 Euro selbst zur Kasse gebeten.

 56.

Erster Ultraschall

Die erste Sonografie erfolgt zwischen der 9. und 12. Schwangerschaftswoche. Der Arzt überprüft bei dieser Untersuchung,

- ♥ ob sich das befruchtete Ei richtig in der Gebärmutter eingenistet hat,
- ♥ ob der Embryo in seiner Fruchthöhle ausreichend gewachsen ist,
- ♥ ob es ein Kind ist oder ob es Zwillinge sind,
- ♥ an welcher Stelle die Plazenta sitzt.

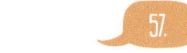 57.

Zweiter Ultraschall

Zwischen der 19. und 22. Schwangerschaftswoche kann der Arzt per Ultraschall überprüfen, ob

- ♥ das Kind bis jetzt zeitgerecht gewachsen ist,
- ♥ sich alle inneren Organe sowie Finger und Zehen richtig entwickelt haben,
- ♥ die Menge des Fruchtwassers normal ist,
- ♥ die Lage und Struktur des Mutterkuchens in Ordnung sind.

Weitere Untersuchungen können durchgeführt werden, wenn

- ♥ Sie mehr als ein Kind erwarten,
- ♥ eine Fehllage der Plazenta (Placenta praevia) erkannt wurde oder der Verdacht einer vorzeitigen Plazentalösung besteht,
- ♥ eine eigene Erkrankung das Wachstum und die Entwicklung Ihres Kindes behindern könnte,
- ♥ Ihr Arzt vermutet, dass die Entwicklung des Ungeborenen gestört ist,
- ♥ Auffälligkeiten des bisherigen Schwangerschaftsverlaufs neu beurteilt werden sollen,
- ♥ der Verdacht auf Tod des Kindes besteht (intrauteriner Fruchttod).

Junge oder Mädchen?

Etwa ab der 15. Schwangerschaftswoche ist das Geschlecht des Kindes im Ultraschall deutlich erkennbar – vorausgesetzt, das Kind offenbart sich bei der »Aktaufnahme«. Zur zweiten Ultraschalluntersuchung können Sie Ihren Arzt also um eine entsprechende »Diagnose« bitten, wenn Sie wissen wollen, ob Sie ein Mädchen oder einen Jungen erwarten. Bitte bleiben Sie dennoch innerlich offen: Immer wieder gibt es bei der Geburt Überraschungen nach Ultraschall-Geschlechtsdiagnosen!

Dritter Ultraschall

Der dritte und letzte Ultraschall zwischen der 29. und 32. Woche dient noch einmal dazu, die zeitgerechte Entwicklung des Kindes zu überprüfen und seine aktuelle Lage zu bestimmen. Zusätzliche Untersuchungen können ab Beginn der 36. Schwangerschaftswoche notwendig werden, wenn das Kind die Geburtsposition nicht einnimmt oder eine ungünstige Lage besteht.

Abkürzungen beim Ultraschall

APD: Anterior-posteriorer Durchmesser, das ist der Durchmesser des Bauches vom Nabel zum Rückgrat

ATD: Abdominaler Transversaldurchmesser, der Querdurchmesser von linker zu rechter Bauchseite

AU: Abdomenumfang, der Bauchumfang

BPD: Biparietaler Durchmesser, der Querdurchmesser des kindlichen Kopfes (von Schläfe zu Schläfe)

FL: Femurlänge, die Länge des kindlichen Oberschenkelknochens

FOD: Frontooccipitaler Durchmesser, der Längsdurchmesser des Kopfes (von Stirn zu Hinterkopf)

FS: Fruchtsackdurchmesser

HL: Humeruslänge, die Länge des Oberarmknochens

HWP: Hinterwandplazenta, die Plazenta liegt an der hinteren Wand der Gebärmutter an, also dem Rücken zu

KU: Kopfumfang

SSL: Scheitel-Steiß-Länge, die Länge des Babys vom Scheitel bis zum Steiß

VWP: Vorderwandplazenta, die Plazenta liegt an der vorderen Wand der Gebärmutter an, also Ihrem Bauch zu

NORMKURVEN ZUM WACHSTUMSVERLAUF

In diese Grafik im Mutterpass trägt der Arzt die Ergebnisse Ihrer Ultraschalluntersuchungen ein. Bei Problemen und Komplikationen sind weitere Ultraschalluntersuchungen angezeigt, deren Ergebnisse ebenfalls hier vermerkt werden.

Bitte kein Kindchen-Kino

Viele Frauenärzte bieten aufgrund gestiegener Anfragen zusätzliche Schalluntersuchungen an. Denn viele Paare sind – bedingt durch unsere stark visuell geprägte Umwelt – neugierig darauf, auch das zu sehen, was naturgegeben geheim und im Verborgenen ruht. Das Unbekannte und Unbestimmte des Kindes wird durch den forschenden Blick in das Innerste in gewisser Weise aber »entzaubert«. Zu der eigenständigen Persönlichkeit des Ungeborenen können Sie am besten einen Zugang über Ihr Gefühl bekommen. In Ultraschallbildern zeigt sie sich nicht, auch wenn es zweifellos ein spannender Moment ist, das Kind zum ersten Mal per Ultraschall zu sehen.

Dieser Hinweis soll auf keinen Fall bedeuten, dass Sie medizinisch notwendige Untersuchungen ablehnen sollen. Aber überlegen Sie sich gut, wie oft Sie Ihr Baby »stören« möchten.

Gebühren auch beim Babyfernsehen

Die drei in den Mutterschaftsrichtlinien vorgesehenen Untersuchungen müssen Sie, wie bereits erwähnt, nicht bezahlen. Nur weitere gewünschte Ultraschalluntersuchungen bezahlen Sie in der Regel selbst. Manchmal kosten ausgedruckte Bilder fürs Album oder DVDs noch etwas zusätzlich. Fragen Sie am besten gleich in der Praxis nach.

So groß bin ich: Wachstumsultraschall

Bei der Wachstumskontrolle (Biometrie) ab der 30. Schwangerschaftswoche werden Kopf, Brustkorb, Bauch und Oberschenkelknochen des Babys per Ultraschall vermessen und daraus ein statistisches (kein individuelles) Gewicht geschätzt. Auch ein Doppler-Ultraschall wird gemacht. Die Zuverlässigkeit der Aussagen über das Geburtsgewicht ist aber abhängig von der Messgenauigkeit (und diese von der Erfahrung des Untersuchers) sowie von der Anzahl der vergleichenden Untersuchungen. Eine einzige Messung hat wenig Aussagekraft. Sie sollten sich keinesfalls beunruhigen lassen. Das geschätzte Gewicht des Kindes ist nur ein kleines Mosaiksteinchen im großen Bild der Geburt. Eine wichtigere Rolle spielen die Anzahl der vorausgegangenen Geburten, die Größe Ihres knöchernen Beckens, die Muskulatur Ihres Beckenbodens, die Anpassungsfähigkeit des kindlichen Kopfes an die Geburtswege und die Kraft der Wehen. Auch Faktoren wie Ihre Körpergröße und die Ihres Partners sollten bei einer Beurteilung mit einbezogen werden. Lassen Sie die Geburt in Ruhe auf sich zukommen. Erst dann kann man beurteilen, ob sie auf normalem Wege möglich ist.

DIE DOPPLER-UNTERSUCHUNG

Die Doppler-Untersuchung (benannt nach dem physikalischen Phänomen, auf dem das Verfahren beruht) ist ein Ultraschallverfahren, bei dem der Blutfluss in den einzelnen Gefäßen der Nabelschnur und der Plazenta sowie die Durchblutung der Gebärmutter gemessen werden kann. Die gemessenen Werte werden miteinander verrechnet und geben so Aufschluss über die Versorgung des Ungeborenen mit Nährstoffen und Sauerstoff.

Wann ist eine Doppler-Untersuchung sinnvoll?

Ein Doppler-Ultraschall wird in der Schwangerschaft dann gemacht, wenn das Baby oder die Mehrlinge zu langsam wachsen oder Verdacht auf eine Herzerkrankung des Kindes besteht. Auch bei Auffälligkeiten wie Fehlbildungen oder anderen Erkrankungen kann der Doppler wichtige Hinweise auf die Versorgung und die Gesundheit des Babys geben. Auch wenn die werdende Mutter Anzeichen einer Präeklampsie (siehe Seite 95) zeigt, unter Bluthochdruck leidet oder wenn sie vor dieser Schwangerschaft eine Totgeburt hatte, wird heute zum Doppler-Ultraschall geraten.

Schadet der Doppler-Ultraschall?

Die Belastung des Ungeborenen bei der Doppler-Technik ist tatsächlich höher als bei einer normalen Ultraschalluntersuchung, denn dazu wird eine zehnfach höhere Energie genutzt. Deshalb wird der Doppler-Ultraschall ausschließlich bei einer echten medizinischen Indikation und auch erst ab der 24. Schwangerschaftswoche eingesetzt. In der Diagnostik gilt das sogenannte ALARA-Prinzip (»as low as reasonably achievable«): so viel wie nötig, so wenig wie möglich. Die Untersuchung sollte keinesfalls länger als zwei Minuten dauern. Sie wird daher ausschließlich von Ärzten mit entsprechender Aus- und Weiterbildung und nur dann durchgeführt, wenn sie wirklich notwendig ist.

64.

Baby in anderen Dimensionen: 3- und 4-D-Ultraschall

Mehrdimensionale Ultraschallverfahren sind dann sinnvoll, wenn es einen wichtigen Grund dafür gibt, wie zum Beispiel den Verdacht auf einen Herzfehler des Kindes. Damit lassen sich einzelne Organe und Körperteile tatsächlich sehr detailliert darstellen und genau ausmessen. Wichtig ist dazu die Qualifikation und Erfahrung des durchführenden Arztes. 3-D-Ultraschallbilder sind bisher noch unbewegt. Sie bieten deshalb kein reales, zeitgleiches Bild des Ungeborenen, das sich fast ständig in Bewegung befindet. So sind gewisse Aussagen, die die Beweglichkeit oder Funktion bestimmter Organe betreffen, nicht exakt möglich. Das bietet ein 4-D-Ultraschall, also ein 3-D-Ultraschall, der um die 4. Dimension, die Zeit, erweitert wird – also im Prinzip ein dreidimensionales Video.

Für eine Routineuntersuchung und für die Früherkennung von Fehlbildungen ist die »normale« zweidimensionale Ultraschalltechnik ausreichend. Die Auflösung ist nämlich bei diesen Bildern in der Regel besser und für die Untersucher daher auch aussagekräftiger.

ABSCHLUSSUNTERSUCHUNG / EPIKRISE, WOCHENBETT

Hier wird festgehalten, wie die Geburt und das Wochenbett verlaufen sind. Auch die Untersuchungen Ihres Babys werden dokumentiert. Am Tag der Entlassung aus der Klinik oder dem Geburtshaus und sechs bis acht Wochen nach der Geburt werden Sie noch einmal untersucht. Bei der Abschlussuntersuchung prüft der Arzt oder die Hebamme die Rückbildung der Gebärmutter und den Heilungsfortschritt eventueller Geburtsverletzungen wie Dammschnitt oder Kaiserschnittnarbe. Auch Komplikationen wie Fieber oder ein Wochenflussstau werden vermerkt. Hier wird auch angegeben, ob Sie stillen oder nicht beziehungsweise ob Sie bereits abgestillt haben. Außerdem, auf welche Weise Sie entbunden haben, aus welcher Lage heraus Ihr Kind geboren wurde und wie sein Apgar-Wert (siehe Seite 151) und der pH-Wert aus der Nabelarterie nach der Geburt waren. Auch die Testergebnisse auf mütterliche Antikörper gegen Rhesus-positives Blut (direkter Coombs-Test) werden festgehalten sowie ein Vermerk, ob die U3 schon durchgeführt wurde und wie deren Ergebnis ausfiel.

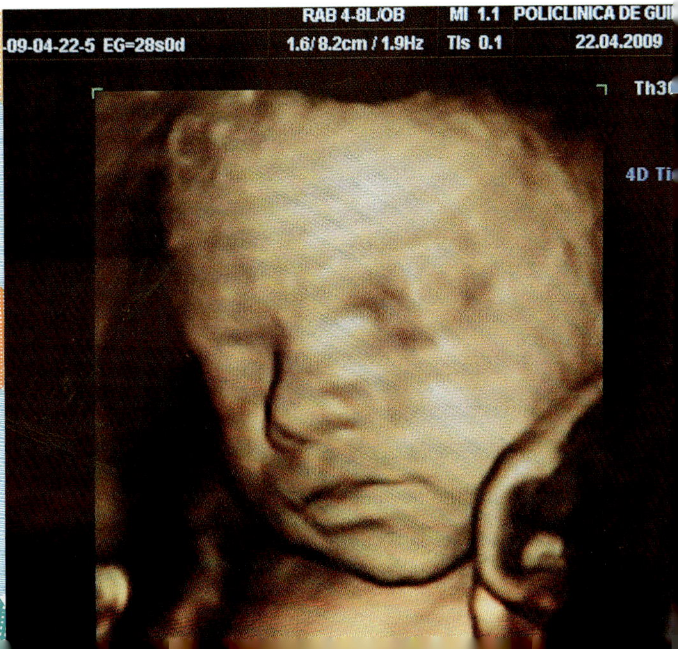

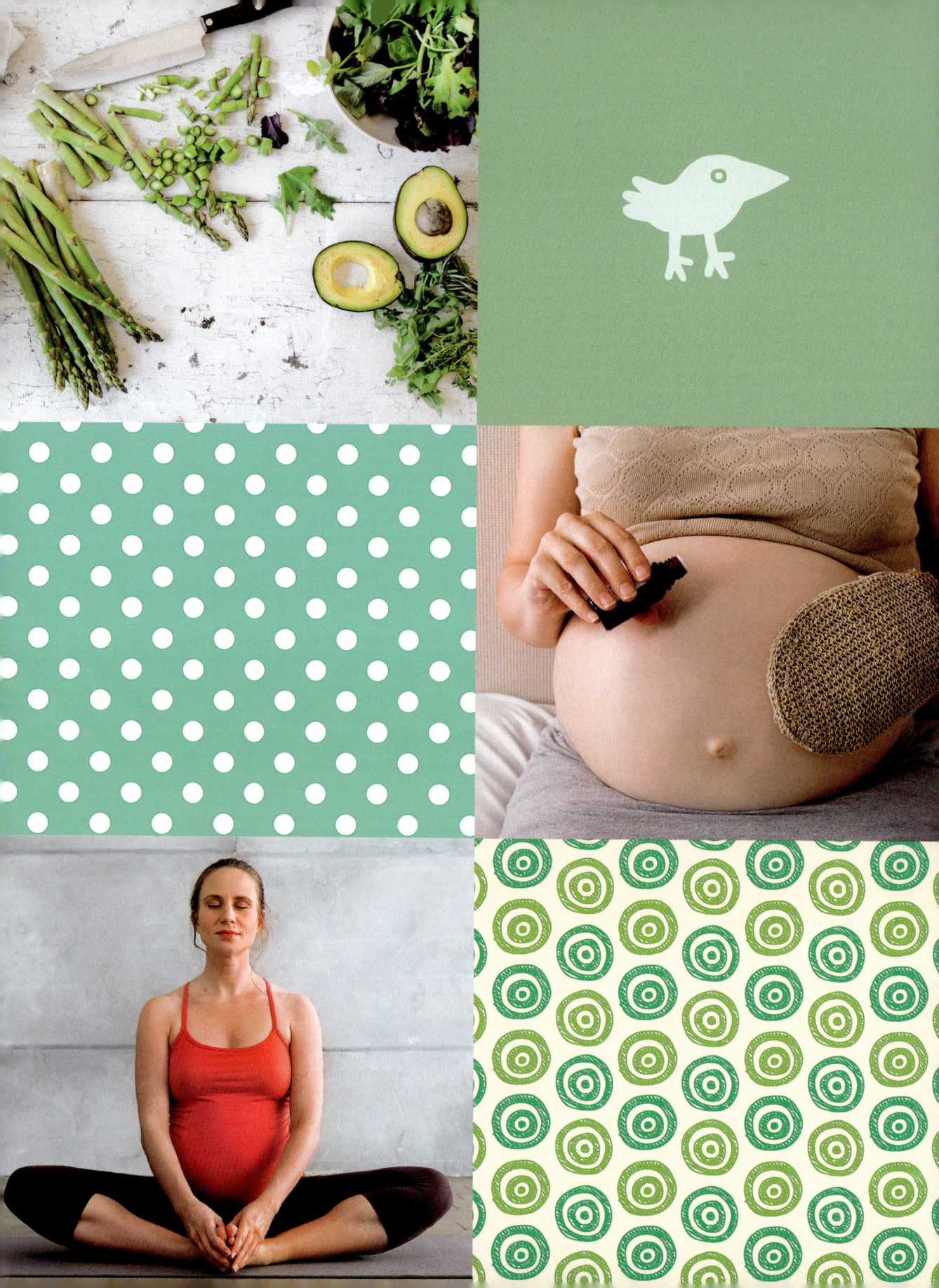

DAS PRALLE LEBEN: RUND UND GESUND!

◇◇◇

ERSTE SAHNE – GESUNDE ERNÄHRUNG FÜR MAMA UND BABY

Eine Schwangerschaft ist keine Krankheit, bei der Sie eine bestimmte Diät halten müssen. Wenn Sie sich bereits vor Ihrer Schwangerschaft gesund und ausgewogen ernährt haben, brauchen Sie jetzt nicht viel zu verändern. Ihre »anderen Umstände« verlangen lediglich ein bewussteres Essverhalten. Denn alles, was in Ihrem Blut zirkuliert, bekommt über die Nabelschnur auch Ihr Kind.

In der Schwangerschaft muss man für zwei essen – dieser weitverbreitete Irrtum hält sich leider hartnäckig. Um seinen Organismus aufzubauen, braucht Ihr Kind vor allem Eiweiß, Vitamine und Mineralstoffe, die es über die Nabelschnur von Ihnen bekommt. Fehlen Ihnen wichtige Nahrungselemente, fehlen sie auch Ihrem Kind. Ein Mangel würde sich zunächst auf Ihren eigenen Körper auswirken, denn Ihr Kind nimmt sich, was es braucht, und zapft notfalls auch Ihre Reserven an. Nicht mehr, sondern gesünder essen, lautet deshalb die Devise. So kann Ihr Baby gesund gedeihen und Sie selbst bleiben ebenfalls fit.

65.

Erhöhter Energiebedarf?

Ihr Energiebedarf steigt nur wenig an. Erst ab dem 4. Schwangerschaftsmonat werden circa zehn Prozent mehr Kalorien pro Tag benötigt. Das heißt, mit bis zu 250 kcal zusätzlich pro Tag ist Ihr Mehrbedarf gedeckt. Konkret bedeutet das: eine zusätzliche Scheibe Vollkornbrot mit Butter und Käse plus einer Tomate. Sie müssen jedoch nicht täglich Ihre Kalorien zählen oder auf die Waage steigen. Viel wichtiger ist es, dass Sie sich ausgewogen ernähren. Wählen Sie dazu naturbelassene, wenig verarbeitete und frische Zutaten, wenn möglich aus biologischem Anbau.

Baustein des Lebens: Eiweiß

Von Beginn der Schwangerschaft an benötigt Ihr Kind das Eiweiß aus der Nahrung für sein Wachstum. Deshalb ist Ihr täglicher Eiweißbedarf jetzt erhöht. Essen Sie vor allem Nahrungsmittel von hoher biologischer Wertigkeit. Diese gibt an, wie viel vom betreffenden Nahrungseiweiß in Körpereiweiß umgewandelt werden kann. Je höher der Wert, umso besser verwertbar ist ein Eiweiß. Milch, Milchprodukte, Getreide und Kartoffeln sowie Fisch, Eier und Fleisch enthalten wertvolles Eiweiß. Tierische Lebensmittel wie Schweinefleisch und Wurst enthalten aber gleichzeitig viele versteckte Fette. Kombinieren Sie deshalb pflanzliche Lebensmittel wie Vollkornprodukte und Hülsenfrüchte mit Milch, Joghurt, Quark & Co. Ideal sind Kombinationen aus tierischen und pflanzlichen Produkten im Verhältnis 1:2.

Echt fett ...

Mit 9 kcal pro Gramm ist Fett unser kalorienreichster Ernährungsbaustein. In der Schwangerschaft ist der Fettbedarf nicht erhöht. Ein Fettanteil Ihrer Nahrung von 25 bis 30 Prozent (bis zu 80 Gramm täglich) reicht vollkommen aus. Achten Sie bei der Zusammenstellung auf eine Mischung aus tierischen und pflanzlichen Fetten. Kalt gepresste Pflanzenöle wie Oliven-, Sonnenblumen-, Raps- oder Distelöl, ungehärtete Margarine, Nüsse und Samen, Avocado und Oliven enthalten wertvolle ungesättigte Fettsäuren und die Vitamine A und E. Tierische Fette in Butter, Käse oder sogar Eigelb sind Lieferanten für Vitamin D und Leci-

thin. Um fettlösliche Vitamine für den Organismus verfügbar zu machen, ist ein Zusatz von etwas Öl oder Sahne sogar notwendig.

Energielieferant Kohlenhydrate

Kohlenhydrate (Zucker) sind reine Energielieferanten für unsere Muskel- und Gehirnarbeit. 50 bis 55 Prozent der gesamten Energiezufuhr sollten aus Kohlenhydraten bestehen, aber dabei kommt es vor allem auf die Art an. Minderwertige Kohlenhydrate wie Haushalts- oder Fruchtzucker müssen vom Körper nicht mehr aufgespalten werden, sondern stehen dem Organismus sofort zur Verfügung. Sie lassen den Blutzuckerspiegel in die Höhe schnellen und machen nicht lange satt, sondern bald wieder Lust auf Süßes.

Hochwertige Kohlenhydrate muss der Körper erst in ihre einzelnen Zuckerbausteine zerlegen, um sie verwerten zu können. Daher hält eine daraus bestehende Mahlzeit länger satt. Diese Kohlenhydrate finden sich zum Beispiel in Obst, Getreide, Hülsenfrüchten und Gemüse. Sie enthalten neben Zucker auch Ballaststoffe, Stärke und lebenswichtige Vitamine, Mineralstoffe und Spurenelemente.

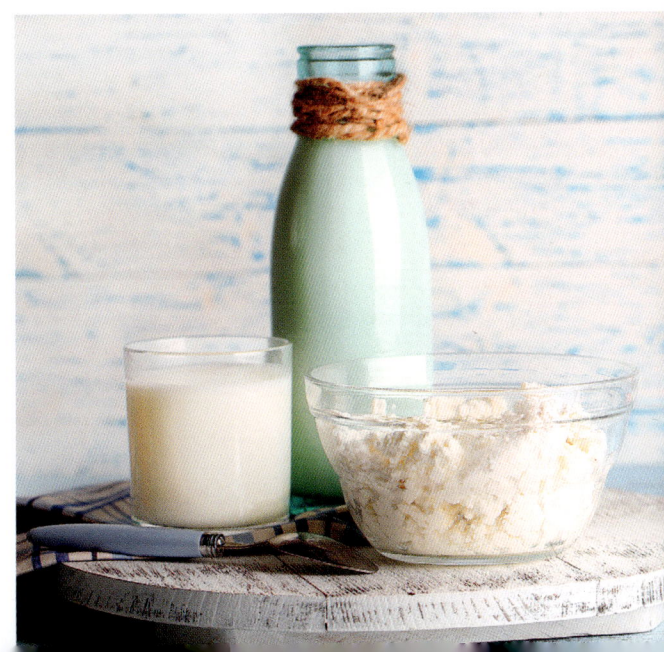

69.

Rundum gut versorgt

Eine ausgewogene Ernährung bedeutet eine lü-ckenlose Versorgung mit allen lebensnotwendigen Nahrungsbestandteilen. Wenn Sie zum Beispiel Ihren täglichen Speiseplan konsequent nach den Empfehlungen des »Netzwerk Junge Familie« (Adresse siehe Seite 157) zusammenstellen, liegen Sie absolut richtig.

Kochen Sie mit Lust, Liebe und Kreativität – dann schmeckt es noch mal so gut! Verwenden Sie zum Würzen Ihrer Speisen viele frische Gartenkräuter, die einen hohen Vitamin-C Gehalt haben.

Hiervon brauchen Sie reichlich

- 💚 Gemüse und Obst: Gönnen Sie sich fünf Portionen pro Tag.
- 💚 Getreideprodukte (bevorzugt als Vollkorn) und Kartoffeln stehen jetzt bei jeder Hauptmahlzeit auf dem Speiseplan. Kartoffeln sollten möglichst fettarm zubereitet werden.
- 💚 Getränke: Trinken Sie zu jeder Mahlzeit und auch zwischendurch ein bis zwei Gläser / Tassen möglichst kalorienfreie oder -arme Ge-

tränke wie Wasser, stark verdünnte Fruchtsäfte, ungesüßte Kräuter- und Früchtetees.

Hier sollten Sie Maß halten

- 💚 Milch und Milchprodukte: Bevorzugen Sie fettarme Milch(-produkte), pro Tag mindestens drei Portionen.
- 💚 Fleisch und Fisch: Essen Sie pro Woche drei bis vier Portionen mageres Fleisch oder magere Wurst- und Fleischerzeugnisse. Zweimal pro Woche sollten Sie sich Fisch zubereiten – vor allem Meeresfisch. Mindestens einmal davon darf es fettreicher Fisch wie Hering, Makrele oder Lachs sein.

Bitte sparsam verwenden

- 💚 Öle und Fette: Verwenden Sie bevorzugt Pflanzenöle: pro Tag mindestens zwei Esslöffel zur Zubereitung von Speisen, maximal ein bis zwei Esslöffel »feste« Fette als Streichfett aufs Brot oder zur Zubereitung von Speisen.
- 💚 Süßigkeiten und Snacks sollten Sie nur gelegentlich naschen, pro Tag maximal eine kleine Portion.

70.

Wie viele Mahlzeiten am Tag?

Häufig wird sich diese Frage allein schon durch Ihr Hungergefühl erübrigen. Fünf bis sechs kleine, über den Tag verteilte Mahlzeiten halten Ihren Blutzuckerspiegel konstant. Das ist wichtig, um Ihrem Kind eine möglichst gleichmäßige Energiezufuhr zu verschaffen. Gleichzeitig beugen Sie dadurch Übelkeit und Sodbrennen vor.

In den ersten Wochen Ihrer Schwangerschaft haben Sie vielleicht sogar etwas weniger Appetit, besonders dann, wenn Sie unter Übelkeit leiden. In der Mitte Ihrer Schwangerschaft wird Ihr Appetit vermutlich so sein wie vor der Schwangerschaft,

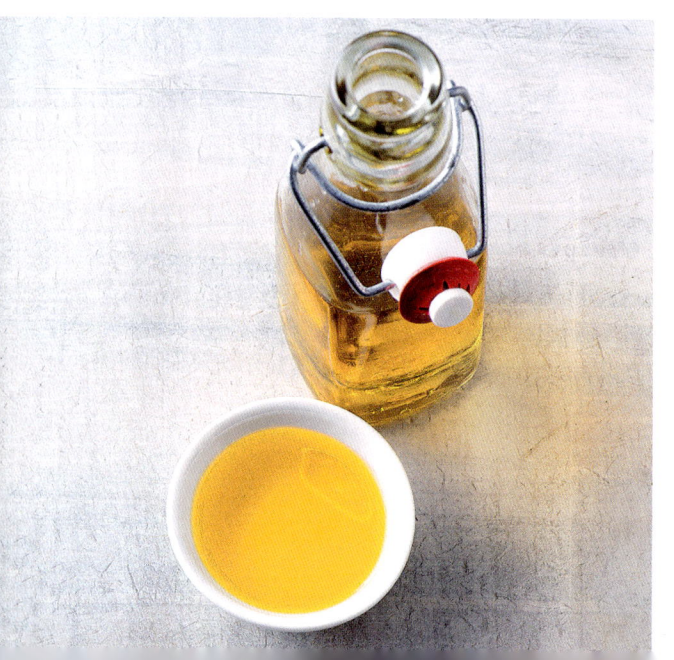

eventuell ein bisschen mehr. Je näher der Geburtstermin rückt, desto größer wird wahrscheinlich Ihre Esslust.

Gönnen Sie sich Zeit und Ruhe

Eine feste warme Mahlzeit am Tag unterstützt Ihre Vitalkräfte. Geregelte Essenzeiten sind eine gute Gelegenheit, Rhythmus und Struktur in Ihren Alltag zu bringen. Das bewusst geplante Essen hält Sie auch davon ab, einfach drauflos zu futtern. Aber das Wichtigste: Nehmen Sie sich Zeit und Ruhe beim Essen. Das ist ein genussvoller Ausstieg aus dem Alltag und bereits eine gute Übung, um Ihrem Kind später ein Vorbild zu sein.

Energie für den Arbeitstag

Wenn Sie berufstätig sind, denken Sie an kleine Snacks für zwischendurch. Auch das Kantinenessen können Sie durch gesunde Snacks wie Gemüsesticks, Obstschnitze, Müsliriegel, Trockenfrüchte, Joghurt und Nüsse aufpeppen. Legen Sie hin und wieder eine kurze Pause ein.
Falls Sie beim Heimkommen am Abend keine Lust mehr zum Kochen haben, hier einige Tipps:

- 💚 Kochen Sie größere Portionen vor und frieren Sie etwas für den Fall ein, dass Sie zum Kochen zu müde sind.
- 💚 Wenn möglich, essen Sie mittags im Betriebsrestaurant etwas Warmes. Dann genügt am Abend etwas aus der »kalten Küche«.
- 💚 Braten Sie sich ein Hühner- oder Fischfilet und servieren Sie es auf Salat oder mit gekochtem Tiefkühl-Gemüse.
- 💚 Mit Nudeln lassen sich schnelle, unkomplizierte Gerichte zaubern. Schmackhafte Soßen können Sie am Wochenende vorkochen, einfrieren und bei Bedarf auftauen.

- 💚 Lassen Sie sich öfter einmal von Ihrem Partner oder von Freunden bekochen. Etwas verwöhnt zu werden, tut der Seele gut.

Fertigmenüs? Besser nicht!

Fertiggerichte sind für Schwangere nicht empfehlenswert. Sie enthalten eine Vielzahl von Emulgatoren, Aromen, Farb- und Konservierungsstoffen, sind reich an Fett und Cholesterin und außerdem meist viel zu salzig. Auch der Anteil an lebenswichtigen Nährstoffen, vor allem an Vitaminen, ist relativ gering. Fertiggerichte und auch Fast Food sollten deshalb eher die Ausnahme bleiben. Ein frisches selbst gekochtes Essen ist und bleibt unübertroffen.

Lieblingsfleisch? Gemüse!

Für Vegetarierinnen gibt es auch jetzt keinen Grund, Fleisch zu essen, vorausgesetzt Sie essen genug Milch und Milchprodukte und behalten Ihre Eisenversorgung aufmerksam im Blick. Durch sinnvolle Menükombinationen und eine schonende Zubereitung können Sie nun noch bewusster auf eine optimale Nährstoffzufuhr achten. Eigentlich ist vor allem rotes Fleisch eine wichtige Quelle für Eisen, das nun für Ihren eigenen Stoffwechsel und für die Entwicklung des ungeborenen Babys wichtig ist. Bauen Sie dafür reichlich Vollkornprodukte in ihren Speiseplan ein und essen Sie viel Gemüse oder Obst dazu. Mit dem Vitamin C aus Paprika, Brokkoli, Orangen und Co. verbessert sich die Eisenaufnahme aus dem Getreide. Die Einnahme eines Eisenpräparates ist nur sinnvoll, wenn Ihr Arzt oder Ihre Hebamme einen Eisenmangel bei Ihnen feststellt.

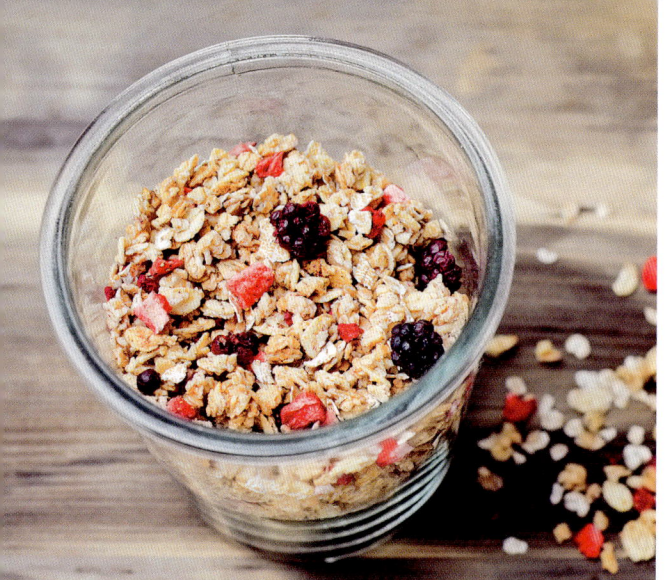

Für Veganerinnen gibt es mit Vitamin B12 angereicherte Lebensmittel wie Frühstücksflocken.

Veganerin – und jetzt?

Bei einer veganen Lebensweise bedarf es besonders in der Schwangerschaft einer sorgfältigen Planung, damit Sie dem veränderten Energie- und Nährstoffbedarf gerecht werden. Um beim Verzicht auf tierisches Eiweiß alle wichtigen Stoffe für das Kind über die Nahrung zu sich zu nehmen, müssen Sie große Mengen an Weizenkeimen, Kleie, Sesam und Nüssen, Sonnenblumenkernen, Sojadrinks, Tofu und Bierhefe verzehren. Das lässt sich besonders in der Frühschwangerschaft trotz sorgfältiger Auswahl der Lebensmittel nicht immer erreichen.

Die große Herausforderung einer veganen Ernährung in der Schwangerschaft stellt das Vitamin B_{12} dar, das in Fleisch und Eiern sowie in einigen Fischarten enthalten ist. Es wird bei der Entstehung des kindlichen Nervensystems benötigt, fördert außerdem das Wachstum und ist für die Bildung roter Blutkörperchen wichtig. Über Bierhefeextrakt und angereicherte Frühstücksflocken gelingt es allerdings nur selten, den gesteigerten Bedarf an Vitamin B_{12} während der Schwangerschaft vollständig zu decken.

Ernährungsberatung ist wichtig

Als Veganerin sollten Sie nicht warten, bis Sie die typischen Mangelsymptome Müdigkeit, Konzentrationsschwäche, Muskelschmerzen und juckende Haut bemerken. Sprechen Sie mit Ihrer Ärztin oder Hebamme frühzeitig über einen individuellen Ernährungsplan und die Einnahme eines Vitaminpräparates. Leiden Sie bereits an den beschriebenen Mangelsymptomen, helfen vorübergehend Vitamin-B_{12}-Spritzen. Nehmen Sie die Schwangerenvorsorgeuntersuchungen sorgfältig wahr und informieren Sie Arzt und Hebamme sofort über Beschwerden.

VITAMINE, MINERALSTOFFE UND SPURENELEMENTE

Bei einigen dieser Stoffe ist der Bedarf in der Schwangerschaft deutlich erhöht, wie zum Beispiel bei Folsäure, Jod und Eisen. Wenn Sie sich konsequent mineralstoff- und vitaminreich ernähren, werden Sie jedoch zumeist ohne Ergänzungsmittel auskommen. Vitamin- und Mineralstofftabletten sollten Sie in der Schwangerschaft nur einnehmen, wenn ein echter Versorgungsmangel besteht. Ihr Arzt oder Ihre Hebamme nennen Ihnen Möglichkeiten, die Aufnahme des jeweiligen Stoffes zu begünstigen oder zu unterstützen.

Folsäure

Der Name Folsäure leitet sich vom lateinischen »folium« (= Blatt) ab, weil sie vor allem in grünen Blättern, Gemüse und Salat vorkommt. In der Schwangerschaft wird der Mikronährstoff für die Entwicklung und das Wachstum des Embryos benötigt. Besteht ein gravierender Mangel an Folsäure, kann es im schlimmsten Fall zu einer »Spina Bifida«, einer Fehlbildung des Kindes im Bereich des Rückenmarks und des Gehirns kommen.

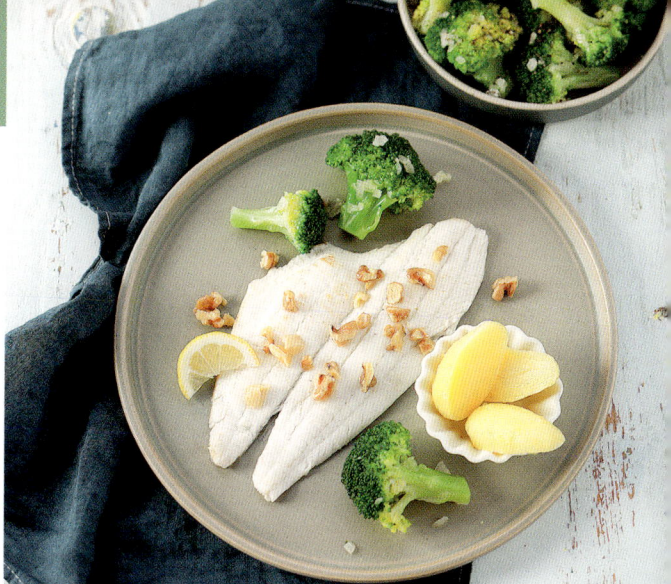

So decken Sie Ihren Bedarf

Da der der Körper das Vitamin nicht selbst produzieren kann, empfehlen viele Frauenärzte bei einer geplanten Schwangerschaft, drei Monate vor bis drei Monate nach der Empfängnis Folsäurepräparate mit einer Mindestdosis von 400 Mikrogramm pro Tag einzunehmen. Ab der 13. Schwangerschaftswoche können Sie den erhöhten Folsäurebedarf im Normalfall gut durch reichlich Gemüse, Obst und Vollkornprodukte sowie ein mit Folsäure angereichertes Jodsalz abdecken.

Folsäure ist gegenüber Sauerstoff und Hitze sehr empfindlich und geht schnell ins Kochwasser über. Garen Sie Gemüse deshalb nur kurz und mit wenig Flüssigkeit und verwenden Sie das Kochwasser für eine Soße. Nehmen Sie Gemüse und Blattsalate nach dem Waschen sofort aus dem Wasser und wärmen Sie Speisen nicht mehrmals auf.

77.

Eisen für lebenswichtigen Sauerstoff

Für Sie und Ihr Kind ist Eisen wichtig zur Bildung der roten Blutkörperchen, die den lebenswichtigen Sauerstoff transportieren. In der Schwangerschaft benötigen Sie mit drei Milligramm pro Tag ungefähr doppelt so viel Eisen wie sonst. Ihr Körper bildet nun rund 30 bis 40 Prozent mehr Blut, damit die wachsende Gebärmutter ausreichend durchblutet und Ihr Kind optimal mit Nährstoffen versorgt wird.

Stark eisenhaltige Lebensmittel sind zum Beispiel mageres rotes Fleisch, Vollkornmehl, Sonnenblumenkerne, Sesamsamen, Hülsenfrüchte, Rosenkohl, Grünkohl, Schwarzwurzeln, Erdbeeren und getrocknete Aprikosen. Wer es mag, kann die Blutbildung auch gut mit Rote-Bete-Saft anregen. Üblicherweise werden mit der täglichen Nahrung rund zehn Prozent natürliches Eisen aufgenommen. Schwangere nehmen jedoch mehr auf als nichtschwangere Frauen. Hier zeigt sich die Weisheit der Natur: Der Organismus passt sich sehr gut an die neuen Lebensvorgänge an. Im letzten Schwangerschaftsdrittel ist die Eisenaufnahme aus der Nahrung sogar um ein Mehrfaches erhöht. Eisen aus der Nahrung wird besser aufgenommen, wenn Sie gleichzeitig Vitamin-C-haltige Nahrungsmittel essen oder trinken.

78.

Jod

Jod ist in der Schwangerschaft wichtig für eine gut funktionierende Schilddrüse des Kindes. Eine Unterversorgung kann zu körperlichen und geistigen Entwicklungsstörungen führen. Auch auf die mütterlichen Hormone wirkt sich ein Jodmangel aus. Sie sollten deshalb unbedingt auf eine gute Jodversorgung achten.

Das Bundesinstitut für Risikobewertung empfiehlt, in der Schwangerschaft täglich zusätzlich 100 bis 150 Mikrogramm Jod zu sich zu nehmen. Um diesen Bedarf über die Ernährung zu decken, essen Sie in der Schwangerschaft zweimal wöchentlich Seefisch wie Kabeljau, Seelachs oder Rotbarsch. Trinken Sie täglich ein Glas Milch oder jodhaltiges Mineralwasser und verwenden Sie beim Kochen Meersalz oder jodiertes Speisesalz. Wenn Ihnen dies nicht möglich ist, besprechen Sie mit Ihrem Arzt eine regelmäßige Einnahme von Jodtabletten.

Kalzium

Ihr täglicher Kalziumbedarf beträgt jetzt rund 1,2 Gramm; das ist genau die Menge, die in einem Liter Milch enthalten ist. Wenn Sie keine Milch mögen, greifen Sie zu Hartkäse oder Sauermilchprodukten wie Dickmilch, Kefir, Buttermilch und Joghurt. Aber auch Nüsse und Hülsenfrüchte enthalten einen hohen Anteil dieses wichtigen Mineralstoffs. Die Deutsche Gesellschaft für Ernährung empfiehlt als Tagesration ein Glas Milch, eine Scheibe Käse und einen Becher Joghurt.

Nahrungsergänzungsmittel

Nahrungsergänzungsmittel sind Lebensmittel, die einen oder mehrere Nährstoffe wie Selen, Zink, Phosphor, Natrium, Kalium usw., aber auch Vitamine und Spurenelemente in konzentrierter Form enthalten. Verläuft Ihre Schwangerschaft normal und ernähren Sie sich ausgewogen, ist eine Einnahme nur sehr seltenen nötig. Falls Sie doch zu Vitaminpräparaten greifen möchten, achten Sie unbedingt darauf, dass diese für die Einnahme in der Schwangerschaft geeignet sind und kein Vitamin A enthalten. Ein Überschuss an Vitamin A kann in der Schwangerschaft erhebliche Nebenwirkungen haben und zu Missbildungen beim Ungeborenen führen.

Magnesium

Magnesium ist im Organismus besonders am Zellstoffwechsel beteiligt. Da es über die Erregbarkeit der Nervenzellen auch die Muskulatur beeinflusst, können Sie bei einem Mangel unter schmerzhaften Muskelkrämpfen leiden. Ihr Bedarf an Magnesium steigt jetzt von 300 auf 450 Milligramm an. Ein Mangel kann in der Schwangerschaft jedoch nicht nur zu Muskelkrämpfen führen, sondern auch vorzeitige Wehen auslösen, was im schlimmsten Fall eine Fehl- oder Frühgeburt verursachen kann. Um dieses Risiko auszuschließen, verordnen viele Ärzte ein Magnesiumpräparat. Natürliche Magnesiumquellen sind vor allem grünes Gemüse, Sonnenblumenkerne, Naturreis, Mandeln, Weizenvollkornmehl, Haferflocken, Bananen und Mineralwasser mit einem entsprechenden Magnesiumgehalt.

Falls Sie gleichzeitig ein Eisenpräparat einnehmen, achten Sie darauf, dass zwischen der Einnahme von Eisen und Magnesium mindestens zwei Stunden liegen. Sonst kann Ihr Körper die Gesamtmenge beider Mineralstoffe nicht aufnehmen.

Das Salz in der Suppe

Der allgemeine Kochsalzbedarf für Schwangere liegt bei ungefähr eineinhalb Teelöffeln täglich. Diese Menge gilt für ein Körpergewicht bis ungefähr 75 Kilogramm. Darüber hinaus steigt der Salzbedarf überproportional an, um etwa einen Teelöffel für je zehn weitere Kilogramm Körpergewicht. Ist der Salzanteil im Blut nämlich zu gering, kann der Wasseranteil nicht mehr gebunden werden und entweicht stattdessen in die übrigen Körperzellen, vor allem ins Bindegewebe. Es kommt zur Wassereinlagerung: Beine, Füße, Hände schwellen an. Durch den Druck auf die Gefäße kann das Blut schwerer zirkulieren und verdickt. Normalerweise wird das Blut jedoch im Verlaufe der Schwangerschaft immer dünner, um die Versorgung des Kindes zu gewährleisten. Als Versuch, dieses auszugleichen, kann sich Ihr Blutdruck erhöhen. Trinken Sie viel Wasser und essen mehr Salz, passt sich die Zusammensetzung wieder dem Normalzustand an.

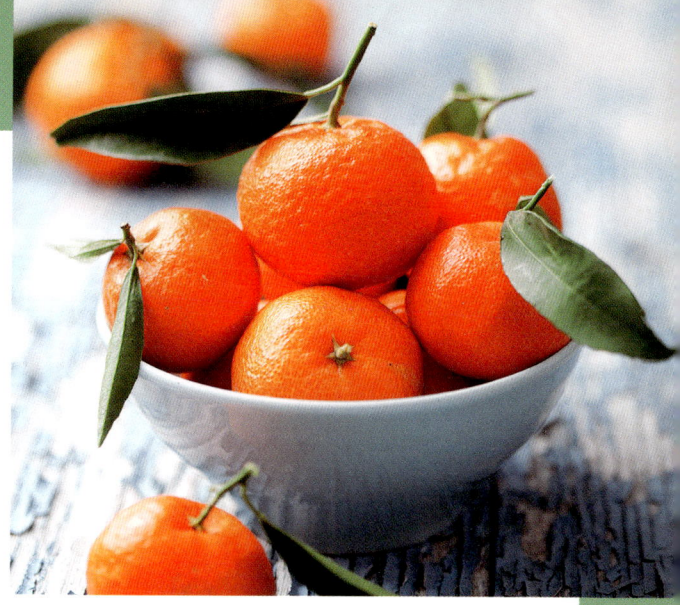

83.

Vitamin C? Aber natürlich!

Als sogenanntes Antioxidans schützt Vitamin C (Ascorbinsäure) die Zellen vor schädlichen Stoffwechselprodukten oder Umwelteinflüssen. Es ist an zahlreichen Stoffwechselvorgängen beteiligt und verbessert beispielsweise die Eisenaufnahme aus dem Darm, stärkt die Gefäßwände und wirkt bei der Bildung der roten Blutkörperchen mit. Ascorbinsäure unterstützt das Immunsystem und beschleunigt die Wundheilung. In der Schwangerschaft haben Sie, ebenso wie bei schwerer körperlicher Betätigung, bei Krankheiten und in der Genesungsphase, einen erhöhten Vitamin-C-Bedarf. Ein Mangel wird mit einem Präeklampsie-Risiko oder einem frühzeitigen Sprung der Fruchtblase in Zusammenhang gebracht. Decken Sie Ihren Bedarf am besten durch Lebensmittel mit einem natürlich hohen Vitamin-C-Gehalt, wie Zitrusfrüchte, Schwarze Johannisbeeren, Kiwi, Erdbeeren, Paprika und Weißkohl. Schmackhaft und Vitamin-C-reich ist auch Sanddornsaft.

GENUSS OHNE REUE

In der Schwangerschaft ändern sich die Essgewohnheiten oft grundlegend. Doch: Woher kommen solch elementare Änderungen der Essgewohnheiten? Und warum haben so viele Schwangere unverständliche Heißhunger-Attacken? Was ist mit Lebensmitteln, die für Sie und Ihr Baby jetzt nicht mehr ganz unbedenklich sind? Darauf sollten Sie zeitweise besser verzichten oder den Verbrauch zumindest einschränken.

84.

Aaaattacke – Hunger!

Wenn Ihr Organismus seit Beginn Ihrer Schwangerschaft ständig Hungersignale sendet, machen

Sie sich keine Sorgen: Das liegt vor allem daran, dass sich Ihr Körper gezielt Fettreserven für Schwangerschaft und Stillzeit »anfuttern« möchte. Andererseits versucht er über ein gesteigertes Verlangen nach bestimmten Lebensmitteln, einen Vitamin- oder Nährstoffmangel auszugleichen – etwa einen niedrigen Eisenanteil im Blut durch Heißhunger auf Fleisch oder bestimmte Obst- und Gemüsesorten.

Heißhunger macht Sinn

Gestehen Sie sich Ihre Gelüste ruhig zu und essen Sie, worauf Sie gerade Appetit haben. Durch die kleinen »Ess-kapaden« sind Sie gewiss nicht fehlernährt, solange Sie auf die Mengen achten. Die Schwangerschaftshormone verändern zudem die Zusammensetzung Ihres Speichels. Süßes und Saures zum Beispiel neutralisieren sich im Mund: So wird auch die berühmte saure Gurke mit Nutella-Topping verständlich. Dass sich der Geruchs- und Geschmackssinn unter dem Einfluss der Schwangerschaftshormone oft unvermittelt verändern, hat noch einen anderen Sinn: Wenn der morgendliche Kaffee plötzlich nicht mehr schmeckt, Raucherinnen keine Lust mehr auf Zigaretten haben oder das nur angebotene Glas Sekt bereits Übelkeit hervorruft, ist dies ein natürlicher Schutzmechanismus.

Oh, süße Sünde …

Bei fortgeschrittener Schwangerschaft steigt oft das Verlangen nach Süßem. Ihr Organismus vollbringt Höchstleistungen und fordert Energie. Falls Ihnen jedoch ständig der Sinn nach Schokolade, Torte oder Ähnlichem stehen sollte, wird sich schon bald die berüchtigte Kalorienfrage stellen. Raffinierter weißer Zucker oder ausgemahlene Mehle (Weißmehl) sind sogenannte leere Nahrungsmittel. Sie liefern zwar Kalorien, aber keine Nährstoffe, noch nicht einmal die für Ihre Verdauung notwendigen Vitamine und Mineralstoffe. Das bedeutet, der Körper bekommt zwar kurzfristig Energie, aber die lebensnotwendigen Baustoffe müssen aus den Reservespeichern genommen werden.

Energie aus natürlicher Süße

Getreide, Obst, Gemüse und Hülsenfrüchte enthalten neben Zucker auch Ballaststoffe, Stärke, Vitamine, Mineralstoffe und Spurenelemente, die für den Organismus ebenfalls wichtig sind. Eine Heißhungerattacke lässt sich hin und wieder auch mit einem Getreidemüsli überstehen. Mit Honig oder Vollrohrzucker gesüßte Früchte- und Müsliriegel, Trockenfrüchte wie ungeschwefelte Aprikosen, Feigen und Rosinen oder Nüsse helfen Ihnen tagsüber über die Runden. Ein leckeres Stück Kuchen schadet dann und wann aber sicher nicht!

Künstliche Süßungsmittel

Süßstoffe wie Saccharin, Cyclamat, Aspartam, Acesulfam, Thaumatin und Neohesperidin zählen zu den Lebensmittelzusatzstoffen, haben keinen Nährwert und werden vom Körper unverändert ausgeschieden. In üblichen Mengen genossen, schadet Süßstoff in der Schwangerschaft nicht. Etwas vorsichtiger sollte Ihr Umgang mit Zuckeraustauschstoffen wie Sorbit, Mannit, Isomalt, Xylit, Maltit und Laktit sein. Sie verursachen einen nur geringen Anstieg des Blutzucker- und Insulinspiegels im Blut. Ihre Süßkraft beträgt etwa die Hälfte der Süße von Haushaltszucker. Da sie zudem von den Bakterien im Mundraum nicht verwertet werden können, kommen diese Süßungsmittel deshalb häufig in zuckerfreien Zahnpflegekaugummis zum Einsatz. Zuckeraustauschstoffe können vom Dünndarm nicht vollständig aufgenommen werden und gelangen daher größtenteils unverändert in den Dickdarm. Dort binden sie Wasser und führen bei einer erhöhten Aufnahme zu Bauchkrämpfen, Blähungen und Durchfall. In der Schwangerschaft können dadurch vereinzelt sogar Wehen ausgelöst werden.

Kein übermäßiger Verzehr

Wenn Sie zu früh- oder vorzeitiger Wehentätigkeit neigen, verzichten Sie besser auf Lebensmittel mit Zuckeraustauschstoffen. Enthalten sie mehr als zehn Prozent davon, lässt sich dies am Hinweis »kann bei übermäßigem Verzehr abführend wirken« erkennen.

Fisch auf den Tisch

Die meisten Fischarten und Meeresfrüchte können Sie ohne Bedenken essen – sofern Sie darauf achten, dass sie gründlich gegart sind.
Alle Arten von Fisch und Meeresfrüchten, die roh auf den Teller kommen, sind in der Schwangerschaft jedoch tabu. Dazu zählen auch Sushi mit rohem Fisch, Austern oder Fisch-Carpaccio. Sie

können, wie auch andere tierische Lebensmittel, mit Listerien befallen sein, dem Auslöser der Infektionskrankheit Listeriose. Diese Bakterien können im Extremfall das ungeborene Kind schädigen und zu einer Frühgeburt führen.

Auch Räucher- oder gesalzener Trockenfisch ist nicht gegart – verzichten Sie lieber darauf. Fisch kann zudem mit Parasiten wie bestimmten Bandwürmern verseucht sein. Durch Einfrieren und Kochen werden die Parasiten jedoch getötet. Garen Sie Fisch so lange, bis das Fleisch fest und undurchsichtig ist und sich leicht mit der Gabel zerteilen lässt. Die Schalen von Krustentieren werden rot, wenn sie gar werden, das Fleisch bekommt eine perlmuttartige Farbe.

Muscheln und Austern sollten mindestens zehn Minuten lang kochen. Exemplare, die danach noch geschlossen sind, essen Sie bitte nicht – sie könnten verdorben sein. Für jede Fischzubereitung gilt generell: säubern, säuern, salzen, frisch zubereiten und gleich verzehren.

◇◇◇◇◇◇◇◇◇◇◇◇◇◇◇◇◇◇◇◇◇◇◇◇

Bio-Dünger

Ökologisch wirtschaftende Bauern düngen ihre Felder mit organischer Bodennahrung wie zum Beispiel Mist, der naturgemäß fäkale Bakterien enthält. Eine Infektion durch Bio-Gemüse zu bekommen, ist jedoch ziemlich unwahrscheinlich. Denn kurz vor der Ernte wird nicht mehr mit Mist gedüngt. Das reife Gemüse oder Obst kommt nicht mit dem Dünger in Berührung. Bei der Düngung mit Kompost, der eine kontrollierte Rotte durchgemacht hat, sind eventuelle Fäkalkeime ohnehin bereits vollständig abgebaut. Wenn Sie Obst, Gemüse und Salat vor dem Verzehr prinzipiell gründlich abwaschen, steht einem ungetrübten Genuss nichts im Wege.

Milch frisch von der Kuh

Diese Milch heißt auch Rohmilch und darf nur mit dem Hinweis abgegeben werden: »Vor dem Verzehr abzukochen«. Rohmilch, Rohmilchprodukte und sogenannte Vorzugsmilch können ebenso wie einige Käsesorten Listerien enthalten. Verzichten Sie deshalb in der Schwangerschaft besser darauf und greifen Sie stattdessen zu (Bio-) Frischmilch.

Würzig, aber tabu: Rohmilchkäse

Rohmilchkäse wird aus unbehandelter, auf maximal 40 °C erwärmter Milch von Kühen, Schafen oder Ziegen hergestellt. Bei herkömmlichem Käse werden durch das starke Erhitzen der Milch auf 60 bis 90 °C (Pasteurisieren) über 90 Prozent der natürlichen Bakterien abgetötet. In der Rohmilch dagegen bleiben die Keime erhalten, daher hat der Käse später einen intensiveren Geschmack. Leider gelangen aber so eventuell in der Milch vorhandene Krankheitskeime auch in den Käse.

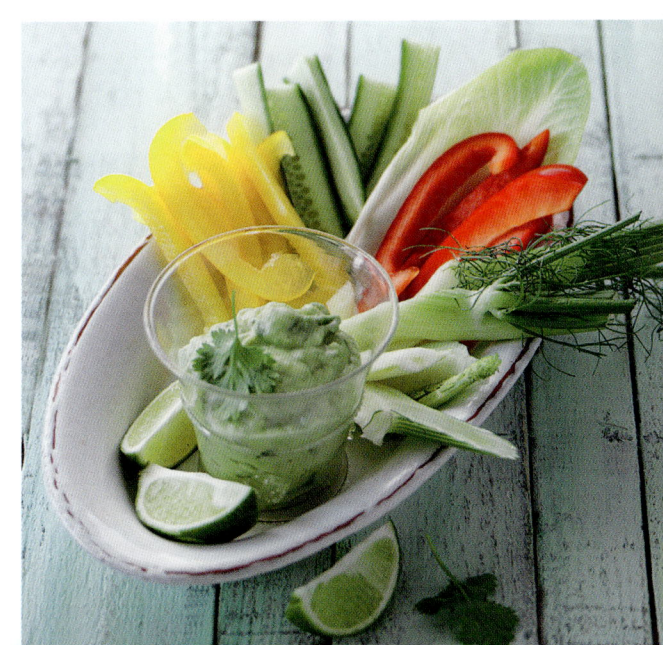

Vorsicht bei diesen Käsesorten

Zu den Käsesorten aus Rohmilch zählen Camembert, Brie, Sauermilchkäse (Korbkäse, Handkäse), Schafkäse, Ziegenweichkäse, Schimmelkäse wie Roquefort, Romadur und Münsterkäse. Diese Weichkäse müssen auf der Verpackung als Rohmilchkäse gekennzeichnet werden. Bei lang gereiftem Hartkäse ist die Gefahr einer Listerieninfektion hingegen gering, da die Wachstumsbedingungen für die Bakterien schlechter sind. Fragen Sie im Zweifel beim Kauf von Käse lieber nach, ob es sich bei Ihrem Favoriten um einen Rohmilchkäse handelt. Entfernen Sie die Rinde vor dem Verzehr, da sich hier besonders gerne Bakterien ansiedeln. Am besten kaufen Sie Käse stets frisch und in kleinen Mengen. Verbrauchen Sie den Inhalt einmal geöffneter Verpackungen innerhalb von zwei bis drei Tagen.

Listeriose und Toxoplasmose

Durch Lebensmittel übertragene Infektionen können das ungeborene Kind ernsthaft schädigen. In der Schwangerschaft ist die Vermeidung von Listeriose und Toxoplasmose daher besonders wichtig.

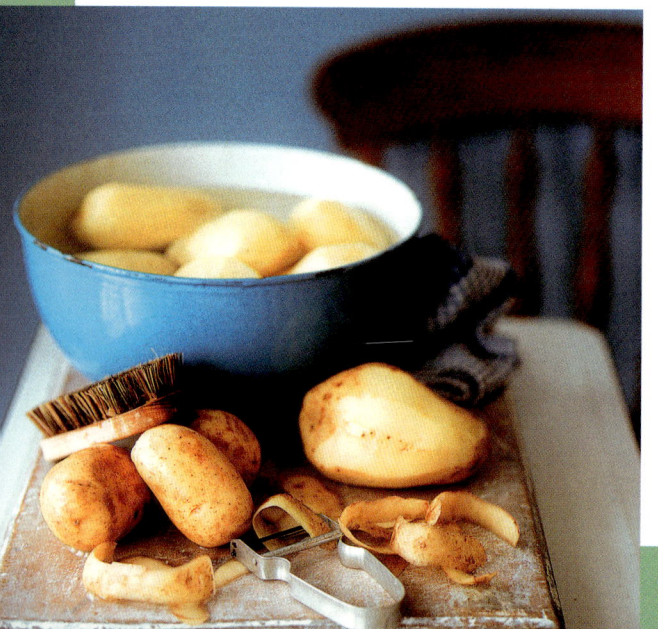

Listeriose

Die Listeriose ist eine bakterielle Erkrankung und wird vor allem durch den Verzehr von Rohmilchprodukten (siehe oben) übertragen, seltener durch andere Lebensmittel wie rohes Fleisch, Fisch, Gemüse oder durch Kontakt mit erkrankten Tieren. Der Erreger ist ein Stäbchenbakterium (Listeria monocytogenes), das weltweit vorkommt, sehr widerstandsfähig ist und sich auch noch bei Kühlschranktemperaturen vermehren kann. Es übersteht sogar Tiefgefrieren und Trocknen, wird aber durch Kochen, Braten, Sterilisieren und Pasteurisieren abgetötet.

Eine Infektion in der Frühschwangerschaft führt in der Regel zu einer Fehl- oder Frühgeburt oder sogar zum Tod des ungeborenen Kindes. Auch im letzten Schwangerschaftsdrittel ist die Übertragungswahrscheinlichkeit auf das Kind hoch und mit schwerwiegenden Folgen verbunden.

Toxoplasmose

Hauptwirt des Toxoplasmose-Erregers sind Katzen. Infizierte Tiere scheiden diesen mit dem Kot aus. Wird der Erreger dann durch Wind und Staub verteilt, kann er von Menschen oder Schlachttieren über die Nahrung aufgenommen werden. Wenn Sie eine Katze im Haus haben, sorgen Sie auf jeden Fall für ausreichende Hygienemaßnahmen beim Reinigen der Katzenkiste. Mit einem Bluttest können Sie feststellen lassen, ob Sie früher schon mit dem Erreger in Berührung gekommen sind und daher gegen Toxoplasmose immun sind. Bei Immunität besteht keinerlei Gefahr.

Der sicherste Schutz vor einer Toxoplasmoseinfektion ist der Verzicht auf rohes oder rosa gebratenes Fleisch, Salami und andere Rohwürste wie Teewurst, Mettwurst und Kabanossi. Auch Rohschinken, Bündnerfleisch und andere Pökelerzeugnisse können trotz hohen Salzgehalts noch aktive Erreger enthalten. Waschen Sie Gemüse, Obst und Salat aus dem Garten oder Freilandanbau gründlich, bevor Sie es essen.

Toxoplasmosetest

Auch wenn eine Infektion bei Weitem nicht immer auf das Ungeborene übergeht, ist ein Toxoplasmosetest bei einem Verdacht sinnvoll. Die Krankenkasse übernimmt die Kosten jedoch nicht routinemäßig. Stellt Ihr Arzt frühzeitig eine Infektion mit Toxoplasmose fest, kann er diese mit Antibiotika behandeln und so verhindern, dass das Ungeborene Schädigungen davonträgt.

Lebensmittelinfektionen vermeiden

- ♥ Waschen Sie Ihre Hände regelmäßig und gründlich mit Seife.
- ♥ Lagern Sie Fleisch, Fisch, Eier und Speisereste unbedingt im Kühlschrank.
- ♥ Unterbrechen Sie die Kühlkette von Lebensmitteln nicht und überprüfen Sie regelmäßig die Kühlschranktemperatur.
- ♥ Bewahren Sie Lebensmittel getrennt voneinander auf und bereiten Sie Speisen einzeln zu, um eine Übertragung von Erregern zu verhindern. Diese Vorsichtsmaßnahmen sind besonders wichtig bei allem, was nicht gekocht wird (Rohkost, Salat).
- ♥ Tauen Sie Tiefkühlprodukte immer im Kühlschrank auf.
- ♥ Waschen oder schälen Sie Früchte, Gemüse, Salate und Küchenkräuter vor dem Verbrauch gründlich, auch wenn sie aus dem eigenen Garten stammen. Verarbeiten Sie diese nicht auf demselben Brett oder mit demselben Messer wie Fleisch oder Fisch.
- ♥ Kochen oder braten Sie Fleisch, Geflügel und Fisch vor dem Verzehr gut durch.
- ♥ Verzichten Sie auf Rohmilch und Rohmilchprodukte wie Weich- und Halbhartkäse (Feta-, Ricotta-, Harzer- oder Schimmelkäse).
- ♥ Essen Sie keine rohen Eierspeisen (wachsweiche Frühstückseier, selbst gemachte Mayonnaise, Mousse au chocolat, Zabaione, Tiramisu).

- ♥ Verzehren Sie kein rohes Fleisch (Tartar, Carpaccio, Rohwürste) und keinen rohen Fisch (Sushi, Austern, Räucherfisch).
- ♥ Waschen Sie Oberflächen, Geschirr und Kochutensilien gründlich ab, gerade wenn sie mit rohen Lebensmitteln in Berührung kamen.
- ♥ Tauschen Sie Spültücher und -bürsten regelmäßig aus, Lappen und Geschirrtücher wechseln Sie am besten täglich.

Alkohol

Alkohol schädigt das ungeborene Kind. Es kommt zu Missbildungen am Herzen, an den Nieren und Gliedmaßen sowie zu geistigen Behinderungen. Ein Grenzwert, unter dem Alkohol sicher nicht schädigend wirkt, lässt sich nicht festlegen. Insbesondere das regelmäßige Trinken von Alkohol ist also gefährlich und kann zu einem »fetalen Alkoholsyndrom« führen. Doch auch ein gelegentlicher Alkoholgenuss ist nicht ungefährlich für die gesunde Entwicklung des Kindes. Deshalb sollten Sie während der Schwangerschaft ganz darauf verzichten. Eine besonders sensible und störanfällige Phase sind die ersten drei Monate, in denen das Kind seine Organe bildet. Stoßen Sie in den nächsten Monaten also lieber mit etwas Alkoholfreiem an. Im gut sortierten Getränkehandel gibt es auch alkoholfreie Sektcuvées.

Muntermacher Kaffee & Co.

Beim Genuss von Kaffee, Schwarztee oder Cola gelangt das stimulierende Koffein über die Plazenta in den Blutkreislauf des ungeborenen Kindes. Dort bewirkt es einen erhöhten Herzschlag sowie eine Überaktivierung des Nervensystems. Auch die noch unreife Leber des Ungeborenen kann das Koffein nur sehr langsam abbauen.

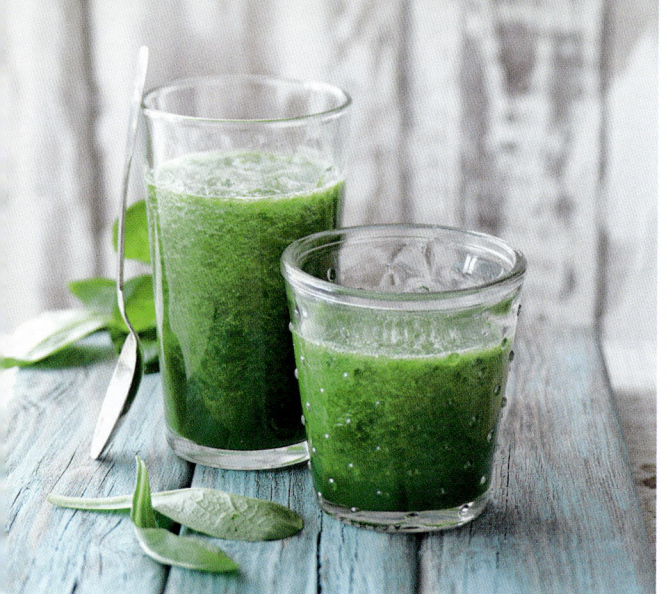

Maß halten – dem Baby zuliebe

Neue Studien zeigen, dass selbst ein Koffeinkonsum unterhalb der empfohlenen Richtwerte von maximal 200 Milligramm Koffein pro Tag das Risiko für ein zu geringes Geburtsgewicht erhöht. Ein niedriges Geburtsgewicht kann bedeuten, dass Ihr Baby nach der Geburt gesundheitliche Probleme hat. Steigen Sie besser um auf koffeinfreie Produkte (wie Getreidekaffee) oder beschränken Sie sich auf eine Tasse Kaffee oder Tee am Tag.
Kaffee, schwarzer Tee und Kakao vermindern wegen ihres Gerbsäuregehaltes auch die Aufnahme von wichtigen Mineralstoffen und Spurenelementen, besonders von Eisen. Trinken Sie auf jeden Fall zusätzlich ein Glas Vitamin-C-haltigen Saft oder einen Frucht- oder Gemüse-Smoothie. Das kurbelt die Eisenaufnahme wieder an.
Auch Energiedrinks enthalten viel Koffein. Zudem sind diese häufig mit Guarana, Taurin oder anderen Zusätzen angereichert, deren Unbedenklichkeit für Schwangere noch nicht belegt ist.

96.

Tonic Water und Bitter Lemon

Die leicht bitter schmeckenden Getränke sind gerade in den Sommermonaten ein gern getrunkener Durstlöscher. Doch lassen Sie jetzt unbedingt die Finger von chininhaltigen Limonaden. Das bitter schmeckende, kristalline Pulver wird aus der Rinde des Chinarindenbaums gewonnen. Als Arzneimittel wird es zur Behandlung von Malaria und nächtlichen Wadenkrämpfen eingesetzt. In der Schwangerschaft ist es jedoch kontraindiziert. Das auch als Geschmacksstoff eingesetzte Chinin ist in Lebensmitteln deklarationspflichtig (»enthält Chinin«). Es gilt als leicht wehenfördernd und kann während der Schwangerschaft durch eine Erhöhung der Insulinausschüttung zu ernsthaften Stoffwechselstörungen führen. Weitere Nebenwirkungen sind Übelkeit, Kopfschmerzen, Ohrgeräusche und leichte Verwirrtheitszustände.
Neugeborene, deren Mütter während der Schwangerschaft regelmäßig 60 Milligramm Chinin pro Tag aufnahmen – so viel ist etwa in einem Liter Tonic Water enthalten –, litten nach der Geburt sogar an Entzugserscheinungen.

97.

Rauchfrei für Babys Gesundheit!

Wenn Sie bislang Raucherin waren, ist es jetzt absolut notwendig, dies zu ändern, auch wenn es schwer ist. Zur Unterstützung gibt es zum Glück eine ganze Reihe ausgezeichneter »Rauchfrei-Programme« speziell für schwangere Frauen. Die einfühlsamen und geschulten Mitarbeiter machen Ihnen kein schlechtes Gewissen oder Schuldgefühle, sondern stehen Ihnen tatkräftig mit Hilfsangeboten zur Seite. Sprechen Sie am besten auch Ihre Hebamme darauf an.

98.

Nikotin – ein Nervengift

Rauchen in der Schwangerschaft belastet das ungeborene Kind schwer. Mit jeder Zigarette wächst das Risiko für Ihr Baby, in seiner Entwicklung beeinträchtigt und gesundheitlich geschädigt zu werden. Das Nervengift Nikotin verengt die Blutgefäße und verringert die Durchblutung der Plazenta. Das Kind erhält weniger Nährstoffe. Eingeatmetes Kohlenmonoxid führt zu einem chronischen Sauerstoffmangel, sodass das Baby langsamer wächst. Ein kleiner Kopfumfang, vermindertes Längenwachstum und ein Gewichtsdefizit von bis zu 300 Gramm können die Folgen sein.

Das Risiko steigt mit jeder Zigarette

Rauchende Mütter haben häufiger Fehlgeburten als Nichtraucherinnen. Das Risiko für vorzeitige Blutungen, für einen ungünstigen Sitz der Plazenta in der Gebärmutter, für einen vorzeitigen Blasensprung und für Frühgeburten ist erhöht.
Auch allergische Erkrankungen, Ekzeme und Asthma sind bei Kindern rauchender Mütter zwei bis fünf Mal häufiger als bei Babys von Nichtraucherinnen. Bei einem Konsum von mehr als zehn Zigaretten täglich steigt das Risiko für den plötzlichen Säuglingstod (SIDS) auf das Siebenfache. Weitere Belastungen durch den Tabakkonsum in der Schwangerschaft treten möglicherweise erst später auf. Bereits zehn Zigaretten täglich erhöhen das Risiko für ein ungeborenes Kind um 50 Prozent, später an Leukämie oder anderen Krebsarten zu erkranken. Ebenso liegt das Risiko für Verhaltensauffälligkeiten, Lernstörungen und Hyperaktivität bei Kindern von Raucherinnen bei 22 Prozent, im Vergleich zu acht Prozent bei Kindern von Nichtraucherinnen.

Keine Macht den Drogen

Wenn Sie in der Frühschwangerschaft noch Amphetamine, Aufputsch- oder Betäubungsmittel, Opiate oder Ähnliches konsumiert haben, sprechen Sie mit Ihrem Arzt und Ihrer Hebamme.

GESUNDE DURSTLÖSCHER

Damit Sie und Ihr Kind optimal versorgt sind, ist ein ausgeglichener Flüssigkeitshaushalt enorm wichtig. Achten Sie daher auf regelmäßiges Trinken und greifen Sie dabei zu gesunden Durstlöschern. So bleibt Ihr Kreislauf stabil und Ihnen wird weniger übel und seltener schwindelig, weil Nieren und Stoffwechsel angeregt werden.

Trinken ist gut für Mutter und Kind

Für Ihr Baby ist die in Ihrem Organismus zirkulierende Flüssigkeit Transportmittel wichtiger Nähr- und Vitalstoffe. Sein Stoffwechsel und Blutkreislauf sind von Ihrem ausgewogenen Wasserhaushalt abhängig. Und auch für Sie selbst ist es nun – noch mehr als sonst – notwendig, ausreichend zu trinken: Ihr Blutvolumen vergrößert sich und der Wasserumsatz im Stoffwechsel nimmt zu. Die inneren Organe arbeiten auf Hochtouren. Das heißt jedoch nicht, dass Sie gleich das Doppelte Ihrer bisherigen Tagesmenge trinken müssen. 2 bis 2,5 Liter über den Tag verteilt sind ausreichend. Wenn Sie zu Ödemen neigen, trinken Sie bis zu drei Liter Flüssigkeit pro Tag.

Mäßig, aber regelmäßig

Warten Sie mit dem Trinken nicht, bis Sie schon ein Durstgefühl haben, sondern trinken Sie regelmäßig kleinere Mengen. Ihr Kreislauf wird es Ihnen danken und Sie beugen damit sogar lästigem Kopfschmerz und möglichen Wassereinlagerungen vor. Ein Zusatzeffekt: Mit dem sanften Trinktraining in der Schwangerschaft können Sie sich bereits an die gesteigerte Flüssigkeitsaufnahme gewöhnen, die später in der Stillzeit ebenso wichtig sein wird.

Tricks, um ausreichend zu trinken

💚 Füllen Sie Ihre Getränke in 0,5-Liter-Flaschen ab. Und mit jeder geleerten Flasche steigern Sie Ihr Erfolgserlebnis.

💚 Verwenden Sie durchsichtige Flaschen. So sehen Sie, wie viel Sie getrunken haben.

💚 Stellen Sie die Flasche in Sichtweite, dann vergessen Sie das Trinken nicht so leicht.

💚 Wechseln Sie Ihre Getränkesorten häufiger ab. So können Sie sich immer wieder über einen neuen Geschmack freuen.

💚 Nehmen Sie unbedingt etwas zu trinken mit, wenn Sie unterwegs sind. Dann können Sie kleine Pausen oder Wartezeiten nutzen, um wieder einige Schlucke zu trinken.

Getränkeauswahl für 40 Wochen

An Getränken bieten sich vor allem Mineralwasser sowie ungesüßte Kräuter- und Früchtetee an. Bei Fruchtnektar und Fruchtsaftgetränken achten Sie darauf, dass sie wenig bis keinen Zucker enthalten und einen hohen Frucht- und Vitamingehalt haben. Trinken Sie Säfte am besten mit Wasser verdünnt, da Fruchtzucker und Fruchtsäure Ihre Zähne angreifen. Durch den veränderten pH-Wert in der Mundhöhle sind Ihre Zähne in der Schwangerschaft kariesanfälliger. Trinken Sie deshalb auch nicht ausschließlich Früchtetees und Fruchtsäfte, sondern variieren Sie mit Kräuterteesorten, die auch mit Eis und Früchten gut schmecken.

Holen Sie sich den Frischekick

Trinken Sie Mineralwasser zur Abwechslung mit frischen Pfefferminz-, Melissen- oder Kaffirlimettenblättern (Asienladen), mit Orangen- oder Zitronenscheiben, mit frisch geriebenem Ingwer oder einigen Tropfen Rosen- oder Orangenblütenwasser. Gefrorene Erdbeeren, Kirschen, Kumquats oder Litschis statt Eiswürfeln sind darin nicht nur optisch ein Genuss.

Softdrinks und Limonaden

Softdrinks sind als Durstlöscher dagegen nicht ideal: Sie bestehen in erster Linie aus Zucker und Wasser, das mit Aromen und Farbstoffen versetzt wird. Ein halber Liter Limonade enthält etwa 40 Gramm Zucker, der direkt ins Blut wandert und den Blutzuckerspiegel rapide ansteigen lässt.

Trinkwasser aus der Leitung

In Deutschland ist das Trinkwasser von solch hervorragender Qualität, dass man es direkt aus der Leitung trinken kann – eigentlich. In einigen Altbauten gibt es allerdings noch immer bleihaltige Wasserrohre. Das Trinkwasser kann dann einen erhöhten Bleigehalt (> 10 Mikrogramm pro Liter) aufweisen, besonders, wenn das Wasser über Nacht oder längere Zeit in den Bleirohren gestanden hat. Durch die regelmäßige Aufnahme kleiner Bleimengen kommt es zu schleichenden gesundheitlichen Schädigungen. Blei beeinträchtigt die Blutbildung und Gehirnentwicklung bei Babys

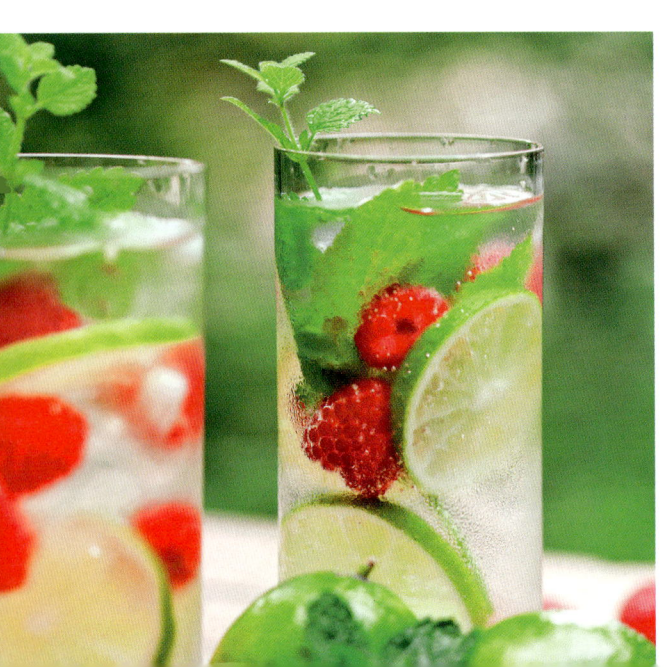

und Kleinkindern; besonders empfindlich reagiert das sich entwickelnde Nervensystem des Ungeborenen. Beim Erwachsenen wird Blei ausgeschieden oder in den Knochen eingelagert. Es kann aber während Phasen erhöhten Stoffwechsels, wie der Schwangerschaft, von dort wieder ins Blut gelangen. Deshalb müssen außer Kleinkindern besonders junge Frauen und Schwangere vor einer Aufnahme von Blei geschützt werden.

Stilles Wasser zum Kochen und Trinken

Wenn Sie feststellen wollen, ob die Trinkwasserrohre in Ihrem Haus noch aus Blei sind, fragen Sie den Hauseigentümer oder ziehen Sie einen Sanitär- oder Heizungshandwerker zurate. Eine andere Möglichkeit als den Austausch von bleihaltigen Wasserrohren gibt es nicht, Abkochen nützt in diesem Fall gar nichts. Falls ein Austausch nicht möglich ist, verwenden Sie ab sofort nur noch stilles Wasser zum Kochen und Trinken.

Erfrischendes aus Südafrika

Ideale Durstlöscher in der Schwangerschaft sind auch die bekömmlichen Rooibos- und Honeybush-Tees aus Südafrika. Diese Sorten sind keine Schwarztees, sie enthalten deshalb kaum Koffein und Tannin (Gerbsäure). Dafür sind die südafrikanischen Nationalgetränke umso reicher an Mineralstoffen und Spurenelementen wie Kalzium, Magnesium, Mangan, Eisen und vieles mehr. Das sorgt für ein großes Gesundheitsplus – gerade in der Schwangerschaft!

Kein Durstgefühl

Löffeln Sie Ihren Drink! Zum Beispiel mit einer leicht gekühlten Paprika-Joghurt-Suppe oder dem Sommerklassiker Gazpacho. Die südeuropäische Vitaminbombe ersetzt im Übrigen Salze und andere Mineralstoffe, die dem Körper beim Schwitzen verloren gehen. Oder wie wäre es mit fruchtiger Wassermelone oder einem knackigen Salat? Beides besteht zu 95 Prozent aus Wasser. Auch Erdbeeren sind ein sehr wasserreicher Snack. Quark mit einem Wasseranteil von 80 Prozent ist ebenfalls eine gute Alternative und noch dazu der ideale Kalziumlieferant.

Und noch eine erfrischende Zwischenmahlzeit zum Lutschen, die eigentlich ein Getränk ist: Frieren Sie einfach Ihre Fruchtsaft-Favoriten (Pfirsich, Mango, Banane-Kirsch, Johannisbeere) in Eiswürfelbehältern ein und lassen Sie die Würfel vor dem kühlen Genuss ein wenig antauen.

Milch macht müde Mamas munter

Auch Milch ist ein geeignetes Getränk, allerdings nicht als Durstlöscher, sondern als natürliches Grundnahrungsmittel. Wenn Sie jeden Tag ein großes Glas Milch, ein bis zwei Scheiben Käse und einen Becher Joghurt zu sich nehmen, können Sie Ihren täglichen Kalziumbedarf gut decken.

Kalziumspeicher auffüllen

Besonders wichtig ist die Milchmahlzeit am Abend: Sie liefert Ihrem Körper in der Nacht ausreichend Kalzium, um die Speicher wieder aufzufüllen. Außerdem sind Milchprodukte eine gute Quelle für wichtige Vitamine, wie beispielsweise Vitamin A, B_2, B_{12}, und für Mineralstoffe, vor allem für Zink.

GANZ SCHÖN SCHWANGER – RUNDUM GEPFLEGT

Fühlen Sie sich heute wohl in Ihrer Haut? Oder sind Sie gerade eher dünnhäutig und könnten gar aus der Haut fahren? Unsere Sprache beschreibt es treffend: Unser gesamtes Lebensgefühl ist eng verbunden mit unserem größten Organ, der Haut. Eine natürliche Hautpflege trägt wesentlich zur Erhaltung von Gesundheit und Wohlbefinden bei.

In der Schwangerschaft bedeutet Körperpflege sogar Gesundheitspflege für zwei. Auch Ihre Haut reagiert auf die hormonellen Umstellungen. Verantwortlich sind neben den Schwangerschaftshormonen vor allem eine stärkere Durchblutung und der zunehmende Körperumfang. Die Beanspruchung der Haut wirkt sich auf ihre Elastizität aus, es können Dehnungsstreifen entstehen. Doch auch die Hautfarbe (Pigmentierung) verändert sich an einigen Körperpartien. Und während die eine Frau jetzt einen frischen, rosigen Teint bekommt, ist die Haut bei der anderen fettig-glänzend oder trocken und schuppig. Vielleicht reagieren Sie nun sogar empfindlich auf gewohnte Kosmetika. Bei sensibler Haut greifen Sie am besten zu Pflegeprodukten, die frei von synthetischen Farb-, Duft- und Konservierungsstoffen sind.

Machen Sie den Test

Lassen Sie sich vor dem Kauf eines Pflegemittels eine Produktprobe geben und testen Sie vorab die Verträglichkeit: Geben Sie eine kleine Menge des Pflegemittels auf die Haut der Ellenbeuge, verreiben Sie es leicht und beobachten Sie Ihre Haut. Tritt innerhalb von 24 Stunden eine Rötung oder ein Juckreiz auf, ist das Produkt nicht geeignet.

Streifenfrei durch die Schwangerschaft?

Die meisten Frauen bekommen während der Schwangerschaft Dehnungsstreifen (Striae gravidarum). Ob auch Sie dazu zählen, kommt vor allem auf Ihren Hauttyp an: Während manche Frauen eine sehr elastische Haut haben, kämpfen andere schon ab der Pubertät mit Dehnungsstreifen. Dabei spielt auch die Vererbung eine große Rolle. Frauen, die bereits vor der Schwangerschaft ein stark schwankendes Körpergewicht hatten, neigen – ebenso wie Mehrlingsmamas – häufiger zu Schwangerschaftsstreifen.

Das Bindegewebe ist in der Schwangerschaft gelockert, damit die Haut sich dehnen und dem Wachstum des Kindes anpassen kann. Diese natürliche Veränderung führt oft zu trockener Haut, während gleichzeitig im Inneren des Gewebes der Flüssigkeitsanteil steigt. Dadurch erhöht sich die Neigung zu Schwellungen an Oberschenkeln, Po und Brust. Besonders stark belastet sind die Kollagen- und Elasthinfasern im Bereich des Bauches. Hier können als Erstes Dehnungsstreifen entstehen, die als rot-violetter, breiter Strich, ähnlich einer Narbe, sichtbar werden.

Was tun gegen Schwangerschaftsstreifen?

Es gibt keine Methode, mit der sich Schwangerschaftsstreifen wirklich verhindern lassen. Auch wenn die Werbung anderes verspricht: Kein Produkt der Welt kann dies leisten. Sie können natürlich darauf achten, nicht zu viel zuzunehmen, indem Sie sich ausgewogen und gesund mit viel Obst und Gemüse ernähren. Vermeiden Sie fett-

haltiges Essen, Fast Food sowie Zusatz- und Konservierungsstoffe, die Ihren Flüssigkeitshaushalt durcheinanderbringen können. Trinken Sie viel Wasser, damit Ihre Haut elastisch bleibt.

Sie können die Elastizität Ihrer Haut auch unterstützen, indem Sie täglich Bauch, Oberschenkel und Po sanft massieren. Zur Unterstützung ist ein naturreines Pflanzenöl wie z. B. Weizenkeim-, Mandel- oder Sesamöl am besten geeignet. Wenden Sie das Öl direkt nach dem Duschen an und reiben Sie es in die noch feuchte Haut ein. Mit den Massagen können Sie vom ersten Tag an beginnen, machen Sie sie einfach zu einem täglichen, liebevollen Pflegeritual. Wenn Sie beide mögen, kann Ihnen auch Ihr Partner den Bauch einölen und Sie mit einer sanften Massage verwöhnen.

Und wenn Sie dennoch Streifen bekommen, trösten Sie sich: Sie verblassen nach der Schwangerschaft langsam, übrig bleiben dann feine silbrige Linien. Empfinden Sie diese »Trophäen« nicht als kosmetischen Makel, sondern als sichtbare Folge einer außergewöhnlichen Leistung Ihres Körpers.

Braune Flecken auf der Haut

Diese Flecken, Chloasma genannt, werden ebenso wie eine Zunahme der Pigmentierung im Bereich der Brustwarzen, der Bauchmittellinie und im Genitalbereich durch die Schwangerschaftshormone verursacht. Auch Sommersprossen, Leberflecke oder Muttermale können sich verändern. Die verstärkten Pigmentierungen bilden sich nach der Geburt meist von selbst zurück.

Wenn Sie die Flecken im Gesicht stören, können Sie auf entsprechende Hautpflegeprodukte oder Make-up zurückgreifen, um die Verfärbungen etwas abzudecken. Verzichten Sie aber bitte auf Bleichcreme. Schützen Sie Ihre Haut vor zu viel Sonneneinwirkung. Sie ist jetzt viel lichtempfindlicher und die Schwangerschaftsflecken können unter direkter Sonnenbestrahlung dunkler werden.

Sonnenbaden mit Maß

Ihr Bauch braucht in der Schwangerschaft nicht mehr, aber auch nicht weniger Schutz vor Sonnenstrahlen als sonst. Die meisten Schwangeren sind ohnehin so hitzeempfindlich, dass sie es in der Sonne nicht gut aushalten – ein natürlicher Schutz vor Überhitzung. Denken Sie beim Sonnenbad nicht nur an Ihr Baby, sondern auch an Ihre eigene Haut. Sie ist nicht nur hautkrebsgefährdet, sondern kann in der Schwangerschaft auch unregelmäßiger bräunen und Pigmentflecken entwickeln. Achten Sie unbedingt auf guten Sonnenschutz mit einem hohen Lichtschutzfaktor. Empfehlenswert sind Produkte, die einen mineralischen statt eines chemischen Sonnenschutzfilters enthalten.

Im Sonnenstudio

Es ist zwar nicht bewiesen, dass der Besuch im Bräunungsstudio dem Baby schadet. Doch Studien

Verwenden Sie am besten schadstofffreie Nagellacke – Ihrem Baby und sich selbst zuliebe.

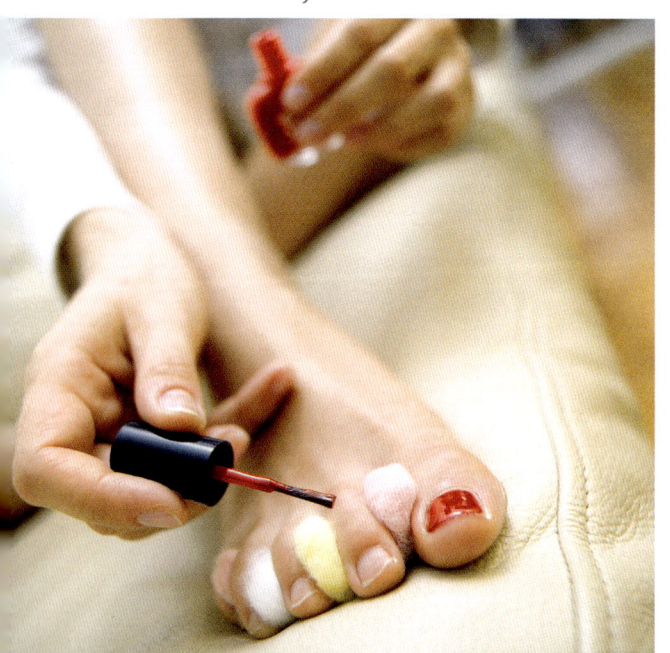

zeigen eine mögliche Verbindung zwischen starker UV-Strahlung und einem vermehrten Folsäure-Abbau. Gerade die Folsäure aber ist für Ihr Baby in den ersten Schwangerschaftswochen sehr wichtig. In jedem Fall ist die konzentrierte UV-Strahlung schädlich für Sie selbst, da sie das Hautkrebsrisiko erheblich steigert. Verzichten Sie besser auf künstliche Bräunung.

Bräune aus der Tube

Selbstbräunende Kosmetikprodukte bewirken nur eine chemisch bedingte Verfärbung der Oberhaut. Da sich diese zum Beispiel beim Waschen ständig abschilfert, hält die Bräune lediglich zwei bis drei Tage. Laut Herstellerangaben sollen Selbstbräuner sogar bei regelmäßiger Anwendung in der Schwangerschaft unbedenklich sein. Kaufen Sie aber unbedingt Produkte, die keine Bräunungsbeschleuniger enthalten. Diese Stoffe (Psoralene) stehen im Verdacht, Krebs zu erzeugen.

Nagellack

Nagellack und auch Nagellackentferner enthalten giftige Stoffe wie Lösungsmittel oder Weichmacher, allerdings in solch geringer Menge, dass keine schädigende Wirkung auf das Baby bekannt ist. Hin und wieder Nagellack aufzutragen, ist also unproblematisch. Doch atmen Sie die Dämpfe nicht unmittelbar ein und waschen Sie Ihre Hände nach dem Pinseln immer gründlich. Mittlerweile gibt es auch einige Nagellacke, die wenig bis keine Schadstoffe enthalten, und acetonfreien Lackentferner. Auch künstliche Fingernägel und ein Nageldesign sind für das ungeborene Kind nicht gefährlich. Es kann jedoch sein, dass Ihre modellierten Nägel nicht oder nur kurzzeitig halten. Fragen Sie nach einem anderen Haftmittel.

Zahn- und Mundpflege

»Jedes Kind kostet einen Zahn«, heißt ein altes Sprichwort. Damit sich das nicht bewahrheitet, ist die Pflege der Zähne und der Mundhöhle in der Schwangerschaft besonders wichtig. Ebenso wie alle anderen Schleimhäute ist auch die Mundschleimhaut jetzt verstärkt durchblutet und aufgelockert, das Zahnfleisch schwillt an. Gleichzeitig ist es wesentlich empfindlicher gegen Stoffwechselprodukte von Bakterien aus dem Zahnbelag (Plaque). Studien belegen einen Zusammenhang zwischen der Besiedelung der Mundschleimhaut mit krankmachenden Keimen und einem Frühgeburtsrisiko. Legen Sie aus diesem Grund in der Schwangerschaft noch mehr Sorgfalt auf Ihre Mundhygiene als sonst. Putzen Sie Ihre Zähne nach jeder Mahlzeit in kreisenden Bewegungen von »Rot nach Weiß«, das heißt vom Zahnfleisch weg hin zum Zahn. Für schwer zugängliche Stellen verwenden Sie am besten ungewachste Zahnseide.

Das kommt auf die Bürste

Um das Zahnfleisch zu schonen, verwenden Sie zum Zähneputzen eine weiche Zahnbürste mit mikrofeinen Borstenenden. Bei der Wahl Ihrer Zahnpasta sollten Sie sich darüber im Klaren sein, dass Ihre Mundhöhle bereits zum Inneren Ihres Körpers gehört. Über die durchlässige Mundschleimhaut gehen viele Substanzen unmittelbar in Ihren Organismus über. Die Zahnpasta sollte spezielle plaque- und entzündungshemmende Wirkstoffe enthalten.

Meiden Sie Zahnpasten oder Mundwässer, die Bleich- und Farbstoffe, chemische Desinfektionsmittel und Alkohol enthalten. Sie stören das natürliche Gleichgewicht der Mundflora und belasten die Mundschleimhaut zusätzlich.

Zahnpflege bei Morgenübelkeit

Auch wenn es Ihnen jetzt wegen Übelkeit schwerfällt, putzen Sie sich dennoch die Zähne. Verwenden Sie dazu eine kleine Kinderzahnbürste oder Ihren Zeigefinger und putzen Sie Ihre Zähne nicht auf nüchternen Magen. Wenn es gar nicht anders geht, lassen Sie die Zahnpasta weg.

Wenn Sie erbrechen müssen, sollten Sie Ihre Zähne erst eine halbe Stunde später reinigen. Denn der Zahnschmelz wird durch die erbrochene Magensäure angeraut und ist dadurch sehr empfindlich gegen die Putzpartikel in der Zahnpasta. Spülen Sie den Mund gründlich mit Wasser aus oder kauen Sie in diesem Fall einen zuckerfreien Zahnpflegekaugummi.

Beine und Füße

Ihre Beine und Füße leisten jetzt täglich zunehmend Schwerstarbeit. Entlasten Sie Ihre Beine, indem Sie sie, sooft es geht, hochlagern. Das kann in einem bequemen Liegestuhl sein oder im Bett mit hochgestelltem Lattenrost im Beinbereich. Oder Sie legen sich auf den Boden und strecken Ihre Beine an der Wand hoch. Wichtig ist, dass die Beine höher liegen als Ihr Becken, damit der Rückfluss des Blutes und der gestauten Flüssigkeit optimal unterstützt wird. Bürstenmassagen und kalte Güsse fördern die Durchblutung und aktivieren auf diese Weise den Kreislauf.

Auch Ihre Füße sind jetzt besonders belastet. Ihr gesamtes Körpergewicht verteilt sich auf diese beiden proportional kleinen Flächen. Ganz gleich ob Fuß- und Beingymnastik, Wasser- oder Tautreten, ein Fußbad oder eine Fußreflexzonenmassage – all diese Maßnahmen regen den Stoffwechsel an. Noch dazu machen sie Spaß und beugen damit schlechter Laune vor.

Zeigt her eure Schuh

Komfortable Schuhe sind jetzt besonders wichtig. Durch das veränderte Körpergewicht und den Körperschwerpunkt fällt das Laufen auf Absatzschuhen immer schwerer. Durch Wassereinlagerungen schwellen nun auch öfter Ihre Füße an, sodass etwas mehr Bewegungsfreiheit im Schuh nötig wird. Und dann ist da ja auch noch der Bauch: Schuhe, in die Sie schlüpfen können, ohne sich bücken zu müssen, sind nun bald Gold wert. Denn selbst wenn der zukünftige Papa gern behilflich ist – er ist leider nicht immer da.

Kopfhaut aufgenommen werden und sowohl in der Muttermilch als auch im Fettgewebe des Säuglings nachweisbar sind. Sie sind zwar nicht hochgiftig, sonst kämen sie als Kosmetikprodukte nicht in den Handel. Wenn Sie aber auf Nummer sicher gehen wollen, verzichten Sie auf Kolorationen in der Schwangerschaft oder steigen Sie auf Pflanzenhaarfarbe wie Henna um. Eine verträgliche Variante sind Strähnchen, da dabei keine Farbe auf die stoffwechselaktive Kopfhaut gelangt.

Kosten Sie Ihre Friseurbesuche noch in aller Ruhe aus. Ist Ihr Kind erst da, werden vormittagfüllende Haarbehandlungen erst einmal nur unter erschwerten Bedingungen zu realisieren sein.

Haare färben – ja oder nein?

Bislang gibt es keine verlässlichen Belege dafür, ob die Verwendung chemischer Haarfarbe während der Schwangerschaft ungefährlich ist oder nicht. Sicher ist aber, dass die Chemikalien über die

Mit siliziumreicher Kost sorgen Sie für schönes und gesundes Haar.

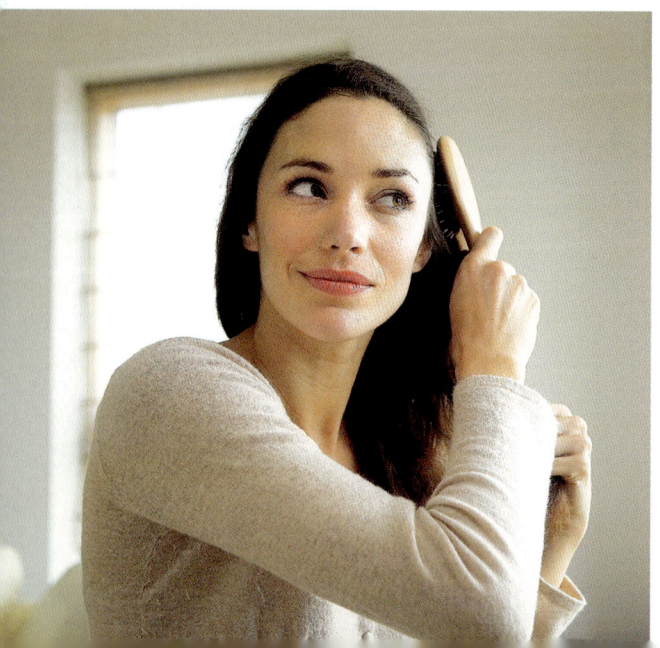

Haarausfall – ist das normal?

Auch das Haar reagiert empfindlich auf jede hormonelle Umstellung. Zwar sorgt das ansteigende Östrogen normalerweise für eine üppige Haarpracht, aber auch das Gelbkörperhormon zeigt manchmal Wirkung. Es kann das Haar trockener machen, sodass es schneller abbricht. Auch ein Eisen- oder Nährstoffmangel kann Haarausfall verursachen. Sprechen Sie mit Ihrer Hebamme und lassen Sie Ihren Bluteisenwert kontrollieren. Ernähren Sie sich eine Zeit lang siliziumreich und essen Sie viel Obst, Gemüse und Vollkornprodukte. Und trinken Sie siliziumhaltiges Mineralwasser – das unterstützt das Haarwachstum. Bürsten Sie Ihr Haar nicht zu stark und verwenden Sie ein mildes Shampoo. Haarpackungen mit Klettenwurzelöl über Nacht nähren und kräftigen das Haar und geben einen schönen Glanz.

Haarausfall und Schilddrüsenwerte

In seltenen Fällen kann ein extremer Haarausfall auch mit einer Fehlfunktion der Schilddrüse zusammenhängen. Lassen Sie gegebenenfalls Ihre Schilddrüsenwerte überprüfen.

Waxing und Intimrasur

Sie können nach wie vor sowohl warme als auch kalte Wachse zum Enthaaren benutzen. Allerdings gibt es in der Schwangerschaft durch das ruckartige Entfernen des Wachses häufiger blaue Flecken als sonst. Das liegt an den veränderten Gerinnungseigenschaften des mütterlichen Blutes. Wägen Sie also ab, ob Sie unbedingt Härchen gegen blaue Flecken tauschen möchten. Wenn Sie Krampfadern oder Besenreiser haben, kommt nur eine Rasur infrage. Solange die Größe Ihres Bauches dies zulässt, können Sie sich selbst rasieren und sich später auch rasieren lassen. Sollten sich nach der Rasur einmal Pickelchen an den Haarschäften bilden, bedeutet dies jedoch kein Infektionsrisiko für Ihr Kind.

Intimpflege in der Schwangerschaft

Verwenden Sie zur Reinigung des Genitalbereichs nur klares Wasser und dermatologisch getestete Waschsubstanzen. Diese sind mit ihrem pH-Wert von 4 auf das natürliche, saure Scheidenmilieu und das Wachstum von gesunden Milchsäurebakterien abgestimmt, die das Wachstum schädlicher Keime verhindern. Sinkt die Zahl der Milchsäurebakterien oder sind sie in ihrer Schutzfunktion beeinträchtigt, steigt die Gefahr einer Infektion, die für das Baby schnell bedrohlich werden kann. Vermeiden Sie Scheidenspülungen und den Gebrauch von Intimsprays, -gels und -lotionen, denn diese verändern die natürliche Bakterienflora. Meiden Sie das feuchtwarme Milieu, wie es zum Beispiel in Whirlpools oder durch feuchte Badekleidung entsteht. Tragen Sie keine eng anliegende Unterwäsche aus Synthetik und keine Slipeinlagen mit Kunststofffolie. Bevorzugen Sie Wäsche aus Naturfasern, am besten Baumwolle.

Wichtig

Um eine Infektion auszuschließen, sollten Sie bei ungewöhnlichem Geruch, Jucken, Brennen oder auch Rötungen im Genitalbereich sofort Ihre Frauenärztin oder Ihren Frauenarzt aufsuchen.

Entspannung in der Badewanne

Die Badewanne ist in der Schwangerschaft ein idealer Ort zum Entspannen: Die Wärme des Wassers entspannt die Muskeln und der Auftrieb entlastet die Gelenke. Allerdings sollten Sie Ihren Kreislauf jetzt nicht zusätzlich durch starke Wärme belasten. Wählen Sie Ihre Badetemperatur knapp über Körpertemperatur, also zwischen 37 und 38 °C und bleiben Sie nicht länger als eine halbe Stunde im warmen Wasser. Längeres Baden laugt die zumeist ohnehin trockene Haut noch mehr aus. Bei sehr trockener Haut duschen Sie statt eines Vollbads lieber kurz und nicht zu heiß.

Badefreuden im Thermalbad

Dem steht prinzipiell nichts entgegen. Allerdings: Die Wirkung setzt beim Thermalbaden oft erst verzögert ein. Achten Sie auf Ihren Kreislauf und bleiben Sie nicht zu lang im warmen Wasser. Trinken Sie nach dem Baden ausreichend und halten Sie unbedingt eine mindestens halbstündige Ruhepause ein. Ideal ist es, wenn Sie nach dem Bad nicht noch selbst mit dem Auto fahren müssen – Thermalbaden macht nämlich müde.
Lauschen Sie in sich hinein: Alles, was Ihnen guttut und Sie als angenehm empfinden, ist entspannend und meistens nicht schädlich oder gefährlich. Vertrauen Sie auf Ihr Gefühl.

Jetzt wird's heiß: In der Sauna

Bei Saunagängen über zehn Minuten wird die Körpertemperatur kurzfristig um etwa 1 °C erhöht. Verzichten Sie in den ersten drei Schwangerschaftsmonaten besser darauf, da es Zusammenhänge zwischen einer Erhöhung der mütterlichen Kerntemperatur und der Entstehung eines offenen Rückens beim Kind gibt.

Ab dem 4. Schwangerschaftsmonat ist dann auch Ihr Kreislauf stabil und Sie können sich leichter an den Temperaturwechsel anpassen. Wenn Sie das Saunabaden bereits gewohnt sind, kennt Ihr Organismus das Wechselspiel der Temperaturreize schon und Sie können dies bei einer normal verlaufenden Schwangerschaft auch weiterhin ohne Bedenken genießen.

Fangen Sie mit niedrigen Temperaturen an, halten Sie sich nur so lang in der Sauna auf, wie es Ihnen guttut, und kühlen Sie sich langsam ab. Duschen Sie erst Beine und Arme kalt ab und anschließend den ganzen Körper. Trinken Sie ausreichend Mineralwasser und genießen Sie vor allem die Entspannungsphasen.

Alla Turca: Im Dampfbad

Die feuchte Wärme im Dampfbad ist zunächst sehr angenehm, doch die Kreislaufbelastung ist im Hamam oder einem römischen Dampfbad höher als in der trockenen finnischen Sauna. Der entstehende Schweiß kann nämlich aufgrund der hohen Luftfeuchtigkeit nicht gut verdunsten, die Körpertemperatur steigt schneller an. Der Organismus muss zum Ausgleich richtig arbeiten.

Eine gute Alternative ist hier die Biosauna. Die Luftfeuchtigkeit ist mit 45 Prozent höher und die Temperatur mit ungefähr 60 °C niedriger als bei der normalen Sauna.

Massagen: Verwöhnen erlaubt

Bei einer Massage für Schwangere gilt: Erlaubt ist, was Ihnen guttut – nur keine gezielten Griffe über der Wirbelsäule. Die sollten Sie dem Physiotherapeuten überlassen. Doch sanfte Berührungen und Streicheleinheiten fördern nachweislich die Gesundheit, denn an der Hautoberfläche befinden sich die Sinneszellen für die Glückshormone (Endorphine). Sie helfen zu entspannen, stimulieren den Kreislauf, verbessern die Abwehr und regen das Lymphsystem an.

Die wirkungsvollste Möglichkeit ist die Ganzkörpermassage. Polstern Sie Ihren Babybauch mit einem Still- oder mehreren kleinen Kissen ab und machen Sie es sich bequem. Der Körper wird in Seiten- und Rückenlage sanft massiert und ausgestrichen. So wird auch die Spannung am Bauch reduziert, Wasseransammlungen können gelöst und in Fluss gebracht werden. Die Massage wird nach Ihren individuellen Bedürfnissen gestaltet. Auch Teilkörpermassagen wie Rücken-, Bein-, Fuß-, Kopf- oder Gesichtsmassagen stärken Ihren Organismus. Sie können auch miteinander kombiniert werden. Und zum Glück gibt es die Massagen von Ihrem Partner ja auch kostenlos.

Entspannung auf Indisch

In der indischen Heilkunst ist die Fürsorge für die schwangere Frau und das ungeborene Kind ein wesentlicher Bestandteil der Kultur und wird von Frau zu Frau gepflegt. Eine Ayurveda-Massage reduziert Stress, wirkt ausgleichend auf die emotionalen Wogen und stärkt die eigene Körperwahrnehmung. Wenn Sie es ausprobieren möchten, suchen Sie sich eine gut ausgebildete Masseurin, die Sie mit einem Stri Shastra, so heißt die spezielle ayurvedische Schwangerenmassage, verwöhnt.

Vorsicht mit ätherischen Ölen in der Frühschwangerschaft

Meiden Sie in den ersten drei Monaten vor allem menstruationsfördernde Öle, da ja in der Schwangerschaft keine Blutung hervorgerufen werden darf. Zu diesen Ölen zählen: Nelke, Schafgarbe, Zimtrinde und Zimtblätter, Fenchel süß, Niaouli, Muskatnuss und Muskatblüte, Anis, Salbei, Ingwer, Eisenkraut und Kampfer. Dies gilt vor allem, wenn Sie schon Schwangerschaftskomplikationen oder eine Fehlgeburt hinter sich haben. In den ersten drei Monaten reagiert der Embryo am empfindlichsten auf äußere Einflüsse. Danach können bei entsprechender Indikation auch manche »problematischen« Öle unter fachlicher Aufsicht verwendet werden – am besten durch eine aromatherapeutisch erfahrene Hebamme.

Tattoos

Kein professioneller Tätowierer wird Ihnen in der Schwangerschaft ein neues Tattoo stechen, die Gesundheitsrisiken sind dabei einfach zu hoch: Beim Einstechen der Farbe kommt es meistens zum Austritt von Gewebsflüssigkeit und Blut. Dabei entsteht eine oberflächliche Wunde. Bei unsachgemäßer Behandlung können darüber Krankheitserreger in den Organismus gelangen und Infektionen verursachen. Für Sie ist die Überwindung des Schmerzes beim Stechen vielleicht ein besonderer Anreiz. Für Ihr Kind bedeutet die vermehrte Adrenalinausschüttung ins mütterliche Blut jedoch (vermeidbaren) Stress. Außerdem treten immer wieder allergische Reaktionen gegen die verwendeten Farben und Tinten auf. Die Tätowierung kann dann entstellt und die Tinte sogar völlig absorbiert werden. Manche Tinten enthalten trotz Verbot noch immer Schwermetalle oder unlösli-

che Azopigmente, deren Wirkung auf das Ungeborene nicht bekannt ist. Noch wird in der Schwangerschaft die Haut an bestimmten Stellen gedehnt. Vermutlich würde Ihr Tattoo nach der Geburt etwas anders aussehen, vor allem, wenn das Kunstwerk den Bauch ziert. Weichen Sie vorübergehend also besser auf ein Abziehbild oder eine Hennabemalung aus.

Piercing in der Schwangerschaft

Wenn Sie bereits ein Metall-Piercing haben, kann es ratsam sein, sich für die Zeit der Schwangerschaft davon zu trennen. Durch die hormonellen Veränderungen erhöht sich die Entzündungsgefahr – das gilt leider auch für ältere, eigentlich längst verheilte Piercings. Außerdem sind jetzt allergische Reaktionen auf das Metall möglich, selbst wenn Sie vorher nie Probleme damit hatten. Deshalb ist auch ein neues Piercing jetzt erst einmal für Sie tabu.

Piercing zum Mitwachsen

Bei einem Bauchnabelpiercing besteht die Gefahr, dass der Hautkanal reißt, wenn Ihr Bauch wächst. Lassen Sie Ihr Schmuckstück deshalb möglichst bis zum 4. Monat gegen ein Schwangerschaftspiercing mit einem längeren Stab aus PTFE austauschen, damit es »mitwachsen« kann. PTFE (Polytetrafluorethylen), auch als Teflon bekannt, ist ein thermoplastischer Kunststoff, der sterilisierbar ist. Nicht echt, aber trotzdem hübsch: ein vorübergehendes Klebepiercing.
Zu Ultraschalluntersuchungen muss der Bauchnabelschmuck übrigens meistens entfernt werden. Beim Wiedereinführen verwenden Sie am besten etwas Wundsalbe als Gleitmittel. Es gibt durchaus auch Frauen, die mit einem Intimpiercing gebären. Falls es während der Geburt dann doch stören sollte, können Sie es immer noch entfernen.

LUST & LIEBE – AUCH MIT BAUCH

Mit ziemlicher Sicherheit wird Ihr Sexualleben in der Schwangerschaft eine große Veränderung erfahren. In welcher Weise sich das äußert, ist von Paar zu Paar sehr unterschiedlich. Prinzipiell gilt: Erlaubt ist, was Spaß macht.

In der Frühschwangerschaft schalten viele Frauen erst einmal auf Rückzug. Alles ist noch neu und unbekannt, das verunsichert in den ersten Wochen erst einmal ein wenig. Dazu kommen oft typische Anfangssymptome wie Übelkeit, Schwindel und Müdigkeit. Jetzt Sex? Nein, danke! Andererseits haben viele Frauen in der Schwangerschaft ein großes Bedürfnis nach Nähe, Zärtlichkeit und Intimität. Sie genießen ihre oftmals gesteigerte Erregbarkeit und kommen leichter zum Orgasmus: Denn die vermehrte Durchblutung der Geschlechtsorgane, die Hormonumstellung und die ausgeprägte Empfindsamkeit können ein echter Lustkick sein. Und Paare, die länger auf ein Kind hinarbeiten mussten, finden es entspannend, beim Sex nicht mehr an den Erfolg denken zu müssen. So kann die zarte erste Phase der Schwangerschaft auch eine intensive Zeit der Lust sein.

133.

Zärtlichkeit und Nähe

Im Verlauf der Schwangerschaft werden Ihre Bedürfnisse mehr und mehr den körperlichen und seelischen Veränderungen entsprechen. Sex haben heißt auch streicheln, schmusen, fühlen, riechen, zärtliches Geflüster und noch vieles mehr. Es muss nicht immer die körperliche Vereinigung sein. Signalisieren Sie Ihrem Partner deutlich, wie Sie Ihre Sexualität mit ihm teilen wollen, was Ihnen angenehm ist oder welche Stellung Ihnen gerade kuschelig und bequem ist. Es ist jetzt noch wichtiger als sonst, dass Sie sich austauschen und miteinander sprechen.

Faszinierend und aufregend

Auf Ihren Partner kann Ihre Schwangerschaft eine besondere sexuelle Anziehungskraft haben. Ihre körperlichen Veränderungen machen Sie für ihn vielleicht auf ganz neue Art attraktiv. Der runde Bauch und die größer werdende Brust sind oft starke erotische Signale. Es kann aber auch sein, dass sich bei Ihrem Mann ein Gefühl von Verunsicherung einstellt. Ihre emotionalen Stimmungswechsel können ihn jetzt ebenso irritieren wie Ihre Gewichtszunahme oder das plötzliche Austreten von Vormilch aus der Brust.

Häufig wird die männliche Lust auch von der Furcht getrübt, der Partnerin oder dem ungeborenen Kind beim Sex zu schaden. Nicht zuletzt empfinden manche Männer (und Frauen) die Anwesenheit des noch unbekannten »Dritten« beim Geschlechtsverkehr als irritierend.

Eine Extraportion Liebe für Ihr Baby

Bei der körperlichen Liebe wird eine ordentliche Portion Glückshormone, sogenannte Endorphine, ausgeschüttet. Bei einer komplikationslos verlaufenden Schwangerschaft brauchen Sie diese Ihrem Kind nicht vorzuenthalten. Die Muskelkontraktionen beim Orgasmus lösen im Normalfall keine geburtswirksamen Wehen aus.

Und wenn sich Ihr Kind nach Ihrem Orgasmus stark bewegt, lässt es die große Portion Liebe, die es soeben abbekommen hat, vermutlich einfach Purzelbäume schlagen!

Babymassage einmal anders

Es kann sein, dass Ihr Bauch nach dem Orgasmus kurzfristig hart wird und sich etwas zusammenzieht. Diese leichten Kontraktionen sind für Ihr Kind aber nicht unangenehm oder gar gefährlich. Das Zusammenziehen der Gebärmutter nimmt es eher als sanfte Massage wahr, die über die Nervenzellen in der Haut sogar seine Gehirnentwicklung fördern. Manchmal ist ein Orgasmus auch der natürliche Auslöser für den Eintritt des kindlichen Köpfchens in das kleine Becken. Der Muttermund kann gegen Ende der Schwangerschaft durch sexuelle Aktivitäten ebenfalls weicher werden. Freuen Sie sich dann über diese positiven »Nebenwirkungen« – es geht Richtung Geburt.

Gut gepolstert

Anatomisch gesehen ist es unmöglich, dass der Penis in die Nähe des Babys kommt und es beim Sex verletzt. Fruchtblase, Fruchtwasser und das weiche Gewebe des Gebärmutterhalses sind ein gutes Schutzpolster, solange der Gebärmutterhals fest verschlossen ist. Nur bei Neigung zu vorzeitigen Wehen und vorzeitiger Öffnung des Muttermundes sollten Sie vorerst auf Sex verzichten.

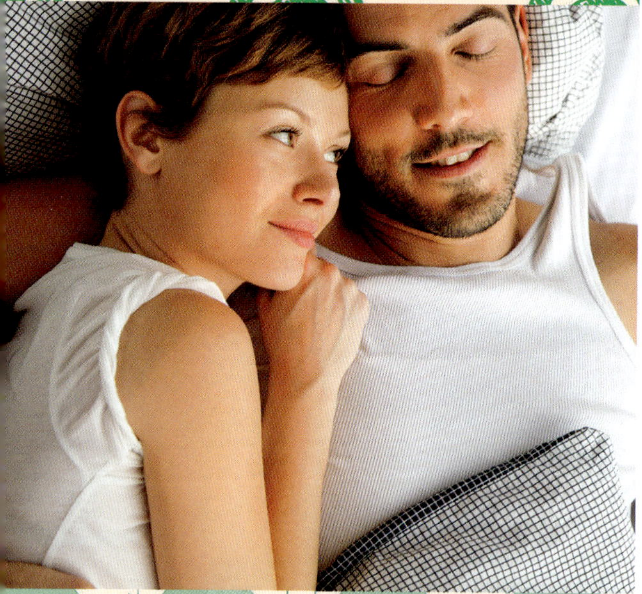

138.

Geburtsstimulans Liebe

Bestimmte Hormone im Sperma, die sogenannten Prostaglandine, können frühestens kurz vor dem errechneten Termin dazu führen, die Geburt voranzutreiben. Und auch erst dann, wenn Sie und Ihr Kind bereit dazu sind. Was für ein schöner und inniger Beginn für eine Geburt! Wenn Sie beide dies mögen, steht also einem lustvollen Sexualleben in anderen Umständen nichts im Wege.

139.

Weiches Gewebe ist empfindlich

Da die Schwangerschaftshormone das Gewebe und die Schleimhäute auflockern und auch für eine bessere Durchblutung sorgen, kann es bei Berührung durchaus einmal zu einer kleinen Blutung kommen. Leichte Blutungen nach Geschlechtsverkehr sind in der Schwangerschaft deshalb nicht selten. Bei einer stärkeren oder länger andauernden Blutung gehen Sie bitte unbedingt zum Arzt.

140.

Entspannt zur Lust

Sex sollte – ob in oder außerhalb einer Schwangerschaft – beiden Partnern Freude bereiten und keinesfalls mit Schmerzen verbunden sein. In der Schwangerschaft sind Scheide und Dammgewebe aufgrund der veränderten Hormonlage stärker durchblutet. Das macht alles etwas enger und damit schmerzempfindlicher. Daher ist es wichtig, dass Ihr Partner bei der Penetration einfühlsam und sanft vorgeht. Vielleicht helfen auch Stellungen, bei denen der Penis nicht so tief eindringen kann. Ihr Partner sollte Ihre Grenzen unbedingt akzeptieren. Reden Sie mit ihm über Ihre Empfindungen und Bedürfnisse, damit Sie zu einem entspannten und erfüllenden Miteinander finden.

So stört der Bauch kein bisschen

Etwa ab der 30.Woche wird es mit zunehmendem Bauchumfang schwieriger, eine Stellung zu finden, in der der Babybauch nicht im Weg ist. Vielleicht erforschen auch Sie jetzt sexuelles Neuland und probieren bislang ungewohnte Praktiken und Stellungen. Gehen Sie mit Ihrer Lust ruhig experimentierfreudig um.

- 💚 Die Seitenlage (»Löffelchen-Position«) entlastet die Frau vom Gewicht des Partners und der Penis dringt weniger tief in sie ein.
- 💚 »Obenauf« kontrolliert die Frau Tempo, Tiefe und Intensität der Penetration.
- 💚 Wenn Sie auf dem Rücken liegen möchten, kniet Ihr Partner am besten am Bettrand und dringt von vorne in Sie ein.
- 💚 Wenn Sie mögen, versuchen Sie es auch einmal im Vierfüßlerstand.

Prinzipiell gilt: Erlaubt ist, was Spaß macht. Ihr Körper signalisiert durch Lust oder Abneigung, was ihm guttut oder nicht. Wichtig ist es, die Empfindungen und Bedürfnisse des anderen richtig zu deuten und zu akzeptieren. Das Liebesleben in der Schwangerschaft kann so für Sie beide ein besonderes und verbindendes Erlebnis sein.

Nach der Liebe: Wasser marsch!

Der Genuss intensiven Liebesspiels hat manchmal unangenehme Folgen: Gerade in der Schwangerschaft neigen manche Frauen zu Blasenentzündungen. Die schmerzhafte Erkrankung heißt im Volksmund nicht umsonst »Flitterwochen-Krankheit«, da sie oft durch intensiven Sex ausgelöst wird. Unter der männlichen Vorhaut finden sich Keime, die schnell in die Blase aufsteigen können, denn Frauen haben im Vergleich zum Mann nur eine sehr kurze Harnröhre. Wenn Sie zu wiederkehrenden Harnwegsinfekten neigen, gehen Sie

am besten gleich nach dem Verkehr zur Toilette. Das ist zwar wenig romantisch, aber so werden die Bakterien gleich wieder aus der Harnröhre herausgespült und können sich nicht breitmachen. Trinken Sie kurz vor oder nach der Amore ein Glas Wasser, in dem Sie einen Teelöffel Vitamin-C-Pulver gelöst haben. Das saure Milieu, das dadurch in der Blase entsteht, mögen Bakterien nämlich überhaupt nicht.

Wann Sex tabu sein kann

Einige Risiken können es notwendig machen, auf Sex vorübergehend oder – sehr selten – ganz zu verzichten. Sprechen Sie auf jeden Fall mit Ihrem Arzt, wenn sich Ihr Muttermund vorzeitig öffnet. Bei Genitalinfektionen, Blutungen, Neigung zur Fehlgeburt, einer drohender Frühgeburt und einer falschen Lage des Mutterkuchens, der sogenannten Placenta praevia, sollten Sie erst einmal keinen Verkehr haben. Lassen Sie sich in einem solchen Fall gemeinsam mit Ihrem Partner von Ihrem Frauenarzt oder Ihrer Hebamme beraten, ob und wie viel Zurückhaltung nötig ist.

Es geht auch anders

Varianten der körperlichen Liebe, bei denen der Penis nicht in die Scheide eingeführt wird (und auch nichts anderes), sind fast immer erlaubt. Auch Oralsex ist unschädlich. Selbst wenn dabei Samenflüssigkeit in den Mund gelangt, ist darin normalerweise nichts enthalten, was sich negativ auf das Kind auswirken könnte. Wichtige Ausnahme: Eine HIV-Übertragung ist auch beim Oralsex möglich. Das Streicheln der Klitoris bis zum Orgasmus ist meist kein Problem. In vielen Fällen ist die Enthaltsamkeit auch nur nötig, bis sich zum Beispiel leichte Blutungen in der Frühschwangerschaft stabilisiert haben oder eine Scheideninfektion erfolgreich behandelt worden ist.

FIT UNTER ALLEN UMSTÄNDEN: SPORT UND BEWEGUNG

Schon die Schwangerschaft selbst bedeutet eine sportliche Herausforderung: Herz-Kreislauf-System, Stoffwechsel, Atmung, Muskeln und Gelenke werden beim »40-Wochen-Babymarathon« stark beansprucht. Ein gezieltes und angepasstes Fitnessprogramm verbessert die Blutzirkulation und die Sauerstoffversorgung Ihres Babys.

Moderate Bewegung fördert die Entwicklung des Kindes und lindert viele der typischen Schwangerschaftsbeschwerden. Außerdem steigt Ihr Energieniveau, das macht Sie ausgeglichener. Wenn keine medizinischen Gründe dagegensprechen, ist gegen Sport mit Spaß und Babybauch nichts einzuwenden. Ganz im Gegenteil: Regelmäßiges Training hält Sie fit, vermindert Rückenprobleme und Wassereinlagerungen ebenso wie eine zu starke Gewichtszunahme und Schwangerschaftsdiabetes. Noch dazu macht Sport Laune und hilft bei hormonell bedingten Stimmungstiefs.

144.

Keine Sportskanone? Kein Problem!

Wenn Sie vor der Schwangerschaft ein Sportmuffel waren, lassen Sie es zu Beginn der Schwangerschaft langsam angehen: Gehen Sie in den ersten vier Monaten lieber schwimmen als zum Fitnesskurs, machen Sie schöne Spaziergänge im eigenen Gehtempo oder fahren Sie gemütlich einige Kilometer mit dem Rad. Falls Sie schon vor dem Babybauch sportlich aktiv waren, können Sie die meisten Sportarten von Anfang an weiter ausüben.

Sportarten zum Einstieg

Gelenkschonende Sportarten wie Walking, Nordic Walking oder Radfahren an der frischen Luft sind für einen sanften Einstieg ebenso gut geeignet wie Sportarten im Wasser. Weitere Highlights für Schwangere: Spazierengehen, Wandern, Golfen, Gymnastik, Tanzen, Tai-Chi, Qi-Gong und Yoga. Nach neuesten Studien dürfen Schwangere bis zu sieben Mal pro Woche sportlich aktiv sein. Die empfohlene Trainingsdauer liegt für Anfängerinnen bei 30, für Fortgeschrittene bei 60 Minuten.

Der ideale Sport: Schwimmen

Schwimmen ist zu jeder Zeit der Schwangerschaft entlastend und entspannend. Der Wasserdruck beugt Krampfadern vor, der Auftrieb schont Gelenke und Wirbelsäule, die Bewegungen stärken Rumpf- und Armmuskulatur. Das sanfte Gleiten und freie Schweben im Wasser baut auch seelische Anspannung ab. Um Infektionen zu vermeiden, ist es wichtig, nach dem Schwimmen sofort zu duschen und sich anzuziehen beziehungsweise den Badeanzug zu wechseln. Vermeiden Sie im Hallenbad längeres Sitzen auf blanken Sitzmöbeln. Bitte nicht erschrecken: Beim Schwimmen wird der Bauch etwas härter und das Kind verhält sich meist ruhig. Sobald Sie wieder »an Land« sind, normalisiert sich alles; Ihr Baby wird seine gewohnte Strampeleinheit sicher nachholen.

Radeln für die Waden

Sie dürfen weiterhin freudig in die Pedale treten. Mit einem gut gefederten Rad und einem relativ hoch eingestellten Lenker haben Sie eine aufrechte, komfortable Sitzposition. Kraftzehrende Touren mit dem Rennrad oder Mountainbike sind weniger geeignet. Abzuraten ist auch von den am Schuh einrastenden Click-Pedalen. Denn Sie könnten beim Auf- oder Absteigen hängenbleiben und stürzen. Und: Setzen Sie bei Ihren Touren bitte immer einen Fahrradhelm auf.

Training mit Herz und Verstand

Auspowern ist in der Schwangerschaft nicht angesagt, aber ins Schwitzen dürfen Sie ruhig kommen. Gehen Sie jedoch niemals über Ihre Belastungsgrenze, denn dies kann im Einzelfall sogar Wehen auslösen oder, zum Beispiel bei Überhitzung, dem Ungeborenen schaden.

Wichtig beim Training: Achten Sie auf Ihre Pulsfrequenz. Sie sollte während der Schwangerschaft 140 bis 150 Schläge pro Minute nicht übersteigen und in dieser Höhe nicht länger als 20 Minuten anhalten. Bei einem zu hohen Puls kann das Kind nicht mit genügend Sauerstoff versorgt werden. Ein sicheres Zeichen dafür, es langsamer angehen zu lassen: Sie können sich beim Sport nicht mehr unterhalten, ohne aus der Puste zu kommen.

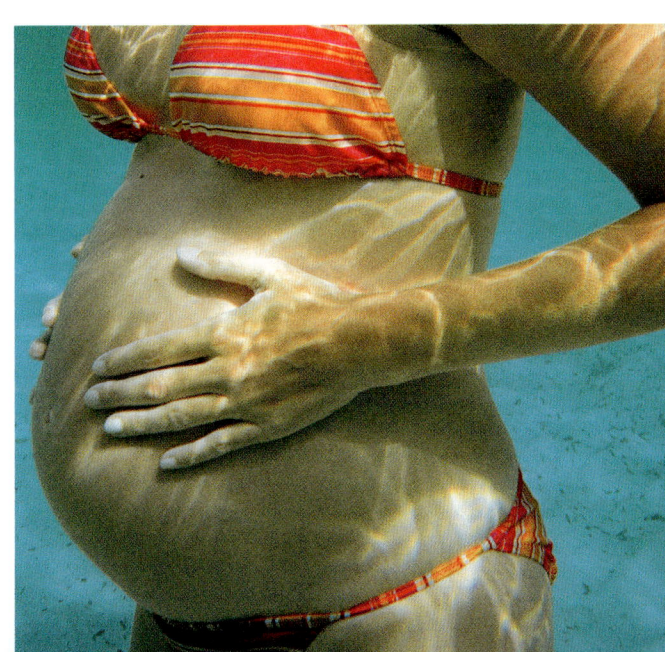

In der Ruhe liegt die Kraft

Trinken Sie ausreichend und tragen Sie atmungs-
aktive Sportbekleidung. Gönnen Sie sich nach jeder Belastung eine ausreichend lange Regenerati-
onsphase. Spüren Sie nach, wie viel und welche
Bewegung Ihnen guttut. Auch wenn Sie sich heute
topfit fühlen, wird es Tage geben, an denen Ihnen
eher nach Faulenzen zumute ist. Hören Sie auf
Ihre innere Stimme, sie ist Ihr bester Coach!

Mama-Fitness

Beim Sport stärken Sie auch viele der Muskeln, die
Sie während der Wehen, der Geburt und später
zur Rückbildung und beim Tragen des Babys benötigen. Denken Sie daran, sich vorher immer gut
aufzuwärmen und nachher ausgiebig zu dehnen.
Tragen Sie einen Sport-BH oder ein festes Bustier,
so wird das stützende Gewebe der Brust entlastet.

Sportliche Tabus

Hochleistungssport und sportliche Wettkämpfe
sind ebenso wie erschöpfende Ausdauersportarten
in der Schwangerschaft ungeeignet. Meiden Sie
vor allem in der Frühschwangerschaft auch
schnelle und belastende Mannschaftssportarten
wie Basket- oder Volleyball. Diese sogenannten
High-Impact-Sportarten haben Schrittmuster, bei
denen immer für kurze Zeit beide Füße den Bo-
denkontakt verlieren. Sportarten mit Wucht-,
Stoß-, Schlag- oder Sprungelementen sollten Sie
grundsätzlich meiden. Gehen Sie Sturzrisiken, wie
zum Beispiel beim Inline-Skaten oder Reiten, generell aus dem Weg. Dazu zählen auch Winter-
sportarten wie Schlittschuhlaufen, Schlitten- und
Skifahren. Tauchen, Gleitschirmfliegen, Klettern
oder Bungee-Jumping sind jetzt absolute No-Gos.

Fitness-Studio: Vertrauen Sie den Profis

Bei einem professionellen Fitnessanbieter werden
Sie auch als Schwangere individuell beraten. Achten Sie auf Ihre Herzfrequenz und wählen Sie das
richtige Tempo. Außerdem sollten Sie Ihren Beckenboden aktiv an- und entspannen. Empfehlenswert: Gymnastik und das Training am Cross-
trainer. Die Kardiogeräte sind meistens mit einem
Herzfrequenzmesser kombiniert, damit können
Sie Ihr Training gut regulieren. Auch ein modera-
tes Krafttraining kann laut Aussage der Deutschen
Sporthochschule in Köln bis zum 7. Monat positiv
sein. Wählen Sie aber bitte geringe Belastungen
mit erhöhten Wiederholungszahlen. Achten Sie
auf Ihre Körpersignale: Schmerzen oder Unwohl-
sein beim Training bedeuten, dass Sie sich übernommen haben. Lassen Sie's langsamer angehen!

Mit Bauch geht's auch

Sanftes Bauchmuskeltraining ist auch in der
Schwangerschaft nicht verboten, es stärkt den Rücken und beugt Rückenschmerzen vor. Ab der
Mitte der Schwangerschaft sollten Sie allerdings
vermehrt Ihre schrägen Bauchmuskeln und die
Muskeln des kleinen Beckens trainieren – nicht
mehr die geraden Bauchmuskeln. Das würde die
sogenannte Rektusdiastase, das Auseinanderweichen der linken und rechten Bauchmuskelpartien
an der Bindegewebsnaht fördern. Machen Sie lieber schräge Sit-ups als gerade und ziehen Sie nicht
mehr beide Beine gleichzeitig an. Gut sind Übungen, bei denen die Beine abwechselnd angezogen
werden und ein Bein immer am Boden verbleibt.
Zur Kontrolle legen Sie die Hand auf Ihren Bauch.
Sie spüren dann, wenn die geraden Bauchmuskeln
links und rechts der Mittellinie angespannt werden, und können solche Übungen auslassen.

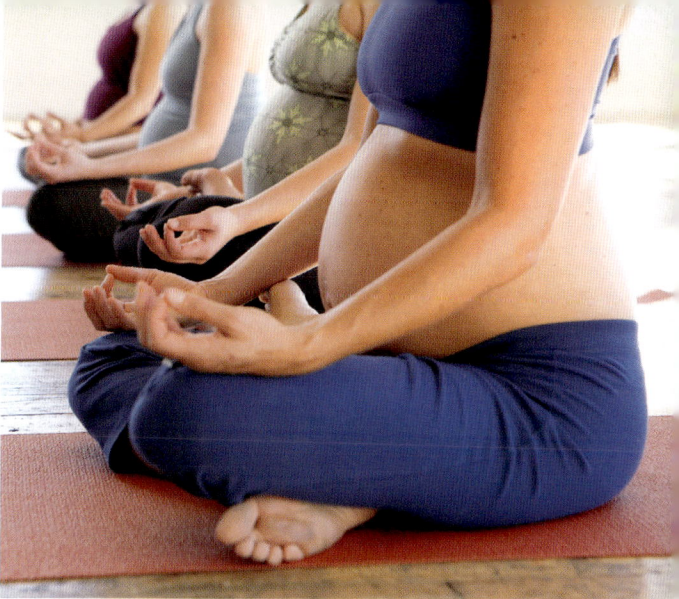

Rückenlage meiden

Trainieren Sie mit zunehmendem Bauch nicht mehr in Rückenlage, damit das Gewicht Ihres Kindes nicht auf das große Blutgefäß (Vena cava) rechts neben der Wirbelsäule drückt. Wird die große Hohlvene zusammengepresst, kann das Beschwerden wie Schwindel oder Übelkeit verursachen. Übungen in Seitenlage, im Stehen, Sitzen oder im Vierfüßlerstand sind günstiger.

Tai-Chi, Qi-Gong und Yoga

Die körperbewussten Entspannungstechniken aus dem fernen Osten finden auch bei Schwangeren immer mehr Verbreitung. Da die fließenden Bewegungsabläufe meist von der Körpermitte ausgehen, können Sie Ihre Aufmerksamkeit gut in den Beckenbereich und zum Kind hin lenken. In den Kursen kommt es nicht darauf an, komplizierte Techniken zu erlernen. Es sind meist einfache Übungen im eigenen Atemrhythmus, die den Körper sanft dehnen und den Beckenboden aktivierend kräftigen. Durch Entspannung und Meditation lösen sich zudem Anspannungen und Stress.

Baby-Rumba-Zumba

Ab der 18. Schwangerschaftswoche können Sie auch wieder an einem Zumba-Kurs teilnehmen. Wählen Sie ein Angebot, das keine Sprünge in den Choreographien hat und bei dem Koordination und Kondition langsam aufgebaut werden. So bleiben Sie tanzend fit. Sollte Ihre Herzfrequenz den Wert von 135 bis 140 Schlägen pro Minute dabei jedoch übersteigen, ist Zumba jetzt zu intensiv für Sie. Wählen Sie dann besser eine sanftere Sportart. Bevor Sie mit einem Zumba-Kurs starten, halten Sie auf alle Fälle Rücksprache mit Ihrer Hebamme oder Ihrem Arzt.

Und wann ist Schluss?

Wie lange Sie in der Schwangerschaft sportlich aktiv sein möchten, ist Ihre individuelle Entscheidung. Eine Regel gibt es nicht dafür. Solange Sie sich wohlfühlen und Spaß an der Bewegung haben, können Sie nach Lust und Laune trainieren. Bei auftretenden Problemen oder Beschwerden unterbrechen Sie Ihr Fitness-Programm und lassen die Ursache abklären.

Orientalischer Tanz

Bauchtanz ist ein Tanz aus dem Becken heraus – dem weiblichen Zentrum der Gefühle und Lebensfreude. Sie trainieren in fließenden, schwungvollen Bewegungen Ausdauer, Kraft, Koordination und Beweglichkeit. Ihre Muskulatur wird gelockert und mobilisiert, die aufrechten Bewegungen schulen Ihre gesunde Haltung und verhindern Rückenbeschwerden. Das Tanzen fördert den Atemfluss und die Durchblutung der Beckenorgane.

UNBEDENKLICH: REISELUST UND URLAUBSFIEBER

Vielleicht möchten Sie noch einmal ganz bewusst Ihre Zweisamkeit außerhalb gewohnter Pfade genießen? Wenn Sie reiselustig sind und selbst keine Bedenken spüren, steht einer Reise auch jetzt nichts entgegen – vorausgesetzt Sie beachten einige wichtige Dinge: etwa, den richtigen Zeitpunkt und das geeignete Verkehrsmittel zu wählen und sich gut über gesundheitliche Risiken im Reiseland zu informieren.

Der richtige Zeitpunkt

Die günstigste Zeit für eine Reise liegt zwischen der 14. und 27. Schwangerschaftswoche. Ab dem zweiten Trimenon sind Müdigkeit, Übelkeit und Kreislaufprobleme weitgehend überwunden und die meisten werdenden Mütter fühlen sich rundum wohl – eine gute Zeit zum Kofferpacken. Im letzten Schwangerschaftsdrittel sind weite Reisen nur noch bedingt empfehlenswert. Zum einen schränkt der große Bauch die Mobilität ein, zum anderen besteht immer auch die Möglichkeit einer (Früh-) Geburt am Urlaubsort oder unterwegs. Eine Auslandsreiseversicherung, die auch für außereuropäische Länder gültig ist und einen medizinischen Rückholdienst beinhaltet, ist sinnvoll.

Wohin mit Bauch?

Mit einem Urlaub innerhalb Europas sind Sie immer gut beraten: Sie haben meist keine lange Anreise und müssen keinen Jetlag, keine extreme Klimaveränderung und auch kein allzu großes Infektionsrisiko befürchten. Im Hochsommer sollten Sie allerdings auch hier südliche Ziele meiden. Am verträglichsten sind Ferienorte, an denen die Temperaturen während Ihres geplanten Aufenthaltes 28 °C nicht übersteigen. Urlaub am Wasser eignet sich besonders gut, da Schwimmen zu den Sportarten mit den positivsten Wirkungen in der Schwangerschaft gehört. Wenn es Sie sonst dagegen mehr unter die Wasseroberfläche zieht, müssen Sie sich für dieses Mal aufs Schnorcheln beschränken.

Im Frühtau zu Berge

Bei einem Urlaub in den Bergen verzichten Sie am besten auf Gipfelstürme. Durch die andere Gewichtsverteilung und die Verlagerung Ihres eigenen Schwerpunktes sind Sie als Schwangere schwindelanfälliger und sollten wegen der Sturzgefahr nicht auf schmalen Pfaden kraxeln. Vermeiden Sie außerdem große Höhenunterschiede (auch mit der Seilbahn) und belasten Sie sich nicht mit zusätzlichem Gewicht wie einem Rucksack oder einer Kamera.

Bei abnehmendem Luftdruck oberhalb 2 000 Metern geht Ihnen jetzt ohnehin leicht die Puste aus. Das kann die Sauerstoffversorgung des Kindes beeinträchtigen. Eine Kopfbedeckung und zuverlässiger Sonnenschutz mit erhöhtem Schutzfaktor sind in den Bergen ein Muss.

So reisen Sie sicher und mit Plan

💚 Informieren Sie sich gründlich über die Gesundheitsversorgung an Ihrem Reiseziel und überprüfen Sie vor Ort, wo im Falle eines Falles die nächste Klinik oder der nächste Arzt zu erreichen sind.

💚 Kontrollieren Sie Ihren Versicherungsschutz. Klären Sie Fragen wie: Welche Kosten werden von der Versicherung bei Komplikationen übernommen? Wird ein Rettungsflug für Mutter und Kind bezahlt?

💚 Planen Sie viel Zeit für Ihre An- und Abreise ein, damit keine Hektik aufkommt.

💚 Nehmen Sie nur so viel Gepäck mit, wie Sie noch tragen können. Benutzen Sie Rollkoffer und nehmen Sie am Bahnhof oder Flughafen einen Gepäckwagen.

💚 Buchen Sie im Flieger den Sitz am Gang oder besser noch vor der Serviceeinheit, dann haben Sie größere Beinfreiheit.

💚 Machen Sie auf langen Reisen häufiger Pausen. Gehen Sie im Flugzeug, Bus oder Zug öfter auf und ab, lassen Sie Ihre Füße immer wieder kreisen und spannen Sie Ihre Wadenmuskulatur dabei kurz an. Tragen Sie eine Kompressionsstrumpfhose.

💚 Reisen Sie lieber abends, denn im Dunkeln sehen Sie keinen schaukelnden Horizont. Das kann Reiseübelkeit verhindern.

💚 Wenn Sie Ihr Reiseziel erreicht haben, planen Sie unbedingt häufige Ruhephasen in Ihren Tagesablauf mit ein.

💚 Gehen Sie nicht allein auf Touren, auch wenn Sie sich fit und leistungsfähig fühlen. Nehmen Sie ein aufgeladenes Mobiltelefon mit.

💚 Und nicht vergessen: Nehmen Sie auf Reisen Ihren Mutterpass immer mit!

Unterwegs mit dem Auto

Wählen Sie für längere Autofahrten vor allem bequeme, nicht einengende Kleidung und Schuhe. Planen Sie mehr Pausen als sonst ein und nehmen Sie ausreichend Snacks und Getränke mit. Meiden Sie Hauptverkehrszeiten und umgehen Sie viel befahrene Straßen. Neben den Tipps, die für alle langen Reisen gelten, gilt vor allem: Bitte anschnallen!

Anschnallen – aber sicher!

Bei einem möglichen Unfall haben Ihr Kind und Sie eine weitaus höhere Überlebenschance, wenn Sie angeschnallt sind. Sie könnten sonst bei einem Aufprall ungebremst gegen das Lenkrad schlagen. Die mögliche Folge: Eine vorzeitige Ablösung des Mutterkuchens, die zu einer Fehlgeburt führen kann. Beim Anschnallen ist es jetzt wichtig, dass der untere Teil des Sicherheitsgurts an Ihrem Becken entlang und nicht quer über den Bauch verläuft. Dann ist er auch nicht unbequem. Um ein Verrutschen des Gurtes zu verhindern, wird im Handel ein Gurtadapter speziell für Schwangere angeboten. Er besteht aus einem flachen Kissen und einer daran befestigten Schlaufe, die den Beckengurt nach unten zieht. Doch auch Sie selbst müssen richtig sitzen: Stellen Sie die Rückenlehne möglichst steil und positionieren Sie Ihre Kopfstütze mit der Oberkante auf Scheitelhöhe. So sind Sie und Ihr ungeborener kleiner Beifahrer bei einem Verkehrsunfall bestmöglich geschützt.

Nach einem Knall: Ultraschall!

Gehen Sie auch nach der kleinsten Kollision zum Arzt – auch wenn Sie sich gut fühlen. Denn nur mit einem Ultraschall kann eine drohende Plazentaablösung ausgeschlossen werden.

Born to be wild – unterwegs mit Motorrad

Manche Motorrad-Modelle wie Chopper oder Einzylinder vibrieren sehr stark. In den ersten drei Monaten kann dies sehr unangenehm sein und in seltenen Fällen auch Blutungen oder Wehen auslösen. Wenn Sie Ihr Motorrad jedoch bei einer komplikationslosen Schwangerschaft zu kurzen Spritztouren auf befestigten Straßen nutzen, spricht nichts gegen das Bike-Vergnügen. Mit wachsendem Bauch gibt es aber meist Probleme mit passender Schutzkleidung und dem Nierengurt. Vielleicht hat der werdende Vater ja noch einen Beiwagen in der Garage stehen?

Fliegen erlaubt …

Wenn Sie auch mit Bauch exotischere Schauplätze bereisen möchten, seien Sie beruhigt: Bei einer normal verlaufenden Schwangerschaft sind Flugreisen prinzipiell kein Risiko. Das Fliegen bleibt auch in der Schwangerschaft die bequemste Fortbewegungsart. Dennoch mahnen insbesondere im ersten Schwangerschaftsdrittel viele Mediziner zur Vorsicht, weil das Risiko einer Fehlgeburt in dieser Zeit von Natur aus noch relativ groß ist. Die Entscheidung darüber, ob und wann Sie fliegen, treffen Sie also am besten nach medizinischer Beratung. Grundsätzlich brauchen Sie bei vielen Airlines ab der 28. Woche ein ärztliches Attest über das Fehlen »flugeinschränkender Risiken«. Ab der 34. Schwangerschaftswoche müssen Sie auf Langstreckenflüge, ab der 36. Woche auch auf Kurzstreckenflüge verzichten.

… mit einigen Ausnahmen

Auf dem Boden bleiben müssen Schwangere mit Mehrlingen und Risiken wie einer drohenden Fehl- oder Frühgeburt (Blutungen, vorzeitige Verkürzung oder Öffnung des Gebärmutterhalses), Blutdruckproblemen, EPH-Gestose, Schwangerschaftsdiabetes, Komplikationen bei früheren Schwangerschaften und mit einer Placenta praevia.

Babytrotters Fernreisen

Wenn Sie schon vor der Schwangerschaft viel und weit gereist sind, können Sie auch jetzt Reisen in die Ferne wagen. Wichtig ist jedoch, den richtigen Zeitpunkt und das geeignete Verkehrsmittel zu wählen. Klimawechsel, ungewohntes Essen, veränderte Hygienebedingungen und die Umstellung des üblichen Tagesablaufs können auch schwangeren Globetrotterinnen zu schaffen machen. Berücksichtigen Sie in Ihrer Planung, dass Sie diesmal nicht so viel unternehmen wie bei früheren Reisen, und gestalten Sie Ihren Reisestil einfach etwas relaxter. Informieren Sie sich gründlich über gesundheitliche Risiken und das Gesundheitssystem im Reiseland. Dann sind Sie auch bei auftretenden Problemen gut vorbereitet.

Lernen Sie Vokabeln

Im Ernstfall ist es nützlich, Begriffe wie »schwanger«, »Wehen«, »Hebamme«, »Arzt« oder »Krankenhaus« in der jeweiligen Landessprache zu beherrschen. Ein Wörterbuch in der Sprache des Urlaubslandes ist deshalb ein wichtiger Reisebegleiter – auch als App.

Impfen in der Schwangerschaft?

Zur Frage der Impfungen in der Schwangerschaft gibt es leider keine ausreichenden Untersuchungen, da Impfstoffe bei ihrer Entwicklung ja nicht an schwangeren Frauen getestet werden können. Deshalb soll nur geimpft werden, wenn es unbedingt notwendig ist. Nicht geimpft werden darf mit Lebendimpfstoffen gegen Gelbfieber, Masern, Mumps, Röteln und Varizellen. Mit Einschränkung verboten sind laut Angaben der Deutschen Gesellschaft für Tropenmedizin folgende Impfungen: Cholera, FSME (aktiv), Hepatitis A (aktiv), Hepatitis B (aktiv), Influenza, Japanische Enzephalitis, Meningokokken-Meningitis, Pneumokokken, Tollwut, Typhus. Unbedenklich sind Impfungen gegen Tetanus, Diphtherie (im zweiten und dritten Schwangerschaftsdrittel) und Polio. Von der Reise in Malaria-Gebiete ist dringend abzuraten, da Malaria in der Schwangerschaft zu schweren Komplikationen wie Früh- und Totgeburten führt. Muss die Reise dennoch in ein Malaria-Gebiet führen, sind als Malariamedikamente Chloroquin und Proguanil (vom 4. Monat an auch Mefloquin) erlaubt. Schützen Sie sich vor Mückenstichen durch den ganzen Körper bedeckende Kleidung und schlafen Sie unbedingt unter einem Moskitonetz.

Ernährung auf Reisen

Gerade auf Reisen in tropische oder subtropische Regionen kann eine Durchfallerkrankung schnell zum Problem werden. Auslöser sind Bakterien, Viren oder Einzeller und deren Gifte. In der Schwangerschaft gilt es, diese Infektionen unbedingt zu vermeiden. Denn dann verliert Ihr Körper schnell sehr viel Flüssigkeit – er kann austrocknen, die Nieren wären in ihrer Funktion eingeschränkt und das Baby und Sie schnell in Lebensgefahr. Die alte Globetrotter-Weisheit: »Peel it, cook it, boil it or forget it!« (»Schäle, brate, koche es oder vergiss es!«) hat also durchaus ihre Berechtigung. Trinken Sie kein Leitungswasser, sondern kochen Sie es wenn möglich vor dem Trinken zehn Minuten ab. Verwenden Sie (stilles) Mineralwasser aus verschließbaren Flaschen – auch zum Zähneputzen! Auf Eiswürfel verzichten Sie besser komplett. Frisches Obst muss geschält werden. Greifen Sie statt zu Salat lieber zu gedünstetem Gemüse. Fisch und Fleisch essen Sie bitte keinesfalls roh oder nur medium gebraten. Leicht verderbliche Speisen wie Eis oder Cremedesserts düfen Sie ebenfalls erst wieder zu Hause essen.

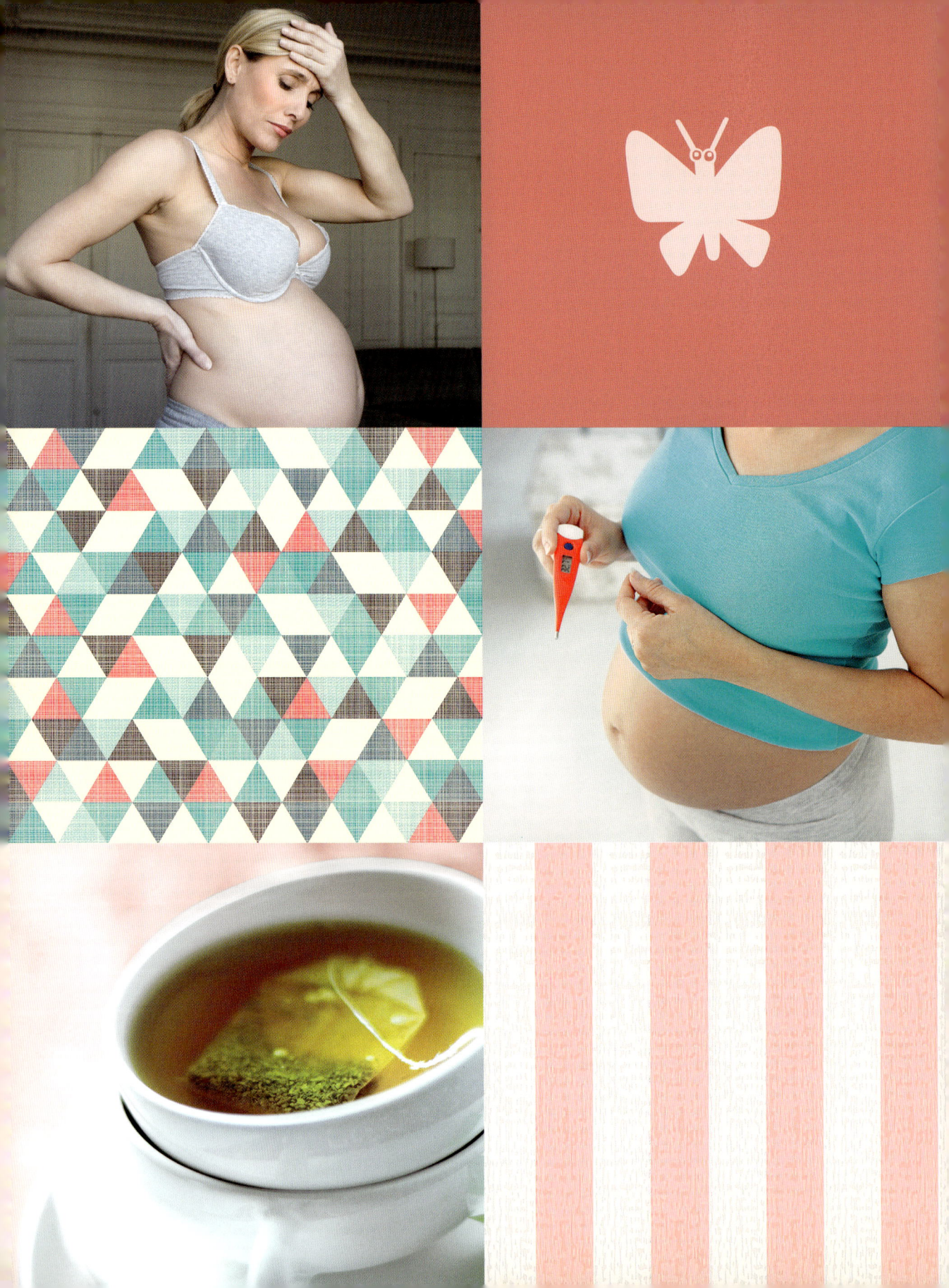

ALLES IN ORDNUNG?

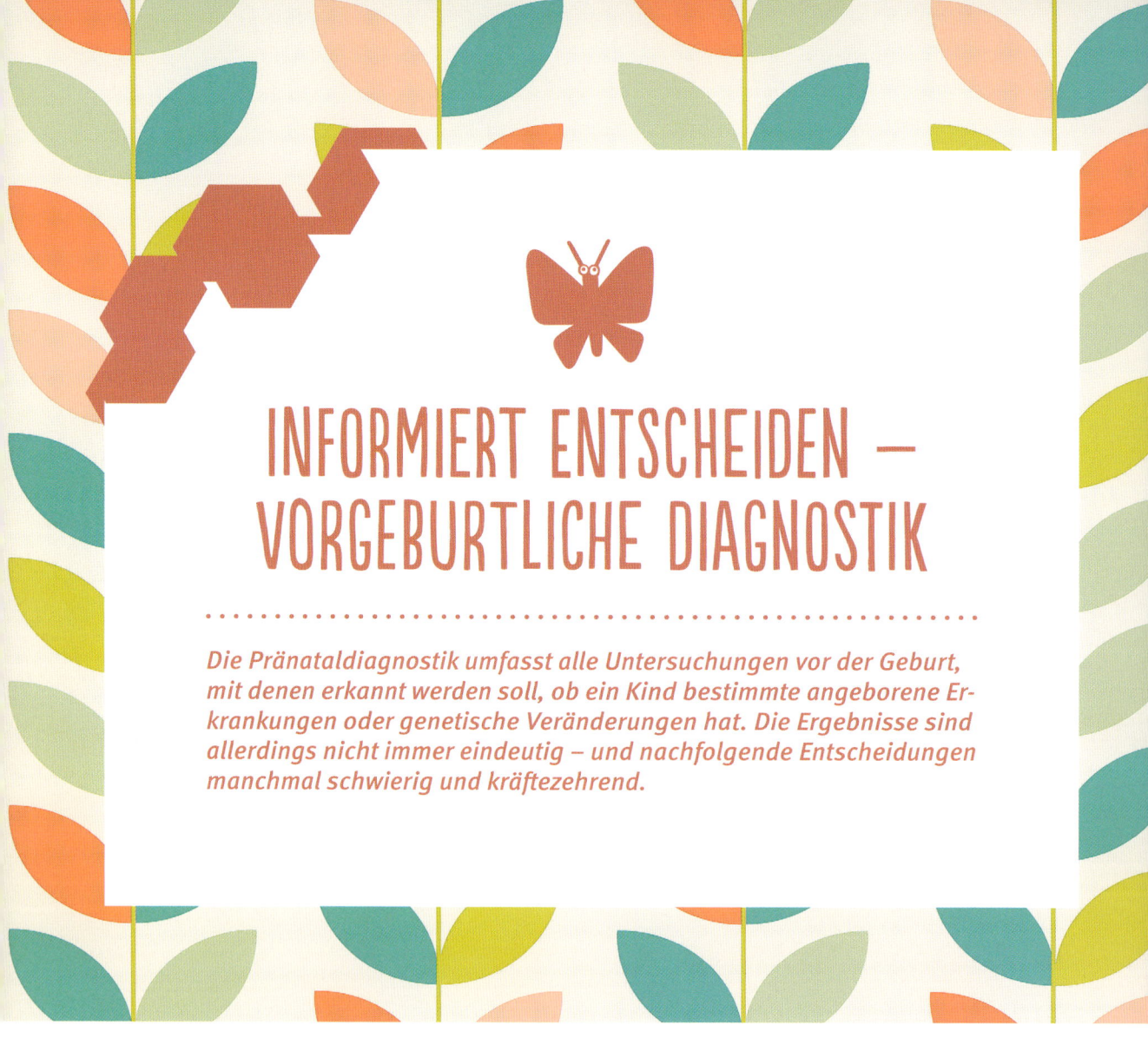

INFORMIERT ENTSCHEIDEN — VORGEBURTLICHE DIAGNOSTIK

Die Pränataldiagnostik umfasst alle Untersuchungen vor der Geburt, mit denen erkannt werden soll, ob ein Kind bestimmte angeborene Erkrankungen oder genetische Veränderungen hat. Die Ergebnisse sind allerdings nicht immer eindeutig — und nachfolgende Entscheidungen manchmal schwierig und kräftezehrend.

Vorgeburtliche Untersuchungen werden empfohlen, wenn Sie, Ihr Partner oder Verwandte von einer erblich bedingten Krankheit oder Behinderung betroffen sind. Auch wenn Sie bereits ein Kind mit einer Erbkrankheit oder Behinderung haben, wird man Ihnen dazu raten, ebenso, wenn Sie vor oder während der Schwangerschaft mit Strahlentherapie oder bestimmten Medikamenten behandelt wurden. Frauenärzte sind verpflichtet, allen Frauen über 35 Jahren eine eingreifende Diagnostik wie beispielsweise die Fruchtwasseruntersuchung zu empfehlen. Sie haben dann Anspruch auf eine von

der Kasse bezahlte Fruchtwasseruntersuchung. In 97 Prozent aller Fälle kommen Neugeborene gesund zur Welt, das ist auch bei »älteren« Müttern der Fall. Mit voranschreitendem Alter der Mutter steigt zwar das statistische Risiko, ein Kind mit einer genetischen Veränderung, etwa einer Trisomie 21, zu bekommen. Aber auch bei ganz jungen Frauen kann es vorkommen, dass sie ein Kind mit Down-Syndrom gebären.

Fest steht: 99 von 100 Frauen über 35 Jahren bringen ein Kind auf die Welt, das nicht von einer Trisomie 21 betroffen ist. Das Alter des Vaters spielt ungefähr ab dem 50. Lebensjahr auch eine Rolle.

Informiert entscheiden

Nur wenn Sie gut informiert sind, können Sie die Entscheidung zu einem Eingriff eigenverantwortlich treffen. Deshalb sind Ärzte verpflichtet, Sie vor einer pränataldiagnostischen Untersuchung umfassend aufzuklären und zu beraten. Dazu gehören Informationen über die Verfahren der Pränataldiagnostik, deren Zweck und Bedeutung sowie die damit verbundenen Risiken. Außerdem werden Sie darauf hingewiesen, dass Sie Anspruch auf eine ergänzende psychosoziale Beratung in einer Schwangerschaftsberatungsstelle haben. Sie müssen in jede vorgeburtliche genetische Untersuchung zuvor schriftlich einwilligen und können diese Einwilligung jederzeit zurücknehmen.

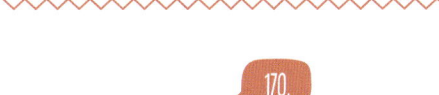

Nicht immer eindeutig

Wenn Sie eine pränatale Untersuchung in Betracht ziehen, bedenken Sie bitte: Es sind stets nur bestimmte genetische Besonderheiten, die mit einzelnen Untersuchungsmethoden erkannt werden können. Auch kann die pränatale Diagnostik Ihnen selbst bei unauffälligen Untersuchungsergebnissen keine hundertprozentige Garantie dafür geben, dass Sie ein gesundes Kind zur Welt bringen werden. Manche Untersuchungen erzielen uneindeutige Ergebnisse und ziehen die Frage nach weiteren Analysen nach sich.

Lassen Sie in Ihre Entscheidung auch mit einfließen, dass Untersuchungen, die mit einem Eingriff verbunden sind, häufig ein Risiko für Ihr Baby und Sie selbst darstellen. Nur in Einzelfällen ist es heute möglich, etwaige Erkrankungen bereits während der Schwangerschaft zu behandeln, in den meisten Fällen gelingt das allerdings nicht.

Nackentransparenzmessung

Der Nackentransparenztest gehört nicht zur gesetzlich vorgeschriebenen Schwangerenvorsorge und darf nur nach Aufklärung und mit Ihrem Einverständnis gemacht werden. Die Untersuchung wird im Rahmen der Pränataldiagnostik in der 11. bis 14. Schwangerschaftswoche durchgeführt, meist als Teil des Ersttrimester-Tests.

Bei diesem speziellen Ultraschall wird eine Flüssigkeitsansammlung im Nackenbereich des Ungeborenen untersucht. Ist dieses Ödem verdickt, besteht eine statistisch erhöhte Wahrscheinlichkeit, ein Kind mit einer Chromosomenabweichung (wie Down-Syndrom) oder einem Herzfehler zu bekommen. Durch die Messung erhalten Sie lediglich einen Hinweis auf ein möglicherweise bestehendes Risiko. Erst durch eine weiterführende Diagnostik, wie eine Fruchtwasseruntersuchung oder eine Chorionzottenbiopsie, kann dann tatsächlich eine genaue Diagnose gestellt werden. Allerdings bestätigt sich der Verdacht durch weiterführende Untersuchungen nur bei ungefähr 30 Prozent der Betroffenen.

Ersttrimester-Test

Hier werden zusätzlich zur Nackentransparenz zwischen der 11. und 14. Schwangerschaftswoche zwei weitere Messungen einbezogen: der Ultraschall des kleinen Knochens in der Nase des Babys (fetales Nasenbein) sowie die Untersuchung des kindlichen Herzens auf eine undichte rechte Herzklappe. Ein fehlendes Nasenbein in der Frühschwangerschaft und eine nicht schließende rechte Herzklappe können beim Kind ein Hinweis für eine Chromosomenstörung sein. Die Ultraschallmessung sollte nur in zertifizierten gynäkologischen Praxen oder Kliniken durchgeführt werden.

Statistische Werte

Beim Ersttrimester-Test werden zwischen der 11. und 14. Schwangerschaftswoche zudem verschiedene Substanzen aus Ihrem Blut bestimmt: die Eiweißkörper PAPP-A und Alpha-Fetoprotein (AFP) sowie die beiden Hormone Beta-HCG und Östriol. Aus diesen Werten, Ihrem Alter und Gewicht sowie der genauen Schwangerschaftswoche wird mithilfe eines Computerprogramms ein statistischer Risikowert für ein Down-Syndrom errechnet. Dabei gibt es öfter auffällige Befunde, ohne dass beim Kind tatsächlich eine Erkrankung vorliegt. Genauso ist es möglich, dass erkrankte Ungeborene von dieser Methode nicht entdeckt werden. Daher werden die Kosten für diese Untersuchung von den gesetzlichen Krankenkassen nicht übernommen. Ab einem bestimmten Risikowert wird man Ihnen raten, weitere Untersuchungen wie eine Fruchtwasseruntersuchung (Amniozentese) durchführen zu lassen.

Chorionzottenbiopsie

Diese Plazentapunktion wird meist in der 10. bis 12. Schwangerschaftswoche durchgeführt. Dazu führt der Arzt unter Ultraschallsicht eine Hohlnadel durch die Bauchdecke ein und entnimmt Gewebeanteile der Plazenta, sogenannte Chorionzotten. Die Punktion dauert rund eine halbe Minute und ist kaum schmerzhaft. Das Gewebe wird dann in einem Genetiklabor auf Chromosomenzahl und -struktur untersucht und das Risiko, zum Beispiel für ein Down-Syndrom, abgeklärt. Vorteil: Die Untersuchung kann früh durchgeführt werden, ein erster Befund liegt schon nach zwei Tagen vor. Zur Kontrolle wird aber noch ein Langzeittest durchgeführt, dessen Ergebnis Sie meist erst nach 14 Tagen erhalten. Nachteil: Die Untersuchung

birgt das Risiko einer Fehlgeburt: Ein bis drei Prozent aller Frauen verlieren ihr Baby danach.

Fruchtwasserpunktion

Für die Fruchtwasserpunktion (Amniozentese) ist es wichtig, dass bereits eine ausreichende Menge Fruchtwasser gebildet wurde. Deshalb führt man sie erst zwischen der 15. und 17. Schwangerschaftswoche, seltener schon ab der 13. Woche durch. Mit einer Art Spritze sticht der Arzt unter Ultraschallsicht durch die Bauchdecke und die Gebärmutter in die Fruchtblase ein und entnimmt 15 bis 20 Milliliter Fruchtwasser, in dem sich abgeschilferte Hautzellen des Ungeborenen befinden. Auch dieser Eingriff dauert nur eine halbe Minute und schmerzt kaum. Die entnommenen Zellen werden in einem Speziallabor großgezüchtet und ihre Chromosomen auf Veränderungen untersucht. Vorteil: Zum Zeitpunkt der Amniozentese ist das Risiko einer Fehlgeburt niedriger als nach der Chorionzottenbiopsie.

Nabelschnurpunktion

Die Nabelschnurpunktion (Chordozentese) ist die dritte Methode, kindliche Zellen zu gewinnen. Ab der 17. bis 18. Schwangerschaftswoche wird dazu Blut aus der Nabelvene des Kindes entnommen und untersucht. Neben einem raschen und möglichst genauen Ausschluss von erkennbaren Chromosomenstörungen sind auch ein auffälliger Ultraschallbefund bei der Organdiagnostik oder der Verdacht auf eine kindliche Infektion mögliche Gründe für diese Untersuchung. Durch eine Nabelschnurpunktion kann dem Ungeborenen bei Blutarmut auch mit einer Bluttransfusion oder bei Herzrhythmusstörungen mit Medikamenten geholfen werden.

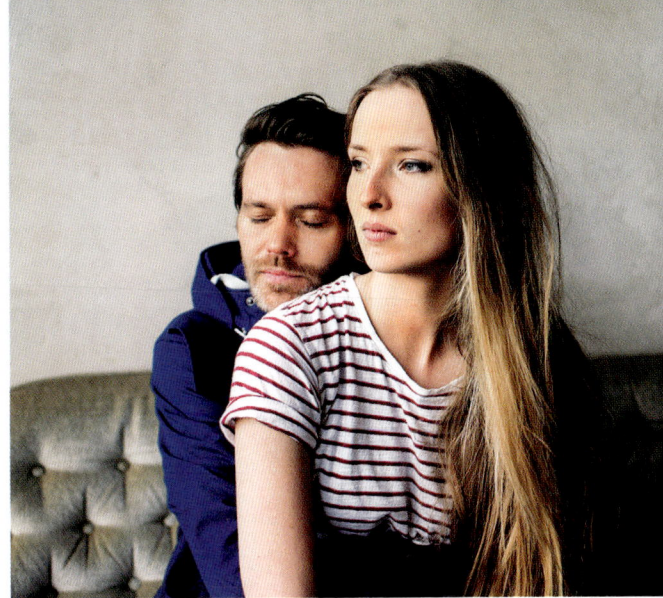

Schwanger auf Probe

Die Informationen, die Sie durch eine Pränataldiagnostik bekommen, haben oft Auswirkungen darauf, wie Sie die Schwangerschaft erleben. Da das Testergebnis lediglich eine Risikoabschätzung und keine verlässliche Diagnose darstellt, kann es Sie sowohl in falscher Sicherheit wiegen als auch unnötig beunruhigen. Im Prozess der Diagnostik kann es sein, dass seelische und soziale Veränderungen Ihre Schwangerschaft erheblich beeinträchtigen: Das Schwangersein auf »Probe« stört die sich gerade entwickelnde Mutter-Kind-Beziehung, da die Mutter stets auch den möglichen Abschied von ihrem Kind im Kopf hat.

Klären Sie wichtige Fragen

Machen Sie sich vor der Inanspruchnahme pränataldiagnostischer Untersuchungen gemeinsam mit Ihrem Partner Gedanken. Wenn eine diagnostische Maßnahme ein von der Norm abweichendes Ergebnis zeigt: Inwieweit könnte dieses Untersuchungsergebnis die Beziehung zu Ihrem Kind, Ihre Paarbeziehung und die gesamte Familie verändern? Welche Konsequenzen wollen Sie ergreifen? Möchten Sie das Leben mit einem behinderten Kind in Ihren Lebensplan aufnehmen oder diese Schwangerschaft lieber beenden?

Eigene Wege finden

Eine Entscheidung über Fortsetzung oder Ende der Schwangerschaft müssen Sie, abhängig von Ihren ethisch-moralischen Werten und Ihrer Gesundheit, allein treffen. Es stehen Ihnen jedoch kompetente Hilfsangebote zur Verfügung, etwa bei den staatlich anerkannten Beratungsstellen für Schwangerschaftsfragen. Haben Sie ein Leben mit einem behinderten Kind vor Augen, können Sie sich begleiten lassen, um eine unbelastete Beziehung zu Ihrem Kind zu entwickeln. Entscheiden Sie sich für einen Schwangerschaftsabbruch, können Sie ebenfalls Beratungsangebote wahrnehmen.

Ein Recht auf Nichtwissen

Vielleicht erleben Sie das Angebot der Pränataldiagnostik auch als belastend. Denn die Untersuchungsergebnisse verlangen Ihnen möglicherweise Entscheidungen über Ihr Kind ab, die Sie nicht treffen können oder mögen. Grundsätzlich gehört es zur ärztlichen Informationspflicht, Sie über einen möglichen auffälligen Befund im Verlauf der normalen Vorsorgeuntersuchungen aufzuklären. Wollen Sie und Ihr Partner jedoch lieber nicht erfahren, ob Ihr Kind eventuell krank ist oder eine Behinderung hat, haben Sie ein Recht auf Nichtwissen und können pränataldiagnostische Untersuchungen ablehnen. Erklären Sie Ihrem Arzt dann, dass Sie über bestimmte Dinge – wie eine mögliche Beeinträchtigung des Kindes – nicht informiert werden möchten. Möglicherweise wird er sich dies schriftlich bestätigen lassen.

SCHWANGERSCHAFTSBESCHWERDEN VON A BIS Z

In keiner anderen Lebensphase finden solch enorme Aufbauprozesse statt wie in der Schwangerschaft. Ihr Körper läuft auf Hochtouren. In relativ kurzer Zeit schafft er das ideale Umfeld für Ihr Baby, sodass es sich in 40 Wochen von einem winzigen Keim zu einem lebensfähigen Kind entwickeln kann.

Zunehmend stellen Sie nun Ihre Vitalkräfte der Entwicklung Ihres Kindes zur Verfügung; dadurch verändern sich viele Vorgänge in Ihrem Organismus. Manchmal hat das gewisse Nebenwirkungen: Symptome wie Müdigkeit, morgendliche Übelkeit, Schwindel oder Verdauungsprobleme sind Teil einer ganz normalen schwangerschaftsbedingten Umstellung und keineswegs Zeichen einer Krankheit. Es kann sein, dass Sie während Ihrer Schwangerschaft von einer oder auch mehreren dieser Erscheinungen betroffen sind. Die wichtigsten Schwangerschaftsbeschwerden finden Sie nachfolgend von A bis Z.

Ausfluss

In der Schwangerschaft ist ein vermehrter Ausfluss (Fluor vaginalis) fast immer harmlos. Er wird durch die zunehmende Durchblutung der Scheide und eine gesteigerte Drüsentätigkeit verursacht. Ein normaler Ausfluss ist klar oder weißlich und geruchlos. Je nach Menge, Beschaffenheit, Farbe und Geruch kann er jedoch auch Symptom einer Infektion sein. Bei gelblichem, schaumigem, weißkrümeligem, zähem, juckendem oder übel riechendem Ausfluss gehen Sie bitte baldmöglichst zu Ihrer Frauenärztin, um eine mögliche Infektion schnell behandeln zu können.

Kinderstube für Keime

Verwenden Sie Slipeinlagen ohne Plastikeinlage, da im Falle einer Infektion das entstehende feucht-warme Milieu als Brutkammer für Keime wirkt.

Blähungen

Blähungen sind meistens ein Anzeichen einer Darmträgheit. Sie treten aber auch auf, wenn die Nahrung im Darm nicht richtig abgebaut werden kann. In der Spätschwangerschaft hängt dies oft mit der Ausdehnung der Gebärmutter zusammen, der Darm ist dann in seiner Bewegung behindert. Würzen Sie zur Erleichterung die Speisen mit et-was Kümmel, Anis oder Fenchel oder trinken Sie vor dem Essen einen frisch zubereiteten Tee aus diesen Samen. Das löst Krämpfe und hilft beim Abtransport der Winde. Verzichten Sie auf stark blähende Nahrungsmittel wie Sauerkraut oder Kohl. Trinken Sie nach dem Essen ein bis zwei Tassen Kamillentee, der wärmt und entspannt.

Baucheinreibungen beruhigen

Sanfte Baucheinreibungen im Uhrzeigersinn mit einer krampflösenden ätherischen Ölmischung, beispielsweise mit Kümmel- oder Kamillenöl, kön-nen Ihnen Entlastung bringen.

Blasenentzündung

Schwangere Frauen neigen öfter zu Harnwegsin-fekten, weil der pH-Wert der Scheide verändert und die Anzahl der für die Keimabwehr zuständi-gen Milchsäurebakterien vermindert ist. Auch die Harnleiter sind weit gestellt, das verlangsamt den Urinfluss. Keime können sich deshalb leichter an-heften und vermehren.

- ♥ Trinken Sie zur Vorbeugung mindestens zwei Liter pro Tag. Der Urin ist sonst zu stark kon-zentriert und kann Stoffe enthalten, die Blasen-wand und Harnröhre reizen.
- ♥ Zögern Sie Ihren Toilettengang nicht unnötig hinaus und nehmen Sie sich auch genügend Zeit für Ihre kleine persönliche »P-Pause«. Denn eine unvollständige Blasenentleerung hinterlässt einen Rest Harn, in dem sich Bakte-rien vermehren können.
- ♥ Wechseln Sie Slipeinlagen jetzt besonders häu-fig, um Keimen nach Möglichkeit ihren Nähr-boden zu entziehen.
- ♥ Schwerwiegende Harnwegsentzündungen in der Schwangerschaft werden fast immer mit ei-nem Antibiotikum aus der Gruppe der Penicil-line oder Cephalosporine behandelt – beide Wirkstoffgruppen sind unbedenklich und stel-len für Ihr Baby kein Risiko dar.

Fenchel-, Kamillen- und Kümmeltee helfen bei Blähungen, die Krämpfe zu lösen.

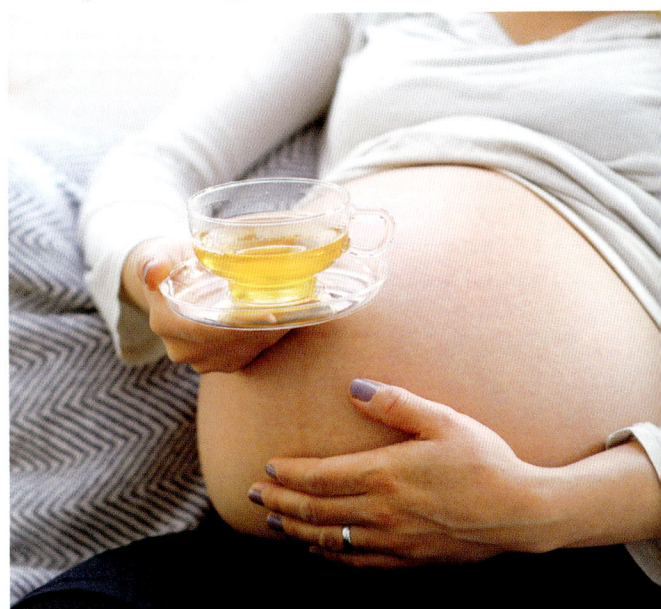

Blutdruck, hoher (Hypertonie)

Häufig bleibt ein zu hoher Blutdruck in der Schwangerschaft zunächst einmal unbemerkt. Bei den Vorsorgeuntersuchungen wird Ihnen deshalb routinemäßig der Blutdruck gemessen. Ab einem Wert von mehr als 140/90 mmHG spricht man von einem erhöhten Blutdruck. Kontrollen und engmaschige Überwachung des Schwangerschaftsverlaufs sind dann ganz wichtig, um eine mögliche Präeklampsie (siehe Seite 95) zu verhindern.

♥ Nehmen Sie sich viel Zeit für sich selbst und reduzieren Sie so weit wie möglich alles, was von außen auf Ihre Sinne einströmt. Gehen Sie der alltäglichen Flut von Bildern, Geräuschen und Gerüchen jetzt bewusst aus dem Weg.

♥ Schlafen Sie genügend und sorgen Sie für einen ausgeglichenen Tag-Nacht-Rhythmus. Und mit ausreichend Bewegung an der frischen Luft bekommt auch Ihr Baby eine Extraportion Sauerstoff.

♥ Ernähren Sie sich eiweißreich und salzen Sie Ihre Speisen zur Vorbeugung von Wassereinlagerungen (siehe Seite 38) zusätzlich (ein bis zwei Teelöffel mehr am Tag).

Blutdruck, niedriger (Hypotonie)

Wenn Ihr Blutdruck über einen längeren Zeitraum hinweg dauerhaft unter 100/60 mmHG liegt, schadet dies der Plazentadurchblutung. Im Ernstfall kann das Kind zu wenig Sauerstoff bekommen, was das Risiko einer Fehl- oder Frühgeburt zur Folge hat. Außerdem könnten Sie während eines Schwindelanfalls stürzen. Tun Sie also unbedingt etwas gegen Ihren niedrigen Blutdruck.

♥ Wenn Ihnen besonders nach dem Aufstehen schwindelig wird, schlafen Sie nachts mit leicht erhöhtem Oberkörper.

♥ Nehmen Sie sich morgens bewusst mehr Zeit. Stehen Sie langsam (!) auf, frühstücken Sie eiweißreich und gönnen Sie sich dazu ein großes Glas frisch gepressten Saft.

♥ Achten Sie auch tagsüber darauf, dass Sie reichlich und regelmäßig trinken.

♥ Morgendliches Wechselduschen (mit der kühlen Temperatur aufhören!) und leichte Bürstenmassagen bringen Ihren Kreislauf auf Trab.

♥ Regelmäßige Bewegung durch Ausdauersport wie Radfahren, Schwimmen, Walking oder leichte Gymnastik bringen zusätzlichen Schwung. Wichtig ist, dass Sie sich dabei wohlfühlen und sich nicht unter Leistungsdruck setzen. Nehmen Sie sich Zeit für sich und Ihr Wohlbefinden.

♥ Sollte Ihnen schwindelig werden, legen Sie sich sofort hin und lagern Sie kurzfristig Ihre Beine hoch. Dadurch wird das Blut aus den Beinen wieder in die obere Körperhälfte transportiert und auch das Gehirn rasch wieder mit genügend Sauerstoff versorgt.

Bitte nur kurz auf den Rücken legen

Auch in Rückenlage kann es Ihnen jetzt schnell schwindelig werden. Das Gewicht des Kindes quetscht die große Hohlvene zwischen sich und der Wirbelsäule ein und vermindert dadurch den Blutrückfluss zum mütterlichen Herzen. Ihnen und Ihrem Kind fehlt kurzzeitig Sauerstoff. Legen Sie sich also nicht längere Zeit auf den Rücken, auch nicht beim CTG-Schreiben.

Brustspannen

Ihr Körper produziert jetzt mehr Östrogen und Progesteron. Dadurch bereitet sich die Brust aufs Stillen vor, das Brustdrüsengewebe wächst und verändert seine Struktur. Der Spannungsschmerz hält aber weder die ganze Schwangerschaft über an noch ist er immer gleich stark, denn die Veränderungen geschehen schrittweise und individuell.

♥ Nehmen Sie ein wohltuendes Bad mit einem entspannenden Zusatz von Orangen- oder Rosenblüten-Essenz.

♥ Legen Sie warme Ölkompressen, zum Beispiel mit verdünntem Sandelholz-, Melissen- oder Lavendelöl, auf die schmerzende Brust auf, so lange, wie es Ihnen guttut.

Dehnungsschmerzen

Menstruationsartige Schmerzen oder ein Ziehen im Becken, in den Leisten oder im Rücken sind in der Frühschwangerschaft relativ häufig. Die Gebärmutter muss noch ihre richtige Position im Becken finden und wird dabei noch nicht von den Beckenknochen gestützt. Das ist erst ab etwa dem zweiten Schwangerschaftsdrittel so. Außerdem ist sie jetzt viel stärker durchblutet und daher schwerer als sonst. Der dadurch entstehende Zug an den Mutterbändern verursacht ziehende oder sogar krampfartige Schmerzen. Sie werden bei körperlicher Anstrengung, beim Umdrehen im Liegen und – nicht zu vergessen – bei sexueller Lust und nach dem Orgasmus oft erst einmal stärker.

♥ Tragen Sie eine Zeit lang eine Bauchstütze (gibt es im Sanitätshaus). Das ist ein spezieller Slip, der sich dem wachsenden Bauch anpasst. Das Material ist am unteren Bauch, an den Seiten und am Rücken verstärkt gewebt und stützt und entlastet deshalb gut.

♥ Immer hilfreich: Wärme in jeglicher Form!

Durchfall

Solange Sie kein Fieber oder keine Schmerzen bei der Darmentleerung haben, Ihr Durchfall nicht blutig ist und Sie nicht matt und völlig kraftlos

werden, brauchen Sie sich um Ihr Baby erst einmal nicht zu sorgen. Es ist noch immer gut versorgt. Wichtig ist allerdings, dass Sie nicht zu viel Flüssigkeit verlieren, denn dadurch sinkt Ihr Blutdruck – es kommt zu Kreislaufstörungen und Mattigkeit. Gleichzeitig fehlen Ihnen dann auch wichtige Mineral- und Nährstoffe.

♥ Essen Sie zunächst etwas trockenen Zwieback oder ein paar Salzstangen und trinken Sie viel Wasser oder Kräutertee. Eine Tasse warme Brühe wärmt von innen und tut richtig gut.

♥ Bauen Sie Ihre gestörte Darmflora langsam mit Magerquark, Naturjoghurt, zerdrückter Banane oder frisch geriebenen Äpfeln wieder auf.

♥ Getrocknete Heidelbeeren und einige Stückchen Bitterschokolade wirken »stopfend«. Im Ernstfall dürfen Sie auch Kohletabletten einnehmen.

♥ Verzichten Sie noch ein paar Tage auf eiweißreiche, fetthaltige, stark gesüßte oder schwer verdauliche Mahlzeiten.

◇◇◇◇◇◇◇◇◇◇◇◇◇◇◇◇◇◇◇◇◇◇

Bei Brustspannen verteilen Sie ein Gemisch aus Olivenöl und etwas Lavendelöl auf einer Mullkompresse und legen sich diese auf die Brust.

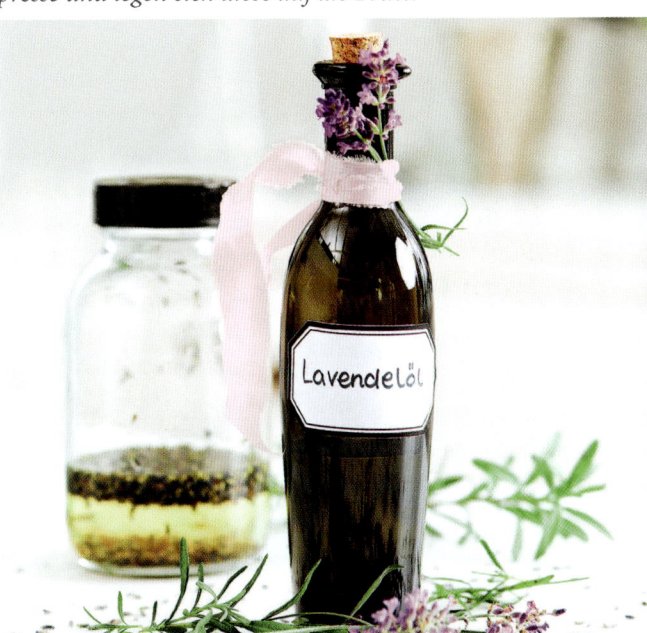

189.

Erkältung

Bei Husten, Schnupfen & Co. helfen Ihnen am besten altbewährte Hausmittel.

♥ Trinken Sie mindestens zwei Liter am Tag. Ideal sind Kräutertees und vitaminreiche Fruchtsäfte. Heißer Holundersaft, Hagebutten-, Fenchel- oder Lindenblütentee, Zitrone mit Honig und Salbeitee (nicht in der Stillzeit trinken, da er eine milchreduzierende Wirkung hat!) lindern Husten und Halsschmerzen.

♥ Inhalieren Sie bei verstopfter Nase und bei Schnupfen mit einer Salzlösung oder mit einem Aufguss von Kamillenblüten. Nasenspülungen mit isotonischer Kochsalzlösung oder Meerwasserspray sind sanfte Alternativen.

♥ Feuchte Tücher, im Schlafzimmer aufgehängt, helfen bei trockener Nasenschleimhaut.

♥ Machen Sie ein warmes Fußbad: Bereiten Sie eine Schüssel mit Wasser vor, das eine Temperatur von etwa 35 °C hat. Stellen Sie die Füße hinein und steigern Sie die Temperatur unter langsamer Zugabe von warmem Wasser auf etwa 40 °C. Die medizinische Wirkung wird durch den Reiz der Wassertemperatur und Zusätze wie Salz, Lavendel oder Kamille erreicht. Trocknen Sie nach rund 15 Minuten die Füße gründlich ab und ziehen Sie warme Socken an.

♥ Schlafen Sie sich gesund – Schlaf ist noch immer die beste Medizin!

♥ Sobald es Ihnen besser geht, mummeln Sie sich warm ein und gehen an die frische Luft. Die mögen Erkältungsviren nämlich gar nicht.

Sanfte Hilfe von Mutter Natur

Schleimlösend wirkt ein selbst gemachter Zwiebel-Hustensaft. Reiben Sie dazu eine mittelgroße Zwiebel und füllen Sie sie mit der gleichen Menge Kandiszucker in ein Gefäß. Lassen Sie die Mischung acht bis zehn Stunden stehen und pressen Sie dann den Saft durch ein Tuch. Den aufgefangenen Sirup stellen Sie kühl und nehmen fünf- bis sechsmal täglich einen Teelöffel davon.

 190.

Fieber

Fieber zeigt im Prinzip einen nützlichen körpereigenen Heilungsvorgang an: Die erhöhte Körpertemperatur dient dazu, Bakterien, Viren und andere Keime abzutöten. Auch das alarmierte Immunsystem arbeitet verstärkt dabei mit.

♥ Bei Fieber bis 38,5 °C helfen Wadenwickel mit Zitronenwasser und viel, viel trinken!

♥ Bei hohem Fieber ist das Risiko einer Fehlgeburt oder vorzeitiger Wehen erhöht. Gehen Sie daher bei Körpertemperaturen über 38,5 °C zum Arzt und greifen Sie zu fiebersenkenden Medikamenten. Arzneimittel mit dem Wirkstoff Paracetamol können Sie normal dosiert einige Tage einnehmen. Sie dürfen innerhalb von 24 Stunden bis zu vier Einzeldosen à 500 Milligramm einnehmen. Vermeiden Sie eine häufigere Einnahme, gerade in der Spätschwangerschaft; dies könnte sich auf die Atemtätigkeit des Neugeborenen auswirken.

Zum Arzt oder in die Klink!

Auch wenn Sie über einen längeren Zeitraum erhöhte Temperatur haben, gehen Sie bitte zum Arzt. Sollten Sie Fieber bekommen, nachdem die Fruchtblase bereits geplatzt ist, fahren Sie umgehend in die Klinik! Es könnte sich um eine Infektion der Fruchthöhle (Amnioninfektionssyndrom) handeln, und dies wäre für Sie und Ihr Kind sehr gefährlich.

Hämorrhoiden

Hämorrhoiden sind erweiterte und gestaute Venen im Bereich des Enddarmes. Da das Bindegewebe in der Schwangerschaft hormonell bedingt gelockert ist, treten sie relativ häufig auf. Das ist zwar unangenehm, doch in den meisten Fällen bilden sich Hämorrhoiden nach der Geburt von allein wieder zurück.

- ♥ Ernähren Sie sich ballaststoffreich. Müsli, Obst, Vollkornbrot oder Weizenkleie sind ideal, um die Verdauung anzuregen.
- ♥ Trinken Sie stets ausreichend, mindestens zwei bis drei Liter täglich.
- ♥ Achten Sie auf einen weichen, regelmäßigen Stuhlgang, damit Sie nicht pressen müssen.
- ♥ Sitzbäder mit warmem Kamillentee, Lavendelöl oder einem Aufguss aus Hamamelis- oder Eichenrinde lindern den Juckreiz. Langes Sitzen oder Stehen sollten Sie vermeiden.
- ♥ Zusätzlich kann Ihnen Ihr Frauenarzt eine Salbe oder Analzäpfchen verschreiben, pflanzliche Hämorrhoidalmittel sind in der Schwangerschaft unbedenklich.

Hautjucken

Durch die gesteigerte Stoffwechseltätigkeit kommt es bei fast jeder fünften Frau in der Schwangerschaft zu juckenden Ausschlägen. Meistens beginnt der Juckreiz mit dem 3. Schwangerschaftsmonat und kann sich bis zur Geburt erheblich steigern. Durch die starke Dehnung ist die Haut besonders im Bauchbereich sehr beansprucht. Manchmal kann der Juckreiz den gesamten Körper befallen und tritt dann besonders nachts auf.

- ♥ Um den akuten Juckreiz zu lindern, bereiten Sie sich einen Tee aus Stiefmütterchenkraut (aus der Apotheke) zu. Tragen Sie den leicht abgekühlten Tee mit einem weichen Tuch oder Waschlappen direkt auf Ihre Haut auf und lassen ihn ohne Abtrocknen einziehen. Je nach Stärke des Juckreizes können Sie diese Waschungen mehrmals täglich wiederholen.
- ♥ Verzichten Sie auf ausgedehnte warme Vollbäder und alkalische Seifen. Ein kurzes Bad mit Zusätzen wie Meersalz, Molke oder Kleie tut Ihrer Haut hingegen ebenso gut wie ein rückfettendes Ölbad.
- ♥ Zur täglichen Hautpflege verwenden Sie besser reines Mandel-, Avocado- oder Olivenöl. Pflegemilch und -lotionen enthalten meistens Alkohol, der die Haut zusätzlich austrocknet.

Seltene Komplikation

Färbt sich zusätzlich zu einem starken, anhaltenden Juckreiz Ihre Haut gelblich oder ist Ihnen häufig gleichzeitig übel, kann das auf eine Störung des Leberstoffwechsels hinweisen. Gehen Sie bitte so bald wie möglich zum Arzt!

Karpaltunnelsyndrom

Ständiges Kribbeln in den Fingern, ein taubes Gefühl oder brennende Schmerzen in der betroffenen Hand deuten auf ein sogenanntes Karpaltunnelsyndrom hin. Durch dauernde Wassereinlagerung wird der Druck im Gewebe erhöht, die empfindlichen Nervenkanäle werden dadurch »gequetscht« und es kommt zu Empfindungsstörungen. Die Symptome sind zwar unangenehm, aber harmlos und verschwinden nach der Geburt in vielen Fällen von selbst wieder.

- ♥ Ernähren Sie sich vorübergehend eiweißreich, salzen Sie zusätzlich und trinken Sie viel, um die Nierentätigkeit anzuregen.
- ♥ Bei starken Schmerzen können Sie sich auf ärztliches Rezept eine Schiene anpassen lassen, um die Hand vorübergehend ruhigzustellen.

Kopfschmerzen

Durch die Hormonumstellung kann es vorkommen, dass Sie in der Frühschwangerschaft nun manchmal Kopfschmerzen haben. Ebenso oft aber sind Belastungen, Stress, eine verspannte Körperhaltung, Sauerstoffmangel, ein niedriger Blutzuckerspiegel, Erschöpfung oder Überanstrengung die Auslöser.

♥ Trinken Sie ausreichend, am besten zwei bis drei Liter Wasser, ungesüßten Tee oder verdünnte Saftschorlen.

♥ Stellen Sie sich ein paar Minuten ans geöffnete Fenster oder gehen Sie ein wenig an der frischen Luft spazieren.

♥ Nehmen Sie ein warmes Fußbad. Da es den Stoffwechsel anregt, kann es – rechtzeitig angewandt – das Schlimmste oft noch verhindern.

♥ Wenn das nicht hilft, legen Sie sich in einen abgedunkelten, stillen Raum und versuchen Sie zu schlafen. Ein kühler oder warmer Waschlappen beruhigt und fördert den Schlaf.

♥ Auch Verspannungen im Schulter-Nacken-Bereich können Kopfschmerzen auslösen. Dann hilft vor allem Wärme in Form von Kirsch-kern- oder Dinkelspelzkissen, Wärmflasche oder Hotpack.

♥ Lassen Sie sich eine liebevolle Massage verabreichen, das tut immer gut.

♥ Reiben Sie Stirn, Schläfen und Nacken mit verdünntem Pfefferminzöl ein, das kühlt und belebt. Wenden Sie das Öl nicht pur an, sondern geben Sie zwei Tropfen davon auf einen Esslöffel Oliven- oder Sonnenblumenöl. Achten Sie darauf, dass nichts in die Augen gelangt.

♥ Falls Sie häufiger unter Kopfschmerzen leiden, helfen Ihnen Entspannungsübungen, zum Beispiel aus dem autogenen Training, Yoga, Tai-Chi oder Qi-Gong.

Unbedingt zum Arzt!

Kommen Symptome wie Flimmern vor den Augen, Übelkeit und Schwindel dazu, müssen Sie zur Abklärung schnellstens zum Arzt, denn dies könnte auf eine Gestose (siehe Seite 95) hinweisen.

Krampfadern (Varizen)

Insbesondere im letzten Schwangerschaftsdrittel kommt es häufig verstärkt zu Krampfadern und Hämorrhoiden (siehe Seite 79).
Schwere, geschwollene Beine, ziehende Schmerzen und Spannungsgefühle der Haut sind alarmierende Anzeichen. Vermeiden Sie beengende Kleidung, Strümpfe oder Schuhe. Gehen Sie viel spazieren, laufen Sie, wo und wann immer Sie können, barfuß. Achten Sie darauf, beim Sitzen Ihre Beine nicht übereinanderzuschlagen, und reduzieren Sie einseitige Körperhaltungen. Rad fahren, schwimmen und regelmäßige Gymnastik unterstützen ebenfalls die Blutzirkulation. Lagern Sie mehrmals täglich für mindestens zehn Minuten Ihre Beine hoch, bei zunehmenden Beschwerden auch nachts. Dabei kann Ihnen ein Stillkissen in Kombination mit einem hochgestellten Fußteil Ih-

res Bettes wertvolle Dienste leisten, denn die Beine sollten über Bauchhöhe gelagert werden. Morgendliches kaltes Abduschen der Beine von unten nach oben mit einer anschließenden leichten Bürstenmassage bringt den Kreislauf in Schwung und regt die Durchblutung an. Massieren Sie aber nicht direkt über ausgeprägten Krampfadern.

Müdigkeit

Ihr gesamter Organismus und Ihr Seelenleben vollbringen jetzt Höchstleistungen, die an Ihren Energiereserven zehren können. Fühlen Sie sich matt und abgeschlagen, gönnen Sie sich ruhig eine Pause, ganz ohne schlechtes Gewissen. Sie sind nun in anderen Umständen und sollten sich nicht an Ihrem vor der Schwangerschaft üblichen Alltag messen. Gönnen Sie sich viel Ruhe. Geben Sie gerade während der ersten drei Monate Ihrem eventuell erhöhten Schlafbedürfnis nach. Keine Sorge, das ist nur eine vorübergehende Phase: Schon bald fühlen Sie sich wieder frisch und munter.

♥ Trinken Sie viel, mindesten zwei Liter am Tag – am besten Wasser.

♥ Unterstützen Sie Ihren Stoffwechsel mit regelmäßigen kleinen Snacks: Ein Stück frisches Obst oder Gemüse, ein paar Trockenfrüchte, Nüsse oder Mandeln, ein Müsliriegel geben Energie. Eine Tasse heiße Brühe bewahrt Sie vor dem Mittagstief.

♥ Vermeiden Sie alles, was schwer verdaulich, zu fett oder zu viel ist.

♥ Machen Sie zwischendurch Gymnastik bei geöffnetem Fenster: Füße im Fußgelenk beugen, strecken und kreisen; Hände zu Fäusten ballen und entspannen; Grimassen schneiden, Kiefer lockern und lachen; Schultern hochziehen und fallen lassen, kreisen ...

♥ Sollte Ihre Müdigkeit andauern, lassen Sie Ihre Eisenwerte kontrollieren. Eisenmangel kann ein Grund für anhaltende Müdigkeit sein.

Nasenbluten

Wie alle Schleimhäute ist auch die Nasenschleimhaut jetzt stärker durchblutet. Durch die Hormonumstellung und das höhere Blutvolumen können die Gefäße in der Nase leichter platzen und bluten.

♥ Wenn es wieder einmal passiert, beugen Sie Ihren Kopf sofort nach vorn und lassen das Blut ablaufen. Sobald die Blutung etwas nachlässt, drücken Sie die Nasenflügel mit Daumen und Zeigefinger fest zusammen, bis sie ganz aufhört.

♥ Legen Sie einen kalten Waschlappen oder ein Coldpack in den Nacken oder auf Stirn und Nase. Dadurch verengen sich die Blutgefäße und die Blutung kommt schneller zum Stillstand.

♥ Putzen Sie sich vorübergehend nicht die Nase. Durch den Druck beim Schnäuzen kann sich sonst der soeben entstandene Wundschorf lösen und es könnte erneut bluten.

Achtung: Hoher Blutdruck

Häufiges Nasenbluten kann auch durch erhöhten Blutdruck entstehen. Weisen Sie bei der nächsten Vorsorgeuntersuchung Ihre Hebamme oder Ihren Frauenarzt darauf hin.

Ödeme (Wassereinlagerungen)

Während der Schwangerschaft sind diese Wassereinlagerungen und die damit verbundenen phasenweisen Schwellungen von Fingern, Beinen und Füßen ganz normal und meist nicht bedenklich. Am ehesten merken Sie es vielleicht an Ihren Ringen, die plötzlich zu eng sitzen, oder daran, dass sich die Bündchen Ihrer Socken als Rillen an Ihren Waden abzeichnen.

Das hilft bei Ödemen

♥ Entlasten Sie, sooft es geht, Ihre Beine, indem Sie sie hochlagern. Das kann in einem bequemen Liegestuhl sein, im Bett mit hochgestelltem Lattenrost im Beinbereich, oder Sie legen sich auf den Boden und strecken Ihre Beine an der Wand hoch. Wichtig ist, dass die Beine höher liegen als Ihr Becken, damit der Rückfluss des Blutes und der gestauten Flüssigkeit optimal unterstützt wird.

♥ Bürstenmassagen und kalte Güsse fördern die Durchblutung, aktivieren den Kreislauf und spornen so die Eigentätigkeit des Körpers an.

Rückenschmerzen

Damit das Kind durch den engen Beckengürtel geboren werden kann, lockern Hormone die Gelenkverbindungen auf, sie werden vorübergehend instabiler. Das betrifft auch die Wirbelsäule. Wegen des größer werdenden Bauches nehmen viele Schwangere zudem eine ungesunde Körperhaltung ein und gehen ins Hohlkreuz. Auch das zunehmende Gewicht belastet die Rückenmuskulatur jetzt stärker. Bei schwachem Bindegewebe kommt es manchmal zu einer Blockade des Kreuzbeingelenks. Heftige Schmerzen treten dann auf, wenn das Kind auf den Ischiasnerv drückt.

♥ Im Akutfall helfen kurzzeitige Bettruhe und Wärme am besten.

♥ Tragen Sie flache, höchstens halbhohe Schuhe.

♥ Schwimmen, vor allem Rückenschwimmen, ist jetzt die ideale Sportart, weil Sie durch die Entlastung der Muskeln im Wasser den Teufelskreis von Schmerz – Verspannung – Schmerz unterbrechen können.

♥ Gezielte Gymnastik und eine aufrechte Haltung kräftigen die Muskulatur.

♥ Tragen oder heben Sie nichts Schweres, das ist schlecht für die Wirbelsäule. Außerdem spannen Sie dabei die Bauchmuskulatur an, das er-

höht den Druck im Bauchraum und lässt die geraden Bauchmuskeln zu sehr auseinanderweichen. Zudem belasten Sie Ihren Beckenboden unnötig.

Schlafstörungen

Verantwortlich für Ihren schlechten Schlaf ist jetzt vor allem das Stillhormon Prolaktin. Es sorgt ab dem zweiten Schwangerschaftsdrittel bei den meisten Frauen dafür, dass der Tiefschlaf abnimmt und sie häufiger wach werden. Wahrscheinlich fällt Ihnen trotz allem das Aufstehen und das schnelle Wiedereinschlafen zunehmend leichter – das ist schon eine sanfte Vorbereitung auf die Stillzeit. Auch wird es jetzt immer schwieriger, die richtige Schlafposition zu finden, denn der Bauch scheint ständig im Weg zu sein. Und wenn Sie endlich eingeschlafen sind, strampelt das Baby oder Sie müssen wieder mal zur Toilette, haben Sodbrennen oder Wadenkrämpfe. Vielleicht träumen Sie nun auch besonders lebhaft oder haben vermehrt Albträume.

♥ Entspannungsübungen, ein warmes Lavendel- oder Rosenblütenbad vor dem Schlafengehen, ein Tee aus Melisse, Hopfen oder Baldrian helfen bei Schlaflosigkeit ebenso wie das berühmte Glas warme Milch mit Honig.

♥ Leichte Abendmahlzeiten und ein kleiner Spaziergang, der Ihren ungestümen Nachwuchs in den Schlaf schaukelt, unterstützen ebenfalls einen ruhigen Nachtschlaf.

♥ Schaffen Sie sich optimale Schlafbedingungen, indem Sie Ihr Schlafzimmer gründlich lüften, sich zum Schlafen auf die linke Seite legen und das obere Bein mithilfe eines Stillkissens abstützen. Falls Sie eine harte Matratze haben, behelfen Sie sich mit einem weichen Unterbett oder einem kleinen Schaffell, das Sie im Bereich der Hüfte unterlegen. Die ideale Schlaftemperatur liegt bei 16 bis 18 °C.

Finger weg von Schlafmitteln!

Schlafmittel sind in der Schwangerschaft absolut tabu! Auch bei üblicher Dosierung gehen sie direkt in den kindlichen Blutkreislauf über und belasten Ihr Ungeborenes.

Schmerz am Schambein

Wie alle Gelenkverbindungen kann jetzt auch die knorpelige Schambeinfuge (Symphyse) gedehnt und gelockert werden. Dann haben Sie besonders starke Schmerzen beim Sitzen und Gehen.

♥ Lassen Sie sich einen speziellen orthopädischen Stützgürtel in einem Sanitätshaus anpassen. So werden Ihr Rücken und Ihr Beckenboden entlastet sowie der Bauch gestützt, das lindert den Schmerz.

♥ Auch eine ausreichende Kalzium- und Vitamin-D-Zufuhr ist nun besonders wichtig, um das Gewebe zu kräftigen.

♥ Eine weitere Hilfe ist eine Salbe aus Arnika und Beinwell (Symphytum), die Sie in der Apotheke bekommen. Tragen Sie die Salbe regelmäßig an der schmerzenden Stelle auf.

♥ Setzen Sie sich, wenn möglich, nicht breitbeinig hin und heben Sie keine schweren Gegenstände. Lassen Sie, auch wenn es schwerfällt, das größere Geschwisterkind vorübergehend »am Boden«. Wenn Sie sehr starke Schmerzen haben, kann es eventuell nötig sein, ein Schmerzmittel einzunehmen, sprechen Sie mit Ihrem Arzt oder mit Ihrer Hebamme darüber.

Sodbrennen

Vor allem ab der zweiten Hälfte der Schwangerschaft nimmt hormonell bedingt der normale Spannungszustand des Magens leicht ab. Da auch der Magenpförtnermuskel etwas schlaffer wird, kann der Mageninhalt jetzt leichter in die Speiseröhre zurückfließen. Zusätzlich wird der Druck auf die inneren Organe durch die größer werdende Gebärmutter stärker. Als Folge können Spannungs- oder Völlegefühl, Übelkeit, saures Aufstoßen, ein brennendes Gefühl hinter dem Brustbein bis in die Speiseröhre und Sodbrennen auftreten.

♥ Meiden Sie sehr saure, fettige oder frittierte Speisen ebenso wie Süßigkeiten und Kaffee.

♥ Essen Sie lieber öfter kleine Portionen statt wenige große. Kauen Sie lange und gründlich.

♥ Machen Sie nach dem Essen regelmäßig einen kleinen Spaziergang.

♥ Wenn Sie dennoch Sodbrennen haben, kauen Sie zwei bis drei Mandeln so lange, bis ein geschmackloser Brei entstanden ist. Dieser Brei bindet die Magensäure. Auch Heilerdekapseln zur innerlichen Einnahme (Apotheke oder Reformhaus) binden Säure.

♥ Werden Sie vor allem nachts von Sodbrennen geplagt, gilt: nach 18 Uhr nichts mehr essen und mit leicht erhöhtem Oberkörper schlafen. Um höher zu liegen, eignet sich hervorragend ein Stillkissen, das Sie noch gut gebrauchen können, wenn Ihr Kleines auf der Welt ist.

Bei Sodbrennen helfen einige gut zerkaute Mandeln, die Magensäure zu binden.

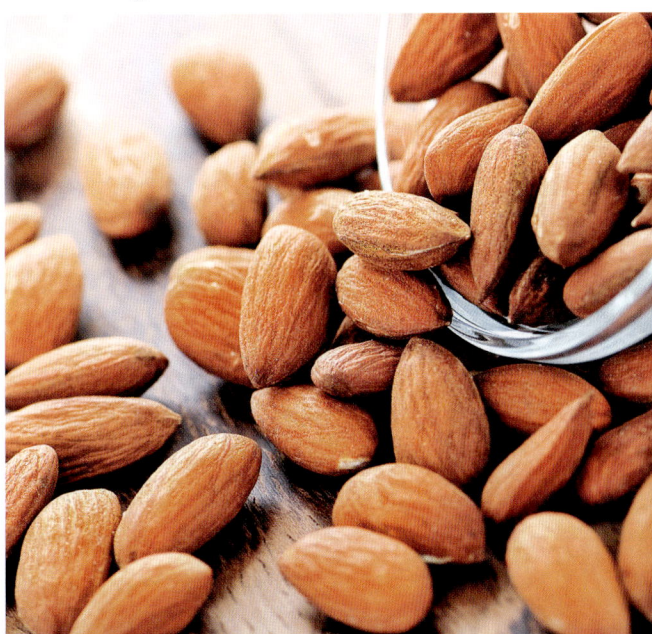

203.

Übelkeit und Erbrechen

Übelkeit ist für etwa 70 Prozent aller Frauen leider eine normale Begleiterscheinung in der Schwangerschaft. Kein Grund zur Besorgnis also, sondern eher ein Zeichen dafür, dass alles in Ordnung ist. Die Ursache ist wissenschaftlich noch nicht eindeutig geklärt. Vermutlich verursacht das über die Plazenta abgegebene Schwangerschaftshormon HCG die Symptome. Zwischen der 8. und 10. Woche der Schwangerschaft ist der HCG-Spiegel auf dem Höhepunkt und sinkt dann leicht ab. Das erklärt, warum die Übelkeit nach der 12. Woche meist nachlässt.

♥ Gehen Sie erst mal alles ein bisschen ruhiger an als sonst und lassen Sie sich verwöhnen.

♥ Trinken Sie, am besten noch im Bett, ein bis zwei Tassen mit Traubenzucker gesüßten Ingwertee, den Sie am Abend vorher zubereiten und in einer Thermoskanne warmhalten.

♥ Stehen Sie langsam auf und vermeiden Sie abrupte Bewegungen, denn bereits dies kann den Brechreiz auslösen.

♥ Essen Sie tagsüber häufiger kleine, frischkostreiche Mahlzeiten. Verzichten Sie auf Fettes.

♥ Bei anhaltender Übelkeit helfen oft Bitterstoffe, etwa aus Radicchio, Rucola, Löwenzahn, Artischocke oder Pampelmuse.

♥ Auch eine Akupunkturbehandlung oder ein Akupressurarmband (Seaband) können Ihre Übelkeit lindern.

Ein kleiner Trost: Viele Frauen haben zu Beginn ihrer Schwangerschaft eine natürliche Abneigung gegen schnell verderbliche Lebensmittel, wie zum Beispiel Fleisch, Fisch, Geflügel, Eier und Milch, die Bakterien und andere krankmachende Keime enthalten könnten. In der Zeitspanne der Übelkeit liegt also auch eine schützende Weisheit der Natur: Sie dauert in etwa so lange an, bis alle Organe des Embryos ausgebildet sind, nämlich 12 bis 13 Schwangerschaftswochen.

Anhaltende Übelkeit

Bei ständiger Übelkeit und häufigem, starkem Erbrechen suchen Sie unbedingt Ihren Gynäkologen auf. Ist Ihr Nährstoff-, Wasser- und Elektrolythaushalt gestört, kann das Sie und Ihr Kind gefährden. Wenn Sie gleichzeitig Gewicht verlieren oder wenn Sie gar keine Nahrung mehr bei sich behalten können, kann eine Infusionstherapie im Krankenhaus notwendig sein.

204.

Verstopfung

In der Schwangerschaft ist die Spannung der Darmmuskulatur aufgrund der Hormonwirkung herabgesetzt. Dadurch wird der Darm oftmals etwas träge, er transportiert den Nahrungsbrei nicht mehr schnell genug und entzieht ihm das darin enthaltene Wasser. Die Folge: Der Stuhl wird hart, was dann wiederum die Darmentleerung schwierig macht.

♥ Beobachten Sie Ihren Körper, setzen Sie ihn nicht »unter Druck«. Pressen Sie beim Stuhlgang nicht, denn damit schaden Sie Ihrem Beckenboden.

♥ Mischen Sie Weizenkleie, Leinsamen oder Flohsamenschalen unter Ihr Müsli und regen Sie so die Darmtätigkeit an. Allerdings ist es wichtig, dass Sie gleichzeitig viel trinken.

♥ Essen Sie Vollkornprodukte, rohes Obst oder Gemüse, Sauerkraut oder Sauerkrautsaft, Joghurt, saure Sahne, Feigen, getrocknete Pflaumen oder Aprikosen und Rhabarber. Eine gute Wirkung lässt sich auch mit reifen, weichen Kiwis erzielen. Sie enthalten verdauungsfördernde Enzyme, die abführend wirken.

♥ Bewegen Sie sich regelmäßig. Schon ein täglicher Spaziergang von einer halben Stunde wird sich positiv auf Ihre Darmtätigkeit auswirken.

Nehmen Sie Abführmittel nicht auf eigene Veranlassung. Haben Sie Schmerzen beim Stuhlgang und können Sie Ihren Darm über längere Zeit nicht ohne Druck entleeren, sprechen Sie mit Ihrer Hebamme oder Ihrem Arzt.

Wadenkrämpfe

Wadenkrämpfe treten in der Schwangerschaft häufig auf und sind oft erstes Anzeichen eines Magnesiummangels. Meistens werden Sie nachts davon betroffen sein und schlecht Schlaf finden. Das ist zwar lästig, braucht Sie aber nicht zu beunruhigen: Ihr Bedarf an Magnesium ist jetzt leicht erhöht (siehe Seite 38).

♥ Um vorzubeugen, essen Sie häufig Vollkornprodukte und viel grünes Gemüse, auch Milch und Milchprodukte sind geeignete Magnesiumlieferanten. Trinken Sie zusätzlich magnesiumhaltiges Mineralwasser.

♥ Bei einem akuten Wadenkrampf strecken Sie das betroffene Bein aus, ziehen die Zehen nach oben und zum Körper hin und stemmen Ihre Fußsohlen fest gegen eine Wand oder das Fußende Ihres Bettes. Stehen Sie dann auf und laufen Sie zwei Minuten auf den Fersen. Drücken Sie danach die ganze Fußsohle kräftig gegen den Boden und beugen Sie dabei die Knie.

Unnötige Geburtseinleitung vermeiden

Magnesium hat eine entspannende Wirkung auf die glatte Muskulatur, deshalb wird es hoch dosiert auch zur Hemmung vorzeitiger Wehentätigkeit angewendet. Ab Ende der 38. Schwangerschaftswoche sollten Sie aber kein Magnesium mehr einnehmen, denn ab dann möchte sich die Gebärmutter mit ein paar »Übungswehen« auf die bevorstehende Geburt vorbereiten. Ist sie jedoch

weiterhin »ruhiggestellt«, muss die Geburt oft medikamentös eingeleitet werden.

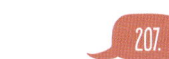

Zahnfleischentzündung

Wenn Ihr Zahnfleisch geschwollen, gerötet oder bläulich verfärbt ist und Sie beim Zähneputzen Schmerzen haben, liegt wahrscheinlich eine Entzündung vor. Dadurch haben Sie ein erhöhtes Risiko, eine Frühgeburt oder ein untergewichtiges Kind zu bekommen. Denn durch die Zahnfleischentzündung gelangen schädliche Substanzen der Bakterien in die Blutbahn, die vorzeitige Wehen auslösen können. Gehen Sie in diesem Fall zum Zahnarzt. Er wird sich Ihr Zahnfleisch ansehen, vorhandene Zahnfleischtaschen reinigen und Ihnen ein desinfizierendes Mundspülmittel verschreiben. Falls es nötig wird, einen Zahn zu sanieren, dürfen Sie sich auch eine Betäubungsspritze mit einem in der Schwangerschaft zugelassenen Lokalanästhetikum geben lassen.

Arzneimittel in der Schwangerschaft

Seien Sie bei der Medikamenteneinnahme während der gesamten Schwangerschaft vorsichtig. Die meisten Arzneimittel sind nicht ausreichend auf schädigende Wirkung auf das ungeborene Leben geprüft, da Studien an schwangeren Frauen aus ethischen Gründen nicht erlaubt sind. Medikamente, bei denen die Schwangerschaft eine Gegenanzeige ist, sollten Sie gar nicht erst einnehmen oder nach Rücksprache mit Ihrem Arzt sofort absetzen. Sofern Sie nicht chronisch oder schwer krank sind, ist Ihr Kind am sichersten, wenn Sie in der Schwangerschaft grundsätzlich keine Medikamente einnehmen.

SCHWANGER MIT HINDERNISSEN – RISIKEN UND BESONDERHEITEN

Das winzig kleine Baby hat in seinem gemütlichen Nest in der Gebärmutter alles, was es zum Gedeihen und Wachsen braucht. Ihr Organismus versorgt es – und das mit beeindruckender Energie. Trotzdem kann es manchmal zu Problemen, Krankheiten oder sogar kritischen Situationen für Mutter und Kind kommen.

B leiben Sie auf jeden Fall optimistisch und zuversichtlich. Bei einer frühzeitigen Erkennung kann medizinisch gleich vieles getan werden. Auch wenn eine der im Folgenden beschriebenen Veränderungen auf Sie zutreffen sollte, wird Ihr Kind bei einer guten Versorgung trotzdem gesund und rechtzeitig zur Welt kommen – mit einer Wahrscheinlichkeit von über 90 Prozent! Auch wenn Sie in engmaschiger ärztlicher Betreuung sind, lassen Sie sich am besten zusätzlich von Ihrer Hebamme unterstützen. Es gibt gerade jetzt so vieles, über das Sie miteinander sprechen können.

BLUTUNGEN

Je nachdem, zu welchem Zeitpunkt einer Schwangerschaft Blutungen auftreten, gibt es unterschiedliche Ursachen dafür. Auch die Stärke der Blutung kann ganz verschieden sein.

Einnistungsblutung

Ungefähr neun bis zehn Tage nach der Zeugung bemerken manche Frauen eine sehr leichte (weniger als periodenstark), hellrote Blutung. Die befruchtete Eizelle nistet sich zu diesem Zeitpunkt in der Gebärmutterwand ein, dabei tritt etwas Blut aus den Blutgefäßen aus. Diese Blutung hört jedoch nach spätestens 24 Stunden von allein auf.

Schmierblutung

In der Frühschwangerschaft gibt es manchmal leichte Blutungen zu einem Zeitpunkt, an dem eigentlich die Regelblutung eingesetzt hätte. Ursache dafür ist ein leichter Mangel an Gelbkörperhormon, das in der Schwangerschaft dafür sorgt, dass die Menstruation ausbleibt. Diese Schmierblutungen sind meist unbedenklich.

Kontaktblutung

Die Gebärmutter wird in der Schwangerschaft besonders gut mit Blut versorgt. Manchmal wächst auch etwas Gewebe aus dem Gebärmutterhalskanal auf dem äußeren Muttermund weiter. Bei Berührungen, zum Beispiel durch die Untersuchung beim Frauenarzt oder bei der Hebamme oder während des Geschlechtsverkehrs, fängt es dann leicht an zu bluten. Das ist in der Regel jedoch völlig harmlos.

Blutung mit Schmerzen

Kommt es im ersten Drittel der Schwangerschaft zu Blutungen, die eventuell sogar von Schmerzen im Unterbauch begleitet werden, so besteht der Verdacht auf eine Fehlgeburt oder auf eine Schwangerschaft außerhalb der Gebärmutter (Extrauterin-Gravidität). Bei Blutungen im letzten Drittel der Schwangerschaft handelt es sich meistens um Blutungen der Plazenta.

Bei Schmerzen in die Klinik

Lassen Sie eine Blutung rasch abklären, wenn Schmerzen im Unterbauch oder im unteren Rücken hinzukommen oder es nicht zu bluten aufhört. Sind die Schmerzen sehr stark oder krampfartig oder ist der Blutverlust groß, lassen Sie sich sofort in eine Klinik bringen.

INFEKTIONEN

Eine einfache Erkältung schadet Ihrem Kind sicherlich nicht, aber einige wenige Krankheiten können wirklich gefährlich werden, indem sie den Verlauf Ihrer Schwangerschaft komplizieren und zu teils erheblichen Schäden beim Baby führen. Einige Infektionen sind für das Kind sogar nach der Geburt noch bedrohlich. Zum Glück sind die meisten Frauen immun gegen viele dieser Erkrankungen. Meiden Sie aber auf jeden Fall Menschen, die an einer Infektion leiden, und achten Sie unbedingt darauf, was Sie essen.

Storch-Infektionen

Die gefährlichen Infektionen werden unter der Abkürzung »STORCH« zusammengefasst:

S = Syphilis

T = Toxoplasmose

O = Other Infections (andere Infektionen; diese umfassen unter anderem B-Streptokokken, Gonorrhoe, Chlamydien, Windpocken, Masern, Mumps, Tuberkulose)

R = Röteln

C = Cytomegalie

H = Herpes simplex, Hepatitis B und C, HIV, Humanes Papillomavirus

213.

Cytomegalie-Virus (CMV)

Eine Infektion mit dem Cytomegalie-Virus (CMV), einem Erreger aus der Familie der Herpesviren, kann das Ungeborene ernsthaft schädigen. Für gesunde Erwachsene ist das Virus meist harmlos. Doch wird die Infektion in der Schwangerschaft auf das Kind übertragen, kann das zu Wachstumsverzögerungen, Gehirnentzündungen, Leber- oder Milzvergrößerung, Schwerhörigkeit oder Augenschäden führen. In Deutschland sterben jährlich etwa 60 Kinder an den Folgen einer CMV-Infektion in der Schwangerschaft, über 1 000 werden mit Behinderungen geboren. Das Virus findet sich häufig im Urin und Speichel von Kleinkindern. Daher sind vor allem Frauen gefährdet, die viel mit kleinen Kindern zu tun haben. Ein Bluttest gibt Ihnen Sicherheit: Wenn Sie keine Antikörper gegen das Virus haben (was nach einer Erstinfektion der Fall ist), sollte er alle acht bis zwölf Wochen wiederholt werden. Die Kosten tragen Sie normalerweise selbst, denn der Test ist nicht Bestandteil der Mutterschaftsrichtlinien. Eine CMV-Erstinfektion kann beim Ungeborenen mit einer Immunglobulingabe behandelt werden.

214.

Erhöhte Ansteckungsgefahr

Wenn Sie beruflich mit Kleinkindern arbeiten, zum Beispiel als Erzieherin oder Logopädin, haben Sie ein erhöhtes Ansteckungsrisiko. Bei Kleinkindern wird das Virus in 10 bis 30 Prozent der Fälle mit Urin und Speichel ausgeschieden, ohne dass Krankheitszeichen sichtbar sind. Sie sollten nur Kinder in einem Alter über drei Jahre betreuen und zum Beispiel kein Kind wickeln, da der Urin besonders infektiös ist. Engen Körperkontakt und den Kontakt zu Urin, Speichel und Tränenflüssigkeit sollten Sie aber auch bei Kindern ab drei Jahren vermeiden, um eine Ansteckung mit CMV möglichst zu verhindern. Waschen Sie sich häufig die Hände mit warmem Wasser und Seife. Geschirr und Besteck nutzen Sie möglichst nicht gemeinsam mit den Kindern. Ihr Arbeitgeber ist verpflichtet, Sie auf den Antikörpersuchtest hinzuweisen und die Kosten dafür zu übernehmen.

215.

Vaginale Infekte

Vaginale Infekte sind die häufigste Ursache für vorzeitige Wehentätigkeit, vorzeitigen Blasensprung oder eine Frühgeburt. Leider werden sie von betroffenen Schwangeren nicht immer bemerkt. Wachsam sollten Sie sein, wenn Sie Anzeichen wie einen übel riechenden oder stark vermehrten Ausfluss, Juckreiz oder Brennen in der Scheide oder im äußeren Intimbereich haben. Normalerweise schützen die Milchsäurebakterien in der Vagina davor, dass sich krankmachende Keime dort ansiedeln können. Diese Schutzfunktion haben die gesunden Stäbchenbakterien jedoch

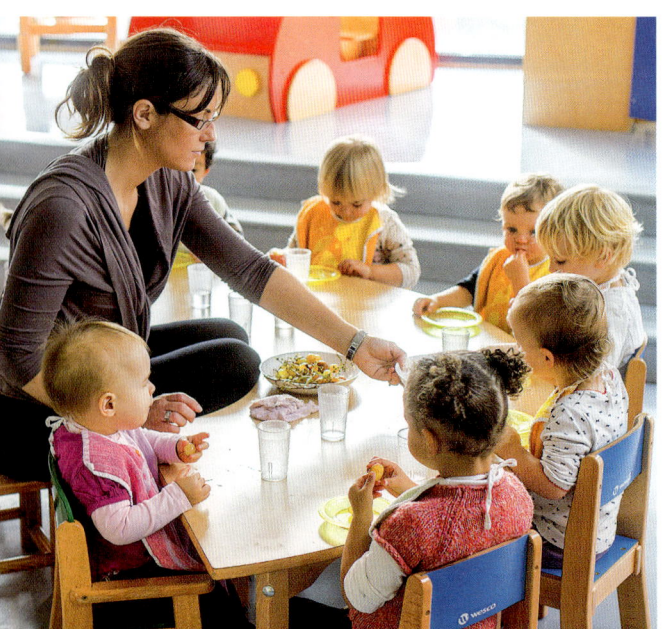

Erzieherinnen und Kinderkrankenschwestern müssen sich besonders gegen eine CMV-Infektion schützen.

nur dann, wenn sie einen bestimmten Stoff (Wasserstoffperoxid) ausreichend produzieren. Lassen Sie einen speziellen Abstrich (Vaginalstatus) bei Ihrer Hebamme oder Ihrem Arzt durchführen. Dabei wird die Schutzflora Ihrer Scheidenschleimhaut überprüft und gleichzeitig festgestellt, ob infektionsauslösende Keime in der Scheide vorhanden sind. Unbehandelt können diese während der Geburt eine Gefahr für das Kind darstellen.

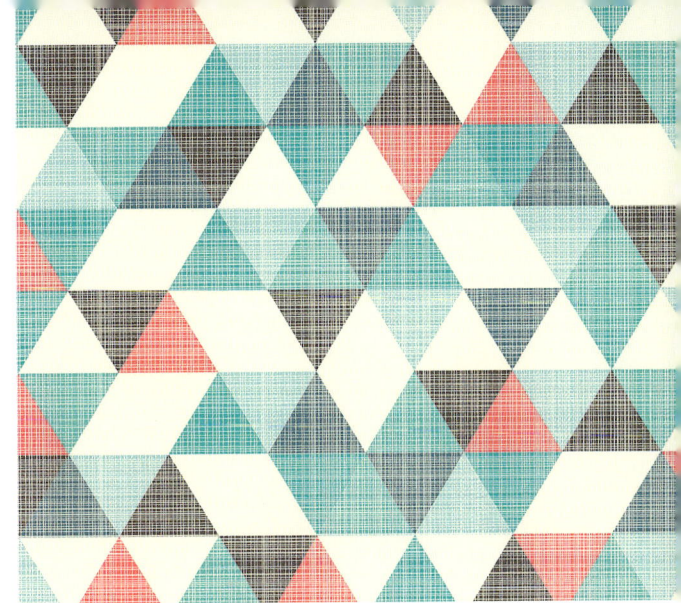

Chlamydieninfektion

Eine Chlamydieninfektion macht nur bei einem Viertel aller betroffenen Frauen richtige Beschwerden, deshalb wird die Infektion mit diesen sehr verbreiteten Bakterien oft übersehen. Auch die Symptome, die erst eine bis drei Wochen nach der Ansteckung auftreten, sind wenig eindeutig: Juckreiz in der Scheide, gelblich-klebriger Ausfluss, Brennen beim Wasserlassen. Die Infektion kann zu vorzeitigen Wehen oder vorzeitigem Blasensprung mit der Folge einer Fehl- oder Frühgeburt führen. Wird sie bis zur Geburt nicht ausreichend behandelt, kann sich das Neugeborene durch eine Schmierinfektion bei der Geburt anstecken. Dies führt oft zu einer schweren Bindehautentzündung oder sogar zu einer Lungenentzündung. Frauen mit einer unbehandelten Chlamydieninfektion bekommen im Wochenbett häufiger eine Gebärmutterschleimhautentzündung (Endometritis). In der Schwangerschaft wird die Infektion deshalb mit einem erlaubten Antibiotikum behandelt. Vier Wochen vor der Geburt kann vorsorglich noch einmal eine Woche lang behandelt werden.

Behandlung mal drei

Wenn Sie von einer Chlamydieninfektion betroffen sind, muss Ihr Partner sich unbedingt gleichzeitig behandeln lassen, damit Sie sich nicht immer wieder gegenseitig anstecken.

Herpesinfektion

Es gibt das Herpes-simplex-Virus Typ 1 und Typ 2, wobei Typ 1 für den Lippenherpes verantwortlich ist. Typ 2 hingegen führt meist zu Genitalherpes und stellt eine Gefahr für das Baby dar. Nach dem Erstkontakt durch Tröpfchen- oder Schmierinfektion wandern die Herpesviren durch die Oberhaut entlang den Nerven in die Nervenknoten (Ganglien). Weil sie dabei ständig ihre Struktur verändern, erkennt das Immunsystem sie nicht mehr als Fremdkörper und bekämpft sie daher nicht. So ruhen Herpesviren oft lebenslang in einer Art Dämmerzustand im Körper, um bei geschwächtem Immunsystem erneut aktiv zu werden (Reaktivierung). Dann breiten sie sich auf dem umgekehrten Weg wieder in Richtung Haut aus und erscheinen dort in Form von Bläschen. Infekte, Fieber, zu viel Sonnenbestrahlung, Verletzungen, Stress, hormonelle Veränderungen wie in der Schwangerschaft oder eine generelle Immunschwäche können auslösende Einflüsse sein. So kann eine Infektion mit Herpes-Viren immer wieder neu ausbrechen. Zur Behandlung verschreibt der Frauenarzt virenhemmende Mittel in Form von Tabletten oder Salben. Die Medikamente lindern die Beschwerden, die Bläschen heilen schneller ab; die Viren selbst bleiben aber im Körper.

Normale Geburt trotz Genitalherpes?

Wenn Sie bereits in der Vergangenheit an Herpes gelitten haben, ist die Gefahr für das Neugeborene sehr viel geringer. Es bekommt dann über die Plazenta auch die von Ihnen bereits gebildeten Antikörper. In diesem Fall wäre auch eine vaginale Geburt möglich. Wenn Sie sich jedoch im letzten Schwangerschaftsdrittel erstmalig infiziert haben, liegt das Ansteckungsrisiko Ihres Kindes bei der Geburt bei etwa 30 bis 50 Prozent. Folgen der kindlichen Infektion können eine lebensbedrohliche Hirnentzündung (Enzephalitis) und eine Blutvergiftung (Sepsis) sein, die in den meisten Fällen tödlich endet. Bei einer akuten Herpesinfektion im Genitalbereich erfolgt die Entbindung immer per Kaiserschnitt. Wenn Sie noch einige Wochen Zeit haben, sollten Sie mit Ihrem Arzt die Einnahme eines virenhemmenden Arzneimittels besprechen.

Streptokokken

Streptokokken sind die am meisten verbreiteten Bakterien auf der Haut und im Darm. Normalerweise werden sie von unserem Immunsystem erfolgreich in Schach gehalten. Im Vaginal- und Analbereich etwa jeder vierten gesunden Schwangeren finden sich vor allem Streptokokken der Gruppe B. Sie verursachen keine Beschwerden und sind für Sie selbst keine Gefahr. Deshalb ist während der Schwangerschaft in der Regel auch keine Behandlung nötig. Eine Gefährdung durch eine mögliche Übertragung besteht jedoch für das Neugeborene. Die Gefahr einer Infektion erhöht sich bei bestimmten Risikofaktoren, wie zum Beispiel bei einer Frühgeburt, bei einem Blasensprung, der mehr als 18 Stunden her ist, oder bei Fieber der Mutter während der Geburt. Wenn B-Streptokokken bei der Geburt auf das Kind übertragen werden, kann es an schweren Infektionen wie einer Sepsis (»Blutvergiftung«) oder Hirnhautentzündung (Meningitis) erkranken. Das

betrifft etwa eines von 2000 Babys. Die gynäkologischen Fachgesellschaften empfehlen daher in der 35. bis 37. Schwangerschaftswoche eine Untersuchung der Mutter auf B-Streptokokken. Dazu reicht ein mikrobiologischer Abstrich aus dem Scheideneingang und dem Bereich um die Analöffnung. Der Test kostet 30 bis 50 Euro und muss als Individuelle Gesundheitsleistung (IGeL-Leistung) selbst bezahlt werden.

Allerdings ist dieser Test auch unter Ärzten und Hebammen nicht unumstritten, weil er bereits zu vielen unnötigen Antibiotikagaben geführt hat.

Was tun bei positivem Testergebnis?

Eine Behandlung mit Medikamenten ist vor der Geburt nicht sinnvoll, da die B-Streptokokken nicht dauerhaft beseitigt werden können. Deshalb erhalten Sie bei einem positiven Testergebnis erst während der Geburt ein Antibiotikum. Dies verhindert in den allermeisten Fällen eine mögliche Infektion bei Ihrem Kind.

Bitte geben Sie deshalb der Klinik oder Ihrer Hebamme unbedingt Bescheid, wenn bei Ihnen B-Streptokokken nachgewiesen wurden und dies nicht im Mutterpass vermerkt sein sollte.

FEHLGEBURT

Eine Fehlgeburt (Abort) ist das spontane Ende einer Schwangerschaft zu einer Zeit, zu der das Kind noch nicht lebensfähig ist. Sie ist die häufigste Schwangerschaftskomplikation, das Risiko ist in den ersten zwölf Wochen am höchsten und sinkt mit fortschreitender Schwangerschaftsdauer. Zu den wichtigsten Ursachen zählen:

- ♥ genetische Auffälligkeiten des Embryos
- ♥ Infektionen
- ♥ hormonelle Störungen
- ♥ Fehlbildungen der Gebärmutter oder Plazenta
- ♥ Blutgruppenunverträglichkeiten

Wenn Sie menstruationsähnliche Beschwerden wie Rücken- und / oder Bauchschmerzen, ein Ziehen in den Leistenbeugen oder Schmierblutungen haben, so kann dies ein Alarmzeichen sein. Bei einem Verdacht wird Ihr Arzt den Wert des Schwangerschaftshormons HCG in Ihrem Blut bestimmen und mittels Ultraschall nachsehen, ob die Schwangerschaft intakt ist. Er kann dadurch auch Rückschlüsse auf eine Mehrlingsschwangerschaft, eine Schwangerschaft außerhalb der Gebärmutter oder eine Fehlgeburt ziehen. Leichte Schmierblutungen, die in den ersten Wochen der Schwangerschaft auftreten, lassen sich mit konsequenter Bettruhe normalerweise in den Griff bekommen.

TIEF SITZENDE PLAZENTA

Normalerweise nistet sich der Mutterkuchen im oberen Bereich der Gebärmutter ein, manchmal befindet er sich aber auch im unteren Segment. Der untere Teil der Gebärmutter wird jedoch schon bei den leichtesten Wehen und Wachstumsbewegungen gedehnt. Deshalb besteht die Gefahr, dass sich die Plazenta teilweise oder sogar vollständig ablöst. Je tiefer die Plazenta sitzt beziehungsweise je näher sie dabei an den Muttermund heranreicht, umso größer wird die Gefahr, dass sie beim Wachsen den inneren Muttermund vollständig bedeckt. Dann wäre dem Kind nicht nur der normale Geburtsweg versperrt, sondern beim Öffnen des Muttermunds würde sich die Plazenta auf jeden Fall ablösen. Im gelösten Bereich sind die Gefäßverbindungen zwischen der Gebärmutterschleimhaut und dem Mutterkuchen unterbrochen, es kommt zu Blutungen.

Unbedingt Ruhe halten!

Bei beginnenden leichten Blutungen hilft es oft noch, Bettruhe einzuhalten und die Gebärmutter mit wehenhemmenden Mitteln ruhigzustellen. Manche Schwangere mit tief sitzender oder ganz vorliegender Plazenta müssen wochenlang strenge Bettruhe einhalten, was große Geduld erfordert. Außerdem bekommen sie Medikamente, welche die Lungen des Ungeborenen rascher reifen lassen.

Alarmstufe Rot!

Hat Ihr Arzt beim Ultraschall eine tief sitzende Plazenta diagnostiziert, lassen Sie sich bei frischen, hellroten Blutungen sofort in eine Klinik bringen: Dies kann auf eine Plazentaablösung hinweisen und für Sie und Ihr Baby lebensbedrohlich sein.

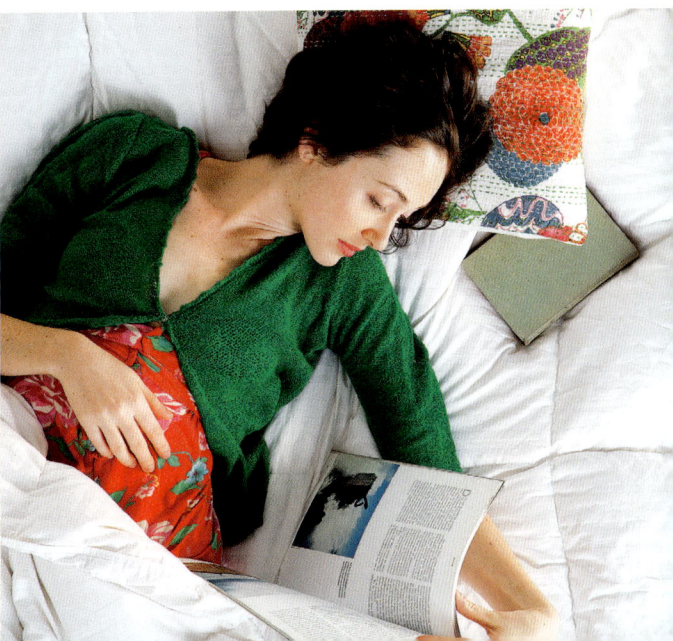

VORZEITIGE PLAZENTALÖSUNG

Eine vorzeitige Plazentalösung ist zum Glück sehr selten. Man unterscheidet zwischen großflächigen Ablösungen oder Ablösungen am Rand des Mutterkuchens, die für Mutter und Kind je nach Schwere der Blutung lebensgefährlich sein können. Es gibt auch zentrale Ablösungen, bei denen der noch verbundene Teil des Mutterkuchens die Blutung abdichtet. Die Mutter verliert hierbei kein oder nur wenig Blut über die Scheide, weil es sich hinter der abgelösten Plazenta ansammeln und zu einer Art Bluterguss umwandeln kann. Diese Form der Plazentalösung lässt sich häufig noch mit strenger Bettruhe behandeln.

Löst sich allerdings mehr als ein Drittel der Plazentaoberfläche, wird die Sauerstoffversorgung so stark eingeschränkt, dass das Kind in Lebensgefahr ist. Ist die Schwangerschaft schon weit genug fortgeschritten, wird dann ein Kaiserschnitt (siehe Seite 145) vorgenommen. Bei einer Plazentalösung, die mit einem Schock, starken inneren Blutungen oder gar Nierenversagen einhergeht, muss das Baby mit einem Notfallkaiserschnitt auf die Welt geholt werden.

VORZEITIGE WEHEN

Eigentlich bereitet sich der Körper erst kurz vor dem Termin mit Übungswehen auf die Geburt vor, manchmal beginnen sie aber auch schon wesentlich früher. Ob es sich um vorzeitige Wehen oder Übungswehen handelt, ist nicht einfach einzuschätzen, denn beide Wehenarten unterscheiden sich von Dauer und Intensität her so gut wie überhaupt nicht. Bei beiden Wehenarten wird Ihr Bauch unangenehm hart oder Sie verspüren einen starken Druck nach »unten«. Das kann schmerzhaft sein, muss es aber nicht. Haben Sie also mehr als drei Wehen in einer halben Stunde, die circa eine Minute andauern, gehen Sie auf Nummer sicher und rufen Sie vorsorglich Ihren Arzt oder Ihre Hebamme an, da es sich um vorzeitige Wehen handeln könnte.

Zeichen der Überforderung

Wenn sich keine anderen Symptome zeigen, sind vorzeitige Wehen häufig auch Anzeichen einer Überforderung. Die Angst, das Baby zu früh zur Welt zu bringen, verstärkt diese dann noch. Machen Sie sich bitte klar: Nicht die Wehenkurven auf dem CTG sind entscheidend, sondern das, was sie bewirken. Auch wenn Sie tatsächlich bereits Wehen haben: Solange der Muttermund fest zu ist, kommt das Baby noch nicht. Manchmal genügt bereits Ruhe in Kombination mit einem Magnesiumpräparat, um die Wehen im Zaum zu halten. Oft hilft es auch, belastende Lebensumstände zu verändern oder eine Zeit lang nicht zu arbeiten. Machen Sie konsequent und regelmäßig Entspannungs- und Atemübungen. Das beruhigt Ihre Nerven und hilft gleichzeitig Ihrem Baby, weil seine Versorgung durch die vermehrte Durchblutung verbessert wird. Nutzen Sie auch Gesprächsangebote Ihrer Hebamme, damit Sie sich der Situation nicht so ausgeliefert fühlen. Sie gibt Ihnen außerdem Tipps für die Betreuung Ihrer Familie.

Strenge Bettruhe und Wehenhemmung

Haben die Wehen den Gebärmutterhals jedoch bereits verkürzt oder den Muttermund geöffnet, droht eine Frühgeburt (siehe Seite 149) und Sie werden in die Klinik eingewiesen. Dort versucht man – abhängig vom Untersuchungsbefund – die Wehen durch Infusion oder Tabletten (Tokolyse) zu hemmen. Es wird Ihnen strenge Bettruhe verordnet, Ihr Kind und Sie werden engmaschig überwacht. Die Länge Ihres Gebärmutterhalses wird mittels Ultraschall oder Tastbefund kontrolliert und es wird regelmäßig ein CTG geschrieben. Da bei Frühgeborenen die Lunge noch unreif und für die eigenständige Atmung nicht ausreichend vorbereitet ist, wird diese Reifung vor der 34. Schwangerschaftswoche mit Medikamenten wie Kortison beschleunigt. Geschieht dies nicht, müssen die meisten Frühgeborenen künstlich beatmet werden. Bessert sich die Lage, dürfen Sie wieder nach Hause, müssen sich aber weiter schonen. Nach der 34. Schwangerschaftswoche werden die Wehen heute meist nicht mehr unterdrückt und das Kind darf geboren werden.

Sprechen Sie mit dem Kinderarzt

Die Gebärmutter ist immer noch der beste »Brutkasten« für ein unreifes Kind. Falls eine Frühgeburt aber unvermeidbar erscheint, bringt Ihnen ein vorbereitendes Gespräch mit einem Kinderarzt (Neonatologen) Klarheit darüber, was Sie erwartet.

Unangenehme Nebenwirkungen

Die meisten wehenhemmenden Medikamente haben Nebenwirkungen wie Herzrasen, Hitzewallungen, Kopfschmerzen, Übelkeit oder Zittern. Die Veränderung der Herzfrequenz überträgt sich auch auf Ihr Kind. Ein neues Mittel mit weniger Nebenwirkungen ist Atosiban®, das aber noch immer sehr viel teurer ist als die bisher verwendeten Mittel und in der Praxis daher kaum zum Einsatz kommt. Zur Wehenhemmung stehen jedoch auch hochwirksame, nebenwirkungsarme pflanzliche Arzneimittel zur Verfügung, die aus einer Pflanze namens »Brutblatt« (Bryophyllum) hergestellt werden. Die Wehenhemmung ist damit nachweislich genauso effektiv wie mit einem allopathischen Mittel, die unerwünschten Nebenwirkungen jedoch unterbleiben. Leider werden diese Arzneimittel noch wenig genutzt. Fragen Sie nach.

Bryophyllum ist eine schonende Alternative zu herkömmlichen wehenhemmenden Mitteln.

SCHWANGERSCHAFTSDIABETES

Der Schwangerschaftsdiabetes, auch Gestationsdiabetes (GDM) oder Typ-4-Diabetes genannt, ist die am häufigsten auftretende Erkrankung während der Schwangerschaft. Grundsätzlich kann jede Frau daran erkranken. Stärker gefährdet sind Sie jedoch bei Übergewicht, einer familiären Diabetes-Vorbelastung und ab einem Alter von über 30 Jahren. Auch wiederholte Fehlgeburten sind ein Risikofaktor für den Gestationsdiabetes.

Wie entsteht die Zuckerkrankheit?

Normalerweise steigt unser Blutzuckerspiegel nach dem Essen an und die Bauchspeicheldrüse schüttet vermehrt Insulin aus. Dieses Hormon reguliert die Zuckermenge im Blut, aus der der Körper Energie gewinnt, und deaktiviert überschüssigen Zucker, den der Körper nicht speichern kann. Dadurch sinkt der Blutzuckerspiegel wieder. Die Hormonveränderungen in der Schwangerschaft können jedoch ab und zu die Insulin-Produktion stören und zu erhöhten Blutzuckerspiegeln mit ernsten Folgen für Mutter und Kind führen.

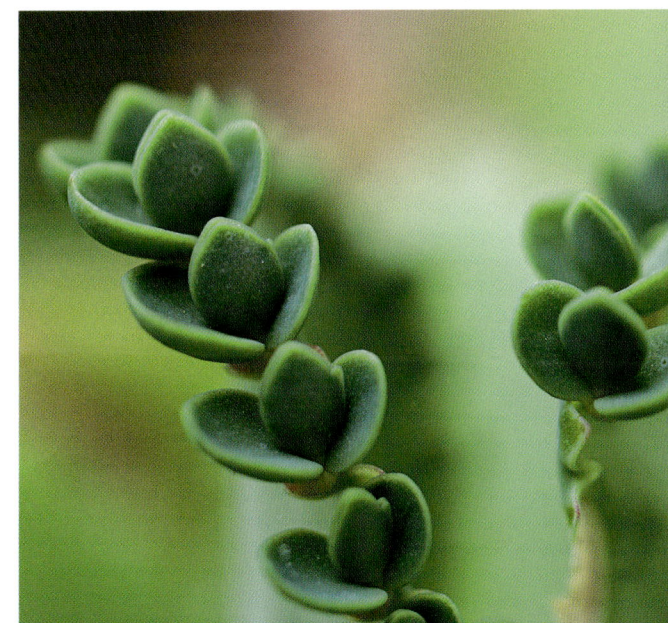

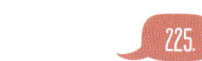

Mögliche Anzeichen eines Schwangerschaftsdiabetes

Ein Gestationsdiabetes zeigt sich meist erst an seinen Folgeerscheinungen, da er normalerweise keine Beschwerden macht. Wenn Sie extremen Durst verspüren, häufig und viel zur Toilette müssen, stark abnehmen oder ungewöhnlich müde oder schlapp sind, sollten Sie Ihrem Arzt oder Ihrer Hebamme dies unbedingt mitteilen.

◇◇◇◇◇◇◇◇◇◇◇◇◇◇◇◇◇◇◇◇◇

Auswirkungen auf Mutter und Kind

Wird ein Schwangerschaftsdiabetes nicht behandelt, kann es zu Entzündungen der Harnwege und des Nierenbeckens sowie zu Bluthochdruck kommen. Da der hohe Blutzuckeranteil über die Plazenta auch zum Kind gelangt, produziert es nun seinerseits Insulin, um seinen Blutzuckerspiegel zu regulieren. Das hat schwerwiegende Folgen: Der überschüssige Zucker in Ihrem Blut ist für Ihr Kind ein zusätzliches Angebot an Kalorien, es wird größer und schwerer. Bei Frauen mit Gestationsdiabetes wird daher häufiger ein Kaiserschnitt oder eine Entbindung mit einer Saugglocke notwendig. Außerdem bildet sich mehr Fruchtwasser, da das Kind mehr Urin produziert und ausscheidet, als dies normal wäre. Auch der Mutterkuchen wird nicht optimal durchblutet und die Organe des Babys können nicht richtig reifen. All dies sind Risikofaktoren für eine Frühgeburt. Betroffene Kinder haben außerdem ein höheres Risiko, eine Neugeborenengelbsucht zu bekommen, da sie mit einem höheren Anteil an rotem Blutfarbstoff auf die Welt kommen, der in der Schwangerschaft die Sauerstoffversorgung gewährleistet.

Diabetes frühzeitig erkennen

Im Rahmen der Schwangerenvorsorge haben Sie Anspruch auf einen zweistufigen Test auf Gestationsdiabetes, für den die gesetzlichen Krankenkassen die Kosten übernehmen. Beim sogenannten Zuckerbelastungstest (Glukosetoleranztest) wird gemessen, wie Ihr Körper auf eine größere Menge Traubenzucker (Glukose) reagiert. Dieser Test ist vollkommen harmlos und wird in der 24. bis 28. Schwangerschaftswoche vorgenommen. Bei einem Vortest trinken Sie zunächst ein Glas Wasser mit 50 Gramm gelöstem Zucker, dafür brauchen Sie nicht nüchtern zu sein. Nach einer Stunde wird Ihnen Blut aus der Vene abgenommen und Ihr Blutzucker bestimmt. Bei einem Wert von unter 7,5 Millimol pro Liter (entspricht 135 mg / dl) gilt das Ergebnis als unauffällig, der Test ist beendet.

◇◇◇◇◇◇◇◇◇◇◇◇◇◇◇◇◇◇◇◇◇◇◇

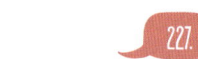

Erhöhter Wert im Vortest

Liegt der Wert im Vortest über 135 mg / dl, wird ein zweiter Zuckertest durchgeführt. Für diesen müssen Sie nun unbedingt nüchtern sein. Ihnen wird zunächst Blut abgenommen, danach trinken Sie eine Zuckerlösung mit 75 Gramm Traubenzucker. Nach Wartezeiten von einer und dann zwei Stunden wird Ihnen erneut Blut abgenommen. Wird dabei einer der drei folgenden Blutzuckerwerte erreicht oder überschritten, ist die Diagnose »Schwangerschaftsdiabetes« leider sicher:

♥ nüchtern: 5,1 mmol / l (92 mg / dl),
♥ nach einer Stunde: 10,0 mmol / l (180 mg / dl),
♥ nach zwei Stunden: 8,5 mmol / l (153 mg / dl).

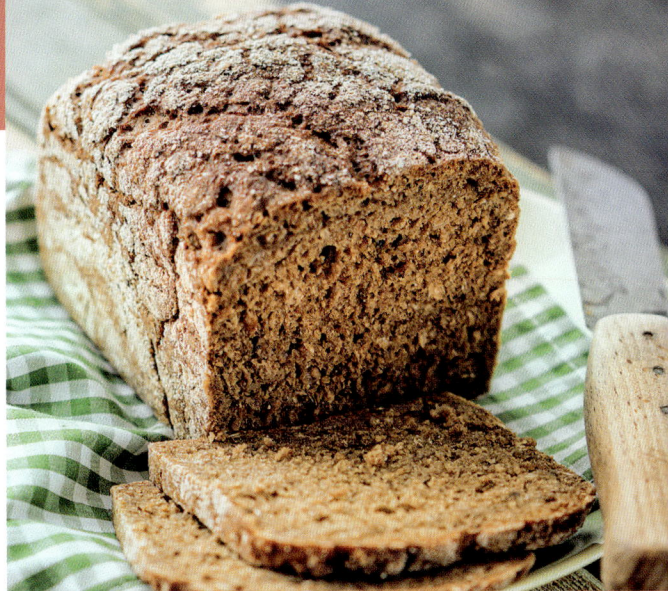

Gut bei Gestationsdiabetes: Vollkornprodukte enthalten reichlich komplexe Kohlenhydrate.

228.

Behandlung

Wenn bei Ihnen ein Schwangerschaftsdiabetes erkannt wurde, sollte der Hauptteil Ihrer Nahrung nun aus möglichst ballaststoffreichen Kohlenhydraten bestehen. Greifen Sie bevorzugt zu Vollkornprodukten, die langsamer verdaut werden. Dadurch steigt der Blutzuckerspiegel langsamer und weniger stark an. Essen Sie fettarme Nahrungsmittel, viel Obst und Gemüse und nehmen Sie am Tag mehrere kleinere Mahlzeiten zu sich statt wenige, üppige Gerichte.

Ausreichend Bewegung ist bei einem Schwangerschaftsdiabetes wichtig. Durch sie wird Ihr gesamter Stoffwechsel aktiviert, was sich auch positiv auf Ihren Zuckerstoffwechsel auswirkt.

Wenn diese Maßnahmen nicht ausreichen, brauchen Sie auf jeden Fall eine Insulintherapie und eine engmaschige ärztliche Begleitung. Lassen Sie sich unbedingt von einem Facharzt für Blutzuckererkrankungen (Diabetologen) beraten und einstellen. Nach der Geburt verschwindet der Diabetes in den meisten Fällen wieder, zurück bleibt jedoch ein Risiko, im späteren Lebensalter an einem Diabetes mellitus Typ-2 zu erkranken.

GESTOSE (PRÄEKLAMPSIE)

Präeklampsie, Schwangerschaftsvergiftung, schwangerschaftsinduzierter Hochdruck (SIH), EPH-Gestose, Hypertensive Erkrankungen in der Schwangerschaft (HES) … Es gibt viele Begriffe, die hierfür im Laufe der Jahrzehnte von Medizinern benutzt wurden. Gestose heißt »gestörte Schwangerschaft« und ist eine schwangerschaftstypische Erkrankung, die meist erst in der zweiten Hälfte vorkommt; nur selten tritt sie vor der 20. Schwangerschaftswoche auf. Die Ursachen sind noch immer nicht ganz geklärt. Drei bis fünf Prozent aller erstgebärenden Frauen sind von einer Präeklampsie betroffen, bei fast der Hälfte aller

Frühgeburten ist sie die Ursache. Bei Frauen, die bereits geboren haben, besteht nur ein 0,5-prozentiges Risiko. Gefährdet sind Sie, wenn Sie in einer vorherigen Schwangerschaft schon einmal an einer Präeklampsie gelitten haben oder die Krankheit bereits bei Ihrer Mutter oder Ihrer Schwester aufgetreten ist. Ein höheres Risiko besteht bei Mehrlingsschwangerschaften, bei Schwangeren über 40 und unter 20 Jahren, bei stark untergewichtigen Frauen und Frauen mit Vorerkrankungen wie Diabetes oder Nierenerkrankungen.

229.

Anzeichen einer Gestose

Zu den Anzeichen zählen ein erhöhter Blutdruck (Hypertonie), vermehrte Eiweißausscheidung im Urin (Proteinurie) und Wassereinlagerungen (Ödeme). Diese Anzeichen werden bei den Vorsorgeuntersuchungen fast immer erkannt. Bleiben die Symptome unbehandelt oder treten sie gleichzeitig auf, kann dies zu einer lebensbedrohlichen Eklampsie (Krampfanfälle) mit Bewusstlosigkeit und möglichem Organversagen der Mutter führen. Mutter und Kind sind in einem solchen Fall in akuter Lebensgefahr!

230.

So beugen Sie vor

Neben einer regelmäßigen, engmaschigen Überwachung und Medikation durch Ihren Frauenarzt müssen Sie sich in diesem Fall unbedingt schonen und sich sehr viel Ruhe und Schlaf gönnen. Pflegen Sie jetzt Ihren eigenen Rhythmus und schalten Sie auch im (Berufs-)Alltag unbedingt einen Gang zurück! Wenn Sie bereits Kinder haben, lassen Sie sich am besten von einer Haushaltshilfe unterstützen. Ihre Krankenkasse trägt in diesem Fall die Kosten und wird Ihnen auch bei der Suche behilflich sein. Sie benötigen lediglich eine Verordnung Ihres Arztes. Ernähren Sie sich jetzt eiweiß- und kalorienreich. Gute Eiweißlieferanten sind Hülsenfrüchte wie Linsen oder Kichererbsen, aber auch Getreide, mageres Fleisch, Kartoffeln und Tofu. Milch, Buttermilch, Joghurt, Magerquark und Schnittkäse haben ebenfalls einen hohen Eiweißgehalt. Am besten kombinieren Sie die Nahrungsmittel miteinander, um das Eiweiß noch besser zu verwerten.

Bei einer Gestose sollten Sie reichlich Wasser trinken und mehr Salz als gewöhnlich verzehren.

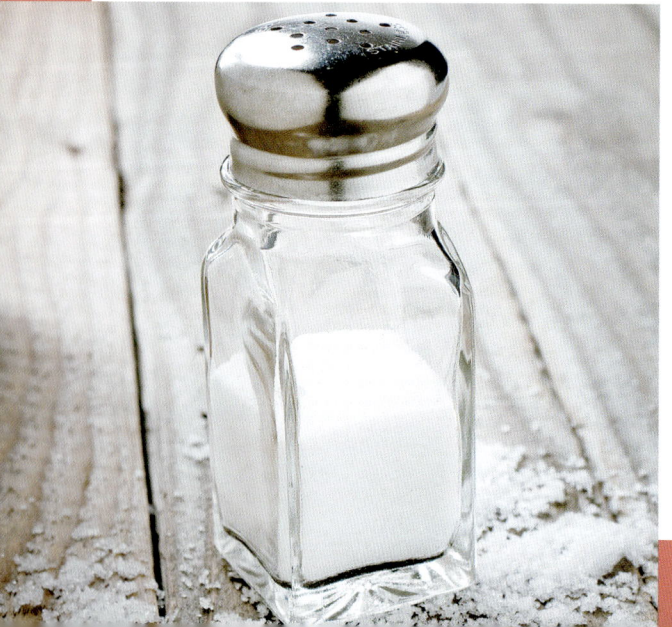

231.

Salzen Sie zusätzlich

Früher wurde bei einer Gestose empfohlen, den Salzkonsum einzuschränken und entwässernde Reis-Obst-Tage einzulegen. Heute weiß man, dass dies das Risiko einer Präeklampsie sogar erhöht! Das Gegenteil ist also richtig: Salzen Sie Ihre Speisen zusätzlich. Oftmals entstehen frühzeitige Wassereinlagerungen nämlich durch einen Mangel an bestimmten Nährstoffen, wie zum Beispiel Eiweiß, Vitaminen und normalem Kochsalz (Natriumchlorid). Diese helfen normalerweise, die Flüssigkeit in den Blutgefäßen festzuhalten und dadurch die gesteigerte Blutmenge im Verlauf der Schwangerschaft zu erhalten.

Wenn Sie bereits Ödeme haben, so steigern Sie durch das zusätzliche Salz Ihre Nährstoffaufnahme, damit der Organismus das gebundene Wasser mit dem Urin wieder ausscheiden kann. Die Symptome sollten innerhalb weniger Stunden deutlich nachlassen und nach einigen Tagen sogar ganz verschwunden sein.

Warnzeichen erkennen

Wenn folgende Symptome – auch vereinzelt – auftreten, sollten Sie möglichst rasch Ihren Frauenarzt aufsuchen oder in die Klinik fahren:

- ♥ Übelkeit und Erbrechen
- ♥ Schwindel
- ♥ Lichtempfindlichkeit
- ♥ Verwirrtheit, Schläfrigkeit oder Rastlosigkeit
- ♥ Kopfschmerzen
- ♥ Augenflimmern und Sehstörungen
- ♥ Zittern in Armen oder Beinen
- ♥ Druckempfindlichkeit unterhalb des rechten Rippenbogens
- ♥ Schwierigkeiten beim Wasserlassen
- ♥ Muskelkrämpfe
- ♥ Schmerzen im rechten Oberbauch (HELLP-Syndrom, siehe Seite 97)

Sicher in der Klinik

Nehmen Ihre Beschwerden nicht ab oder steigt der Bluthochdruck auf mehr als 150 / 95 mmHG an, müssen Sie zur Überwachung ins Krankenhaus, um eine Eklampsie zu verhindern. Dort liegen Sie in einem abgedunkelten Zimmer, damit Sie von möglichst vielen Reizen abgeschirmt sind, und bekommen Blutdrucksenker und Beruhigungsmittel über eine Infusion. Ihre Urinwerte werden häufig kontrolliert und die Herztöne des Kindes regelmäßig mit dem CTG überprüft. Wenn Sie am Termin oder mindestens in der 34. Schwangerschaftswoche sind, wird Ihr Arzt eine Geburtseinleitung erwägen, um Ihr Kind und Sie vor weiteren Komplikationen zu schützen.

HELLP-SYNDROM

Das HELLP-Syndrom ist eine besonders schwere Verlaufsform der Präeklampsie, bei der sich Ihre Blutgerinnungswerte drastisch verschlechtern und bestimmte Leberwerte gefährlich ansteigen. Der Begriff HELLP setzt sich zusammen aus:
- ♥ H für hemolysis = Auflösung der roten Blutkörperchen
- ♥ EL für elevated liver enzymes = Erhöhung der Leberwerte
- ♥ LP für low platelet count = Verminderung der Blutplättchen

Die Erkrankung kann für Sie und Ihr Ungeborenes lebensbedrohlich werden. Die meisten der betroffenen Frauen haben starke Schmerzen im rechten Oberbauch, die auch in Rücken und Schultern ausstrahlen können. Viele leiden zusätzlich unter Übelkeit und Erbrechen. Gleichzeitig können – müssen aber nicht – alle Symptome einer Präeklampsie auftreten, wie Kopfschmerzen, Sehstörungen,- Hörstörungen, Schwellungen an den Gliedmaßen und im Gesicht sowie eine plötzliche starke Gewichtszunahme.

Bei einem HELLP-Syndrom bekommen Sie neben blutdrucksenkenden Medikamenten auch Gerinnungshemmer wie Heparin, um eine Blutgerinnung innerhalb der Gefäße zu verhindern und damit Thrombosen zu vermeiden. In den meisten Fällen wird die Schwangerschaft rasch durch einen Kaiserschnitt beendet. Sehr selten entsteht die Erkrankung erst im Frühwochenbett. Auch dann besteht aufgrund der möglichen Gerinnungsstörung Lebensgefahr.

PLAZENTAINSUFFIZIENZ

Dieser Begriff beschreibt eine eingeschränkte Leistungsfähigkeit der Plazenta, die dazu führt, dass das Ungeborene nicht ausreichend versorgt wird. Man unterscheidet zwei Formen:

Chronische Plazentainsuffizienz

Durch einen anhaltenden Nährstoffmangel verringern sich das Wachstum des Kindes und die Menge des Fruchtwassers in der Schwangerschaft. Gründe dafür können sein:
- ♥ Schwangerschaftsdiabetes
- ♥ Präeklampsie
- ♥ Tabak-, Alkohol- oder Drogenmissbrauch während der Schwangerschaft
- ♥ Terminüberschreitung und Übertragung

Die Funktionsfähigkeit der Plazenta kann bislang leider nicht vorsorglich mit Medikamenten verbessert werden, man kann die erkannten Ursachen nur mit entsprechenden Arzneimitteln behandeln. Die Entwicklung des Kindes wird in regelmäßigen Abständen durch Ultraschalluntersuchungen und CTG-Kontrollen überprüft. Mit einem Doppler-Ultraschall (siehe Seite 28) kontrolliert der Arzt die Durchblutung des Mutterkuchens und der Nabelschnurgefäße. Auch an bestimmten Hormonwerten im mütterlichen Blut kann er erkennen, ob die Plazenta noch ausreichend funktioniert.

Wie geht es dir, mein Kind?

Auch mit einem Wehenbelastungstest lässt sich überprüfen, wie gut Ihr Baby noch versorgt wird. Dazu wird man Sie in der Klinik sehr wahrscheinlich bitten, morgens nüchtern zu bleiben. Zuerst wird dann eine halbe Stunde lang ein CTG geschrieben. Das ist wichtig, um sicher zu sein, dass Sie nicht bereits Wehen haben und es Ihrem Kind ohne Belastung im Moment gut geht. Bei einem normalen CTG wird Ihnen dann über eine Kanüle im Arm eine Infusion angelegt, die eine bestimmte Konzentration des Wehenhormons Oxytocin enthält. Der Test heißt deshalb auch Oxytocinbelastungstest (OBT). Bei kontinuierlicher Aufzeichnung der kindlichen Herztöne wird die Dosierung im halbstündigen Rhythmus erhöht, bis Wehen auftreten oder, sollte dies nicht der Fall sein, die festgelegte Höchstdosierung erreicht ist. Nach 30 Minuten regelmäßiger Wehentätigkeit wird der Test, wenn alles in Ordnung ist, beendet und Sie dürfen wieder herumlaufen und auch wieder etwas essen. In vielen Fällen reicht die Gabe des Oxytocins bereits aus, um die eigene Wehentätigkeit anzuregen, und die Geburt nimmt ihren Lauf. Passiert nichts, kann nach zwei Tagen ein erneuter OBT durchgeführt werden. Ein kleiner Trost: Oft sind die Kinder aber doch schneller …

Was passiert, wenn der Test schlecht ausfällt?

Das ist im Wesentlichen davon abhängig, wie es Ihrem Kind geht. Nur sehr selten ist wirklich ein sofortiger Kaiserschnitt notwendig. In den meisten Fällen wird das geburtshilfliche Team versuchen, die Geburt mit einer weiteren Oxytocingabe einzuleiten, damit Sie möglichst auf normalem Wege gebären können. Dabei werden selbstverständlich die kindlichen Herztöne die ganze Zeit über mit dem CTG überwacht, sodass man sofort sehen kann, wenn sich der Zustand des Kindes verschlechtert.

Versuchen Sie loszulassen

Verständlicherweise ist eine Geburtseinleitung unter diesen Vorzeichen eine sehr schwierige und angstbesetzte Angelegenheit für die werdende Mutter. Nehmen Sie die Situation so an, wie sie ist und vertrauen Sie darauf, dass Ihnen in dieser besonderen Lage auch besondere Kräfte zur Verfügung stehen werden. Versuchen Sie trotz allem zu entspannen und achten Sie darauf, dass Sie Ihren Atem nicht anhalten. Gleichmäßiges, tiefes Atmen versorgt Ihr Baby mit einer Extraportion Sauerstoff, den es nun dringend benötigt. Auch wenn Ihnen das Loslassen schwerfallen sollte, es gibt einen wichtigen medizinischen Grund, es trotzdem zu versuchen: Angst und Stress gehen mit einer erhöhten Adrenalinausschüttung einher, die uns normalerweise befähigt, schnell zu reagieren und im Bedarfsfall zu fliehen. Für die Geburt ist die Bereitstellung von Adrenalin aber eher ungünstig, denn das Stresshormon Adrenalin verringert die Bildung des Wehenhormons Oxytocin. Und Oxytocin brauchen Sie in dieser Situation dringend für Ihre Geburtsarbeit.

Akute Plazentainsuffizienz

Sie tritt unvermittelt vor oder während der Geburt auf und zeigt sich durch akuten Sauerstoffmangel und eine entsprechend beeinträchtigte Herztätigkeit des Ungeborenen. Gründe können sein:

- ♥ vorzeitige Plazentalösung
- ♥ Blutungen der Gebärmutter
- ♥ Nabelschnurkomplikationen bei der Geburt

Bei akutem Plazentaversagen kann die Sauerstoffunterversorgung zu einer bleibenden Schädigung bis hin zum Tod des Kindes führen. Abhängig vom Geburtsfortschritt und -verlauf wird die Geburt durch einen Kaiserschnitt, mit der Saugglocke oder der Geburtszange beschleunigt.

BECKENENDLAGE

Zum Ende der Schwangerschaft liegen drei bis vier Prozent aller Kinder in Beckenendlage (BEL), das heißt, nicht der Kopf, sondern der Po oder Po und Füße sind die vorangehenden Körperteile. Zwar ist oft auch dann eine vaginale Geburt möglich, dennoch kommt durch einseitige Information und Verunsicherung für viele Eltern nur der Kaiserschnitt als Entbindungsform infrage. Diese anderen Möglichkeiten gibt es:

Die »Rolle des Lebens«

Sie können Ihr Kind vielleicht selbst dazu bringen, sich zu drehen, indem Sie sich zweimal täglich für zehn bis zwanzig Minuten in Knie-Ellenbogen-Lage begeben. Dabei stützen Sie sich, anders als beim Vierfüßlerstand, nicht nur auf Knie und Hände, sondern auf die kompletten Unterarme. Das geht gut auf einer bequemen Unterlage mit einem dicken Kissen unter dem Bauch. Diese Lage ist für das Kind sehr unbequem, es wird dadurch veranlasst, sich zu bewegen, um eine angenehmere Position zu finden – möglichst mit dem Kopf in Richtung Beckenausgang.

Hilfe von außen

Vor der Behandlung, die in der Klinik von einem erfahrenen Geburtshelfer ab der 37. Schwangerschaftswoche durchgeführt wird, macht der Arzt einen Ultraschall, um zu sehen, wo genau die Plazenta liegt. Außerdem bekommen Sie ein wehenhemmendes Medikament, damit die Gebärmutter sich nicht zusammenzieht und so den Raum verkleinert, den das Kind zum Drehen benötigt. Der Gynäkologe fasst dann von außen mit der einen Hand den Po des Kindes und führt ihn nach oben. Mit der anderen Hand wird das Köpfchen rückwärts geführt. Diese Methode ist auf jeden Fall einen Versuch wert: Die Erfolgswahrscheinlichkeit liegt bei etwa 60 Prozent!

Erwärmen Sie sich fürs Moxen

Die Moxibustion ist ein Heilverfahren der traditionellen chinesischen Medizin; sie wirkt ebenfalls unterstützend. Dabei wird Ihre Hebamme eine »Heilpflanzenzigarre« aus Beifuß über einem bestimmten Akupunkturpunkt an Ihrem kleinen Zeh abbrennen. Dieses »Moxen« tut nicht weh, der Punkt wird nur erwärmt. Auf diese Weise entspannt sich die Gebärmutter und das Kind bewegt sich mehr. Immerhin lässt sich fast die Hälfte aller Kinder in Beckenendlage mit diesem Verfahren zu einer Drehung bewegen.

Kein Drehen und Wenden

Lässt sich Ihr Baby gar nicht zum »Salto« motivieren, gibt es meistens einen wichtigen medizinischen Grund dafür, warum es verkehrt herum liegt. So können Verwachsungen der Gebärmutter, Nabelschnurumschlingungen oder eine zu kurze Nabelschnur und Ähnliches eine rechtzeitige Wendung verhindern und eine vaginale Entbindung manchmal unmöglich machen.

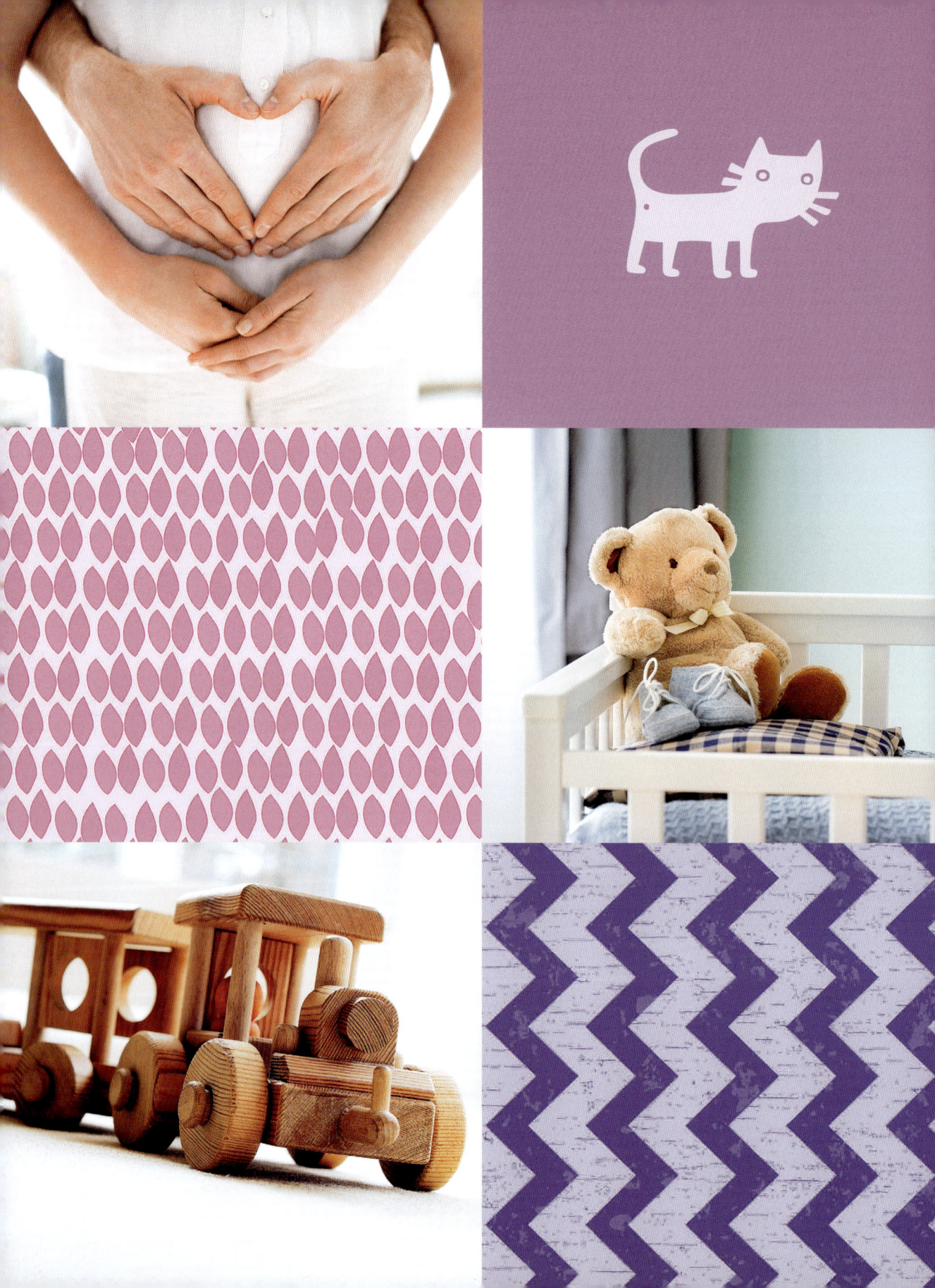

DER COUNTDOWN LÄUFT

◇◇◇

ELTERN WERDEN IST NICHT SCHWER – ZUKUNFT FAMILIE

Menschen werden nicht als Eltern geboren. Um gemeinsam auf eine Entdeckungsreise in die Familienzukunft zu gehen, ist es wichtig, dass Ihr Partner und Sie über Ihre gegenseitigen Erwartungen, über Ihre Wünsche und Vorstellungen sprechen. Auch gilt es rechtliche und finanzielle Angelegenheiten rechtzeitig zu regeln.

Sie und Ihr Partner können sich gut auf das bevorstehende Ereignis vorbereiten, indem Sie zusammen einen Geburtsvorbereitungs- und Säuglingspflegekurs besuchen. Auch die Entscheidung über den Geburtsort Ihres Baby können Sie als werdende Eltern gemeinsam treffen. Der Kontakt zu anderen Elternpaaren kann Sie in Ihren Überlegungen unterstützen und hilft, Ihre eigenen Vorstellungen zu konkretisieren.

Denken Sie zusammen mit Ihrem Partner auch rechtzeitig über die verschiedenen Elternzeitmodelle nach, damit Sie Ihre optimale individuelle Lösung gemeinsam finden können.

ELTERN WERDEN, PAAR BLEIBEN

Vermutlich werden Sie sich auch fragen: »Wie können wir Eltern werden und gleichzeitig ein Paar bleiben?« Ganz sicher wird Ihre Beziehung sich durch das Baby sehr verändern. Besonders wenn es das erste Kind ist, sind viele Paare nicht ausreichend darauf vorbereitet, dass Elternsein nicht nur aus Freude und Glück besteht. Noch sehen sie nicht, dass ihre Wünsche als Paar und Einzelperson in den ersten Jahren meist deutlich hinter den Bedürfnissen ihres Kindes hinterherhinken werden. Bislang musste man sich nur um sich selbst oder den Partner kümmern, jetzt ist da plötzlich ein hilfloses Wesen, das teilweise rund um die Uhr Aufmerksamkeit braucht. Zum Glück haben Sie während der Schwangerschaft einige Monate Zeit für die Vorbereitung auf die Elternrolle. Die aber sind allzu oft schnell verplant für die Einrichtung des Kinderzimmers, den Kauf von Babybettchen, Kinderwagen und anderer Ausstattung. Doch gerade für die persönliche Vorbereitung auf die Elternrolle sollten Sie sich jetzt beide Zeit nehmen.

Über eigene Gefühle reden

Der Spagat zwischen den Bedürfnissen des Kindes und den Ansprüchen einer erwachsenen Paarbeziehung ist nicht immer einfach. Bleiben Sie im Gespräch miteinander und nutzen Sie ruhige Stunden und kleine Auszeiten, um gegenseitig von sich zu erzählen, gemeinsame Erlebnisse zu teilen und über Sorgen und Nöte zu sprechen. So fällt es leichter, die Reaktionen des anderen zu verstehen – und nicht gleich enttäuscht oder ärgerlich zu sein. Durch solche Gespräche gewinnen Sie auch für sich selbst Klarheit, können Prioritäten setzen und die knappe Zeit besser einteilen. Vergessen Sie dabei aber nicht, auch Ihre Vorfreude zusammen zu genießen. Telefonieren Sie tagsüber gelegentlich – vielleicht wie früher, als Sie frisch verliebt waren. Wichtig ist auch, dass Sie sich hin und wieder bewusste Freiräume schaffen, um für den Familienalltag neu aufzutanken.

Gemeinsam in die Elternrolle finden

Sprechen Sie in einer ruhigen Minute darüber, wie Sie sich selbst als Vater oder Mutter sehen und was Ihnen bei der Kindererziehung wichtig ist. In entscheidenden Fragen sollten Sie sich unbedingt einig sein, und zwar bevor Ihr Kind auf der Welt ist.

Der Antwort auf die Frage, was für eine Mutter oder ein Vater Sie selbst sein möchten, nähern Sie sich am besten über Ihre Eltern: »Wie war mein Vater? Wie war meine Mutter?« Und: »Wie will ich selbst sein? Was fand ich an meiner Erziehung gut und was nicht? Was hat mich geprägt? Was möchte ich keinesfalls mehr erleben?« So arbeiten Sie gemeinsam heraus, in welche Richtung es gehen soll. Machen Sie sich auch Gedanken darüber, wie Sie Ihre Elternzeit organisieren möchten. Wer bleibt wann zu Hause? Auch wenn die aktuelle Elternzeitregelung manchmal als »Wickelvolontariat« belächelt wird, ist es eine Chance für Väter, von Anfang an eine eigene tragfähige Beziehung zu ihrem Kind aufzubauen.

Hallo Papa! Grüße aus dem Babybauch

Im frühen Stadium der Schwangerschaft ihrer Partnerin haben die meisten werdenden Väter zunächst Mühe, sich das Baby in deren Bauch vorzustellen. Eine Bauchwölbung ist noch nicht sichtbar, Kindsbewegungen sind von außen zunächst kaum spürbar. Die Veränderungen, die Sie als werdende Mutter spüren und erleben, sind für Ihren Partner daher bestenfalls spannende Erzählungen.

Doch wenn etwa ab der Mitte der Schwangerschaft die Bewegungen des Kindes durch die Bauchdecke hindurch gefühlt werden können, freuen sich die meisten Väter riesig über die zarten Grüße aus dem Babybauch. Viele Paare erleben die gemeinsamen Vorsorgebesuche als kleine Auszeiten, in denen sie sich gewissermaßen »gemeinsam schwanger« fühlen können. Meist fällt es ihnen dann leichter, über ihre Wünsche und Bedürfnisse zu sprechen. Auch kann Ihr Partner dort die Fragen stellen, die ihn beschäftigen.

Viele werdende Väter freuen sich besonders auf die Ultraschalluntersuchung in der Schwangerenvorsorge, weil sie sich dadurch viel besser vorstellen können, wie das Baby im Bauch liegt.

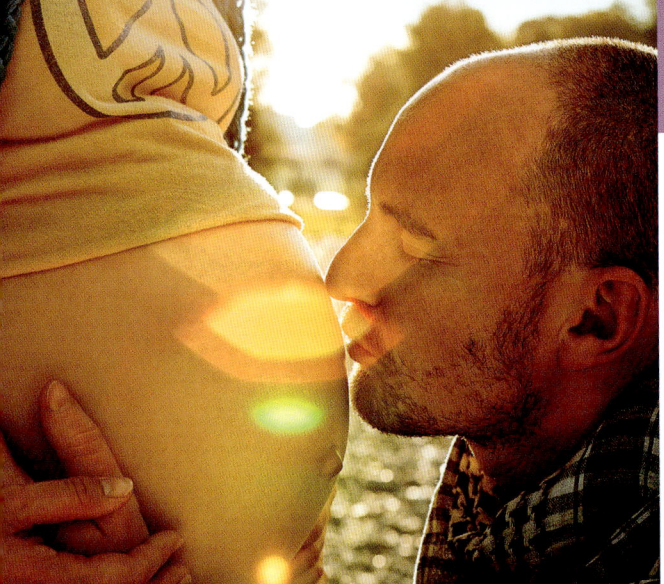

Schwangerschaft und Geburt aktiv als Paar erleben – mit entlastender Papa-Power.

Sammeln Sie Erfahrungen

Um zu wissen, was auf Sie zukommt, ist das Erleben der beste Weg. Fragen Sie Freunde oder Bekannte, ob Sie zeitweilig auf ihre Kinder aufpassen können. Dadurch bekommen Sie ein Gefühl dafür, was es bedeutet, für ein Baby oder Kleinkind zuständig zu sein. Außerdem gibt Ihnen dies Sicherheit in konkreten Alltagsdingen. Auch Ihr Gefühl dafür, welcher Umgang mit Kleinkindern angemessen ist und welcher nicht, wird so gestärkt.

Besuchen Sie einen Elternkurs

Elternkurse sind Vorbereitungskurse, die Ihnen grundlegende Informationen rund um Ihr erstes Kind geben. Dazu gehören zum Beispiel Themen wie der Umgang mit dem Baby oder dessen Pflege. Unter anderem erhalten Sie Tipps zur Babyausstattung, Wickeltechniken oder Beratung zu Pflegeprodukten. Viele Hebammen bieten auch kompakte Wochenendkurse an, um auf das Leben mit dem ersten Kind vorzubereiten. Dort lassen sich viele Fragen bereits klären, bevor Sie Ihre Zeit dauerhaft mit Ihrem Kind verbringen.

Geschwister: Liebe mal zwei ...

Keine Sorge, Ihr Herz ist groß genug, um zwei oder mehrere Kinder gleichermaßen lieben zu können! Sie werden merken, dass Sie die vorhandene Liebe nicht teilen müssen, sondern dass sie sich sozusagen vervielfacht. Trotzdem wird es wohl so sein, dass Sie jedes Kind ein Leben lang auf ganz unterschiedliche Art lieben, allein schon, weil ein großes Kind eine andere Art der Zuneigung und Mutterliebe braucht als ein kleineres.

Distanz trotz Vaterfreuden

Trotz aller Freude auf den Nachwuchs passiert es manchmal, dass der Partner sich erst einmal in sich zurückzieht. Mit der Vaterschaft ist eine Verantwortung verbunden, die es über viele Jahre zu tragen gilt. Gedanken über Einschränkungen der Freiheit, finanzielle Einschnitte oder Veränderungen in Ihrer Beziehung können ein Grund sein, warum Ihr Partner zurzeit eher auf Distanz geht und mehr Zeit als sonst für sich benötigt. Auch Ihr sich verändernder Körper kann ein Grund dafür sein, dass Ihr Mann Berührungsängste hat: Während der eine sich von den üppigen Rundungen sinnlich sehr angesprochen fühlt, kann es sein, dass genau das einem anderen Mann zu viel ist. Vielleicht ist Ihr Partner auch einfach nur verunsichert und kann schlecht einschätzen, wie empfindsam Sie in Ihrem jetzigen Zustand sind.

Reden Sie viel mit Ihrem Partner. Zeigen Sie Verständnis für ihn, aber sprechen Sie ihn auch immer wieder auf seinen Rückzug an. Erzählen Sie von Ihren eigenen Gedanken und Gefühlen und schildern Sie Ihrem Partner, wie es Ihnen damit und mit seinem Verhalten geht.

... in gleichen Portionen

Kinder reagieren sensibel auf Bevorzugungen, zum Beispiel was Ihre Zeit betrifft. Schön ist es, wenn Sie und Ihr Partner diesbezüglich Ausgleich schaffen – zum Beispiel wenn er immer wieder mal mit Ihrem Großen etwas Schönes unternimmt, mit ihm spielt oder ihm vorliest, während Sie sich um das Kleine kümmern. Oder wenn Sie mit Ihrem älteren Kind etwas besonders Tolles unternehmen, während das Baby gut bei der Oma untergebracht ist. Dann wird Ihre Liebe »gerecht« auf beide Kinder verteilt sein.

Teilen will gelernt sein

Wenn Sie bereits ein Kind haben, machen Sie es schon während der Schwangerschaft damit vertraut, dass das Baby in Ihrem Bauch langsam heranwächst. Es gibt zu diesem Thema viele gute Bilderbücher, die Sie gemeinsam mit dem älteren Kind anschauen können. Beziehen Sie es in die Vorbereitungen rund ums Baby ein: Es kann zum Beispiel schon ein Bild malen, das Sie dann über den Wickeltisch hängen, oder beim Sortieren der Babykleidung helfen. Erzählen Sie ihm auch Geschichten aus seiner eigenen Babyzeit: wie es (an Ihrer Brust) getrunken hat, wie Sie es getröstet haben, wenn es weinte, welches Mützchen Sie ihm am liebsten aufgesetzt haben. Schauen Sie gemeinsam seine Babyfotos an. Lassen Sie Ihr Kind wissen, dass es als Baby genauso umsorgt wurde, wie bald das kleine Geschwisterchen. Wenn das Baby da ist, wird Ihr großes Kind erleben, dass es Ihre Elternliebe nun teilen muss. Die Angst, dass das neue, süße Baby mehr Liebe bekommt, kann zunächst sehr groß sein – mit viel Zuwendung schon vor der Ankunft des Babys nehmen Sie Ihrem älteren Kind etwas von dieser Angst.

Schwanger ohne Partner

Wenn Sie sich trotz Trennung für Ihr Baby entschieden haben oder keine andere Wahl hatten, sollten Sie sich rechtzeitig Unterstützung suchen. Die Zukunfts- und Existenzängste schwangerer Singles sind leider nur allzu berechtigt. Es ist noch immer nicht selbstverständlich, Beruf und Kind unter einen Hut zu bringen – erst recht nicht, wenn man alleinsteht.

In vielen Städten gibt es Gruppen für Alleinerziehende, in denen sich Frauen in ähnlicher Lebenslage zum Austausch treffen. In vielen Beratungsstellen bekommen Sie Informationen über Möglichkeiten zur Unterstützung: In den Städten und Gemeinden gibt es gesonderte Angebote für Alleinerziehende, die Sie beim Jugendamt erfragen oder der Tagespresse entnehmen können. Eine Anlaufstelle für alle wichtigen Informationen ist der Verband alleinstehender Mütter und Väter (VAMV, siehe Adressen Seite 157), und die Bundesstiftung »Mutter und Kind« bewilligt Anträge auf Zuschüsse für die Erstausstattung und für den Haushalt.

Verlässliche Netzwerke

Freunde, Familie und verlässliche Babysitter sind nun ein wichtiges Netzwerk. Nutzen Sie Ihren Bekanntenkreis zur alltäglichen Unterstützung. Schließen Sie sich mit anderen Müttern zusammen, das erleichtert und bereichert Ihren Alltag. Wenn Sie oft mit wenigen ausgesuchten Personen zusammen sind, wird Ihr Kind diese rasch als weitere Bezugspersonen anerkennen. Vor allem wenn Sie nach der Geburt bald wieder arbeiten gehen möchten, sollten Sie sich schon in der Schwangerschaft nach Möglichkeiten einer guten Kinderbetreuung umschauen.

RECHT UND FINANZEN

Wer ein Baby bekommt, hat eine Reihe von Formalitäten und Behördengängen zu erledigen. Informieren Sie sich schon während der Schwangerschaft über Voraussetzungen und Details zu Zuschüssen und Zahlungen.

Ihr gutes Recht

Das Mutterschutzgesetz garantiert berufstätigen Schwangeren und Müttern besondere Rechte. Es gilt für Frauen mit einem privatrechtlichen Arbeitsverhältnis im Inland, unabhängig davon, ob der Vertrag befristet ist oder die Muttern noch in der Probe- oder Ausbildungszeit ist. Keine Anwendung findet es bei Hausfrauen und selbstständigen Frauen. Für Beamtinnen gilt eine gesonderte Mutterschutzverordnung.

Beschäftigungsverbot

Für Schwangere sind schwere körperliche Arbeiten verboten (wie Lasten heben oder Akkordarbeit), ebenso Tätigkeiten, die für Sie oder das Kind gefährlich sind (Staub, Dämpfe, Lärm, Erschütterungen). Das gilt auch für Nachtarbeit oder Mehrarbeit (über achteinhalb Stunden pro Tag).

Kündigungsschutz

Bis vier Monate nach der Entbindung genießen Sie besonderen Kündigungsschutz. Wenn Sie erst nach der Kündigung von Ihrer Schwangerschaft erfahren, aber zur Zeit der Kündigung bereits schwanger waren, haben Sie zwei Wochen Zeit, dies dem Arbeitgeber mitzuteilen. Sie erhalten dann rückwirkend Kündigungsschutz.

Beim Vorstellungsgespräch

Die Frage nach einer Schwangerschaft beim Vorstellungsgespräch ist arbeitsrechtlich nicht zulässig. Sollten Sie dennoch gefragt werden, dürfen Sie bewusst die Unwahrheit sagen. Doch ist zu überlegen, ob es nicht Ihr gutes Verhältnis zu Arbeitgeber und Kollegen beeinträchtigen könnte, wenn Sie die Unwahrheit sagen und dann nach kurzer Zeit in den Mutterschutz gehen.

Mutterschutz

Der Gesetzgeber rät, den Arbeitgeber von der Schwangerschaft zu unterrichten, sobald diese festgestellt wurde. Es ist aber keine Pflicht. Viele Frauen warten die ersten drei Monate ab. Doch die Schutzvorschriften gelten erst, wenn der Chef von Ihren anderen Umständen weiß. Sechs Wochen vor dem Termin werden Sie von der Arbeit freigestellt. Nach der Geburt dürfen Sie acht Wochen lang nicht arbeiten, auch nicht freiwillig.
Bei Früh- und Mehrlingsschwangerschaften verlängert sich die Mutterschutzfrist nach der Geburt von acht auf zwölf Wochen. Dies gilt auch, wenn ein Baby tot zur Welt gekommen oder nach der Geburt verstorben ist.

Wenn das Baby früher kommt

Die beiden Mutterschutzfristen – vor und nach der Geburt – betragen zusammengerechnet immer mindestens 14 Wochen. Alle Tage, die Ihnen durch eine »vorzeitige« Entbindung verloren gehen, werden dementsprechend an die acht- beziehungsweise zwölfwöchige Schutzfrist nach der Geburt angehängt.

Sieben Wochen vor der Geburt

Mutterschaftsgeld: Stellen Sie bei Ihrer Krankenkasse einen Mutterschaftsgeldantrag. Selbst versicherte Mitglieder der gesetzlichen Krankenkassen erhalten bis zu 13 Euro täglich während der Schutzfrist. Arbeitnehmerinnen, die privat oder familienversichert sind, erhalten Mutterschaftsgeld von maximal 210 Euro vom Bundesversicherungsamt. Arbeitslose Frauen, die zu Beginn der Schutzfrist Anspruch auf Arbeitslosengeld oder Arbeitslosenhilfe haben, erhalten während der Schutzfrist Mutterschaftsgeld in Höhe des Arbeitslosengeldes.

Gleich nach der Geburt

Standesamt: Sie müssen Ihr Kind innerhalb einer Woche beim Standesamt anmelden. Ist Ihr Baby in einer Klinik zur Welt gekommen, wird die Anmeldung oft dort erfolgen und direkt ans Standesamt übermittelt. Für die Anmeldung brauchen Sie: Geburtsbescheinigung, Personalausweis, Familienstammbuch oder Heiratsurkunde (bei ledigen Müttern die eigene Geburtsurkunde).
Mutterschaftsgeld: Informieren Sie Krankenkasse und Arbeitgeber baldmöglichst über die Geburt Ihres Kindes (Geburtsurkunde vorlegen). Ab diesem Tag beziehen Sie Mutterschaftsgeld.

Im 1. Lebensmonat

Krankenversicherung: Melden Sie Ihr Kind bei Ihrer gesetzlichen Krankenkasse oder der Ihres Partners zur Familienversicherung an. Dies ist gilt nur, wenn keiner von Ihnen privat versichert ist. Sie bekommen ein Anmeldeformular, das Sie ausgefüllt mit der Geburtsurkunde zurücksenden.

Lohnsteuerkarte: Lassen Sie Ihr Kind beim Einwohnermeldeamt auf der Steuerkarte eintragen, um den Kinderfreibetrag geltend zu machen. Eventuell ist es sinnvoll, die Steuerklasse zu ändern. Sie brauchen: Personalausweis, Lohnsteuerkarte(n), Geburtsurkunde des Kindes, als unverheiratete Eltern eine Vaterschaftsanerkennung.

Bis Ende des 3. Lebensmonats

Elterngeld: Es muss schriftlich bei der zuständigen Elterngeldstelle beantragt werden. Besorgen Sie sich frühzeitig die Formulare und erkundigen Sie sich nach benötigten Unterlagen und Bescheinigungen, Einkommens- und Arbeitszeitennachweise können beispielsweise schon vor der Geburt besorgt werden. Ab einem Nettoeinkommen von 1 240 Euro werden 65 Prozent des letzten Gehaltes Elterngeld gezahlt. Bei einem Jahreseinkommen ab 250 000 Euro gibt es kein Elterngeld.

Bis Ende des 6. Lebensmonats

Kindergeld: Stellen Sie bei der Familienkasse der für Ihren Wohnort zuständigen Arbeitsagentur einen schriftlichen Antrag.
Elternzeit: Die Elternzeit muss spätestens acht Wochen vor dem geplanten Beginn schriftlich beim Arbeitgeber beantragt werden. Möchten Sie gleich nach der Geburt oder mit Ablauf der Mutterschutzfrist beginnen, reichen sechs Wochen. Für die Berechnung der Frist gilt der Eingang des Schreibens, lassen Sie sich dies bestätigen. Enthalten muss der Antrag, wann innerhalb von zwei Jahren Sie Elternzeit nehmen und ob Sie zukünftig eine Teilzeitbeschäftigung möchten. Das dritte Jahr können Sie bis zum achten Lebensjahr des Kindes aufsparen und beispielsweise erst bei der Einschulung nehmen.

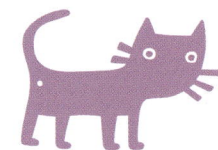

GEBURTSVORBEREITUNG – KÖRPER UND SEELE EINSTIMMEN

Bestimmt freuen Sie sich schon riesig auf Ihr Baby und können seine Ankunft kaum erwarten. Vielleicht haben Sie hin und wieder aber auch gemischte Gefühle, Zweifel und Ängste, wenn Sie an die Geburt denken? Dann geht es Ihnen wie fast allen werdenden Eltern, denn Schwangerschaft und Geburt sind, ganz besonders beim ersten Kind, völlig neuartige und umwälzende Lebenserfahrungen.

Für viele Menschen gehören die natürlichen Vorgänge rund um die Geburt nicht mehr selbstverständlich zum Leben, auch in den Medien werden sie nur selten realistisch dargestellt. Die schönen und gesunden Seiten des Elternwerdens geraten aus diesem Grund häufig immer mehr außer Blickweite.

Der persönliche Kontakt zu einer vertrauten Hebamme bietet eine gute Möglichkeit, Fragen und Zweifel zu klären und Zutrauen in sich und die eigenen Fähigkeiten aufzubauen. Hebammen erleben die schönen Seiten des Elternwerdens tagtäglich und wissen genau, was Sie als Paar bewegt.

Zutrauen zu sich selbst finden

Zwar ist ein Geburtsvorbereitungskurs kein Muss, aber es wird Ihnen umso leichter fallen, sich ganz auf den natürlichen Vorgang der Geburt einzulassen, je besser Sie Ihren sich verändernden Körper kennen und je mehr Vertrauen Sie in Ihre eigenen Fähigkeiten und Kräfte entwickeln. Auch ist es hilfreich zu wissen, welche Atem- und Entspannungsübungen Ihnen guttun und wie Sie mit schwangerschaftsbedingten Veränderungen umgehen können. Sie können sich über verschiedene Gebärpositionen, Geburtsorte, Babypflege und das Stillen informieren und sich mit anderen werdenden Müttern austauschen. In einem guten Vorbereitungskurs gibt es auch immer ausreichend Zeit, um in einem geschützten Rahmen Ängste, Probleme und persönliche Fragen anzusprechen.

264.

Vielfältige Angebote

Für hebammengeleitete Kurse übernimmt die gesetzliche Krankenkasse die Kosten für 14 Stunden à 60 Minuten. Weitere Stunden oder Angebote sowie die Geburtsvorbereitung bei einer Physiotherapeutin oder Geburtsvorbereiterin müssen Sie, ebenso wie die Gebühren Ihres Partners, selbst bezahlen. Es gibt spezielle Kurse für Paare, für Frauen, die schon geboren haben, und für Schwangere ohne Partner. Auch Kompaktkurse am Wochenende werden angeboten. Familienbildungsstätten, Frauengesundheitszentren und Kliniken bieten ebenfalls Vorbereitungskurse an. Achten Sie darauf, dass die Kurse nicht zu groß sind, damit sich eine vertraute Atmosphäre entwickeln kann und Sie sich trauen, auch über intime Dinge zu spre-

chen. Fragen Sie nach der Qualifikation der Kursleiterin. Das gilt auch für Zusatzangebote wie Yoga, Tai-Chi, Shiatsu, Aerobic oder Bauchtanz.

265.

Frühzeitig anmelden

Melden Sie sich möglichst früh an, denn die besten und beliebtesten Kurse sind erfahrungsgemäß immer sehr schnell belegt. Rechnen Sie unbedingt Ferienzeiten der Kursleiterin oder eventuell ausfallende Termine mit ein und wählen Sie einen Kurs, der etwa drei bis sechs Wochen vor dem errechneten Geburtstermin zu Ende ist. Dann können Sie sicher sein, dass Sie alles mitbekommen – auch wenn Ihr Kind sich früher auf den Weg macht.

Individuelle Vorbereitung

Wenn Sie (etwa aufgrund einer drohenden Frühgeburt) viel liegen müssen, sollten Sie den individuellen Unterricht durch eine Hebamme nutzen. Sie kommt zu Ihnen nach Hause und bereitet Sie entsprechend Ihrer Situation auf die Geburt vor. Die Kosten übernimmt die Krankenkasse, wenn Ihr Arzt Ihnen ein Rezept ausstellt.

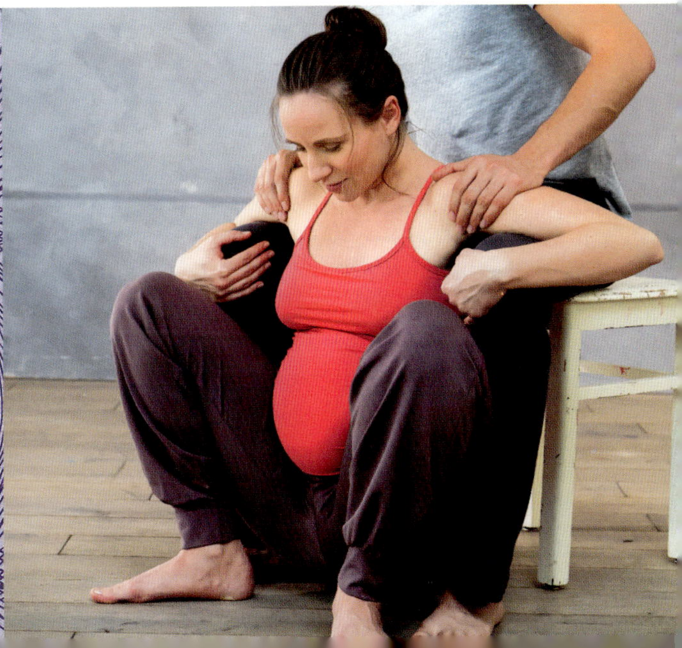

Vorbereitung für den werdenden Vater

Für viele Männer ist es kaum zu ertragen, bei der Geburt untätig danebenzustehen. Im Geburtsvorbereitungskurs erlernt man(n) zum Beispiel Massagen, die während der Wehen hilfreich sein können. Ihr Partner erfährt aber vor allem, wie bedeutsam seine Unterstützung während der Schwangerschaft und – wenn Sie beide dies möchten – seine Anwesenheit bei der Geburt für Sie sind. Mittlerweile wird es von den geburtshilflichen Teams in den Klinken in der Regel gefördert, dass der Vater bei der Geburt dabei ist und auch aktiv mithilft – in Deutschland tun das rund 90 Prozent aller Väter. Ihr Partner kann zum Beispiel die Nabelschnur durchtrennen, Ihnen das Kind zum ersten Anlegen reichen, es zum ersten Mal baden. So begleitet er sein Kind in die Welt hinein und knüpft gleich eine innige Beziehung zu ihm. Zu alldem können werdende Väter im Geburtsvorbereitungskurs Fragen stellen. Und sie können hier auch ihre eigenen Gefühle, Ängste und Sorgen vor dem großen Ereignis ansprechen.

GEBURTSPOSITIONEN

Im Kurs wird Ihnen die Kursleiterin verschiedene Geburtspositionen zeigen, die Sie vorab ausprobieren können, um herauszufinden, welche Ihnen angenehm sind. Das kann sich während der Geburt unter kräftigen Wehen allerdings nochmals ganz anders darstellen als bei den »Trockenübungen«. Die Wahl der Geburtshaltung hängt letztlich davon ab, in welcher Körperstellung Sie Ihre Kräfte am besten mobilisieren können. Ganz gleich, wie Sie sich entscheiden oder wie oft Sie die Position im Verlauf der Geburt wechseln, Ihre Füße und Unterschenkel sollten festen Halt auf dem jeweiligen Untergrund haben und Ihr Atem frei und ungehindert fließen können. Wechseln Sie Lage und Haltung je nachdem, wie es Ihnen gerade guttut.

Aufrechte Gebärpositionen

Zu den aufrechten (vertikalen) Gebärhaltungen zählen Geburten im Stehen, Hocken, Knien und Sitzen. Gemeinsam ist diesen Positionen, dass Sie dazu den Halt und die Stütze eines Partners benötigen. Er wird meist hinter Ihnen stehen oder sitzen und Sie stützen, indem er mit beiden Armen unter Ihren Achseln nach vorne greift und Ihnen die Möglichkeit gibt, sich zurückzulehnen. Für die aufrechten Positionen gibt es verschiedene Hilfsmittel, die im Folgenden beschrieben werden.

Gebärseil

Beim aufrechten Stehen werden Ihre Beinmuskeln stark beansprucht und ermüden schnell. Zur Entlastung können Sie sich während der Wehen aber an einem »Gebärseil« festhalten – einem fest gewebten, langen Tuch, das an einem Haken an der Decke befestigt ist. Das können Sie als Schlaufe unter Ihren Achseln hindurchführen, sich hineinhängen und tragen lassen. So können Sie sich frei bewegen. Geburtshelfer und Begleitperson können Sie dabei von allen Seiten unterstützen.

Pezziball

Diesen 45 bis 75 cm großen Kunststoffball kennen Sie wahrscheinlich aus dem Geburtsvorbereitungskurs. Während der Geburt können Sie sich im halben Vierfüßlerstand darauf ausruhen, im Sitzen darauf wippen oder Ihr Becken kreisen lassen und sich mithilfe des Balls selbst den Rücken massieren. Sie können sich aber auch mit gespreizten Beinen daraufsetzen und sich von Ihrem Partner von hinten stützen lassen.

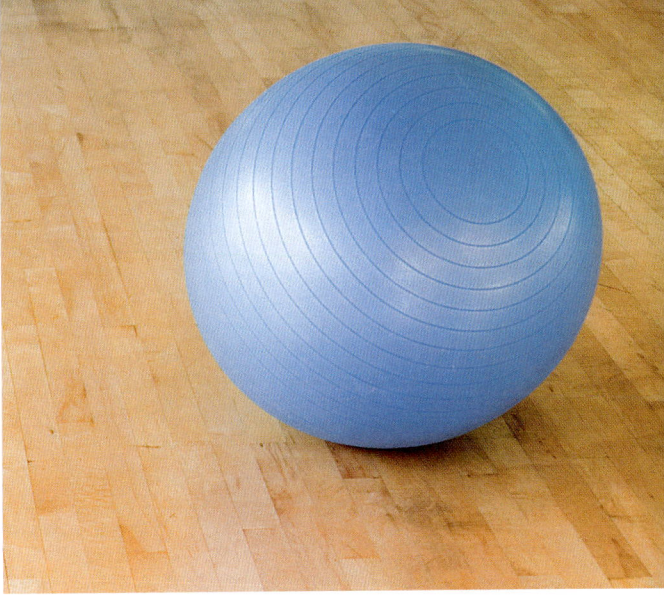

Gebärhocker

Der Stuhl ohne Lehne hat eine Aussparung in der Mitte. Viele Frauen empfinden das Sitzen oder Hocken während der Wehen als angenehm, weil sie aktiver sein können, die Geburtswege sich besser weiten und die Wehen effektiver sind. Treten Schwierigkeiten auf, müssen Sie allerdings auf ein Gebärbett wechseln, damit Sie medizinisch versorgt werden können.

Roma-Rad

Diese besondere Art von Gebärstuhl sieht aus wie eine Mischung aus Wiege und Hollywoodschaukel. Zwei geschwungene Radkonstruktionen tragen einen an Seilen befestigten sesselähnlichen Hocker, der Ihnen ein Gefühl der Schwerelosigkeit vermittelt. Während der Wehen können Sie darin wippen, schaukeln, pendeln – oder was immer Sie entspannt. Nicht jede Klinik verfügt über diesen Gebärstuhl, erkundigen Sie sich vorher danach.

Vorteile der aufrechten Gebärpositionen

- 💜 Ihr Atem kann ungehindert im eigenen Rhythmus fließen.
- 💜 Der Druck, den Gebärmutter und Kind auf die großen Blutgefäße im Becken ausüben, ist viel geringer als in der Waagerechten, die Gebärmutter und die Plazenta werden besser durchblutet, so bekommt Ihr Kind mehr Sauerstoff.
- 💜 Sie können Ihr Becken bewegen und kreisen lassen, dadurch kann sich das kindliche Köpfchen leichter den richtigen Weg bahnen.
- 💜 Der Beckenausgang ist im Stehen größer, so ist mehr Platz für das Köpfchen des Babys. In den Wehenpausen rutscht es deshalb nicht so schnell wieder zurück.
- 💜 In aufrechter Position nutzen Sie die Schwerkraft besser, Sie können auch aktiver mitarbeiten. Eröffnungs- und Endphase sind daher meist kürzer als in liegender Position.
- 💜 Bei aufrechten Gebärhaltungen gibt es seltener Geburtsverletzungen. Scheide und Damm werden mehr geschont, weil die Schwerkraft die Geburt besser unterstützt.

ANGSTGEFÜHLE

Die Angst vor Schmerzen ist völlig normal, es wäre eher ungewöhnlich, wenn Sie sie nicht hätten. Sprechen Sie Ihre Sorgen ruhig im Geburtsvorbereitungskurs an. Ihre Hebamme erklärt Ihnen sicher, dass die Wehenschmerzen Sie keinesfalls überrollen werden. Zu Beginn fühlen sie sich eher an wie starke Menstruationsschmerzen. Mit Voranschreiten der Geburt steigert sich der Schmerz natürlich, jedoch so, dass Sie sich darauf einstellen können. Die in Wellen verlaufenden Eröffnungswehen bauen sich langsam auf, steigern sich zum Höhepunkt und ebben langsam wieder ab. Je nach Fortschritt der Geburt haben Sie dazwischen kleinere oder größere Pausen, in denen Sie sich erholen können. Körpereigene, opiatähnliche Hormone lindern den Schmerz zusätzlich.

273.

Keine Angst vor Schmerzen

Eine gute Geburtsvorbereitung verhindert, dass der Wehenschmerz durch Ihre Ängste noch größer wird und Sie in den Teufelskreis von Schmerz und Verspannung geraten. Denn wenn Sie gelernt haben, sich richtig zu entspannen und sich auf Ihre Atmung zu konzentrieren, haben Sie zwar immer noch erhebliche Schmerzen, können jedoch besser damit umgehen und fühlen sich ihnen nicht ausgeliefert.

Geburtsschmerz macht stark

Dass eine Geburt auch schmerzfrei verlaufen kann, ist ein Mythos. Vielmehr ist der Geburtsschmerz ein unumgängliches Ereignis. Er wird eine der stärksten körperlichen Erfahrungen sein, die Sie in Ihrem Leben machen werden, doch Sie werden aus diesem Erlebnis in Ihrer Persönlichkeit gestärkt hervorgehen. Das Glücksgefühl nach der Geburt wird Sie noch dazu allen Schmerz schnell vergessen lassen.

Schulen Sie Ihre Wahrnehmung und verbessern Sie Ihre Atmung mit gezielten Übungen.

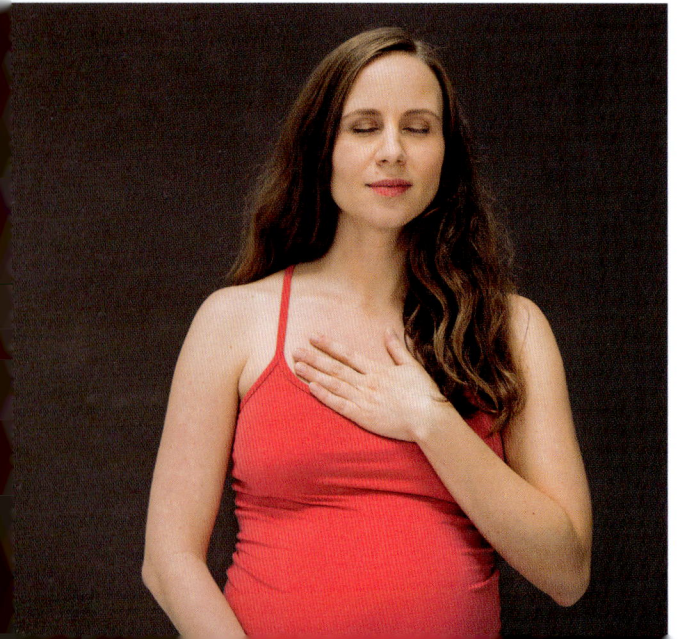

ATMUNG

Im Alltag nehmen wir unsere Atmung nur dann bewusst wahr, wenn sie aus dem Rhythmus gerät – wenn wir zum Beispiel außer Atem sind oder vor Schreck die Luft anhalten. Über den Atem erfahren wir vieles über uns selbst, denn unsere Gedanken und Gefühle wirken unmittelbar auf ihn ein. Frauen neigen dazu, bei Stress eher flach zu atmen. Das kann zu Verspannungen der Bauch- und Brustmuskeln führen. In der Schwangerschaft ist es jedoch wichtig, dass Sie zu einer Atmung finden, die bis tief in den Bauch fließt. Dadurch werden Sie und Ihr Kind besser mit Sauerstoff versorgt und Ihre Muskulatur bleibt weich.

274.

Den Atem fließen lassen – trotz Wehen

Wenn bei der Geburt die Wehen kräftiger und schmerzvoller werden und das Dehnungsgefühl im Beckenboden zunimmt, ist es gar nicht so einfach, tief in den Bauch zu atmen. Der Sinn von Atemübungen vor der Geburt liegt also darin, sich den Vorgang der lockeren Bauchatmung zunächst bewusst zu machen und durch wiederholtes Üben so weit zu festigen, dass er auch unter der Anstrengung der Geburt noch funktioniert.
In den meisten Geburtsvorbereitungskursen werden deshalb die Wahrnehmung Ihres Atems und Ihr Atemfluss geschult. Singen, tönen, seufzen, stöhnen, gähnen, pfeifen, lachen – all das harmonisiert und reguliert das Atemgeschehen auf natürliche Art und Weise.

KRAFTZENTRUM BECKENBODEN

Stellen Sie sich den Beckenboden am besten wie eine stabile, aus mehreren Längs- und Querschichten fest gewebte Hängematte vor, die aus Bindegewebe und Muskeln besteht und die hinten am Steißbein und vorn am Schambein aufgehängt ist. Sie stützt die inneren Organe von unten und wird seitlich durch die beiden Sitzbeinhöcker begrenzt. Der Beckenboden hat drei übereinanderliegende, circa handtellergroße Muskelschichten, die jeweils unterschiedliche Funktionen erfüllen. Einerseits halten sie die Körperöffnungen von Harnröhre, Scheide und Enddarm geschlossen. Andererseits sind sie in der Lage, die Öffnungen zu entspannen, sodass die Entleerung von Blase und Darm, ein Geschlechtsverkehr und das Gebären möglich sind. Im Vergleich zu anderen Muskelgruppen ist die An- und Entspannung der Beckenbodenmuskulatur zunächst nicht einfach zu erspüren. Trotzdem können Sie diese Muskeln im Geburtsvorbereitungskurs gezielt trainieren. Die Erfolge werden Sie nicht unmittelbar spüren, aber unabhängig vom Alter kann der Beckenboden jederzeit trainiert werden.

Training ist wichtig

Während der Schwangerschaft trägt der Beckenboden vor allem das Gewicht des Babys, der Gebärmutter, der Plazenta und des Fruchtwassers. Bei der Geburt muss er sich entspannen und wird maximal gedehnt. Dies schwächt seine Elastizität enorm. Er kann aber auch durch eine generelle Bindegewebeschwäche, durch frühere Geburten, schwere körperliche Arbeit oder das falsche Heben von Gewichten überbeansprucht werden. Ein funktionstüchtiger, kräftiger Beckenboden ist also sehr wichtig, um eine Senkung der Gebärmutter, der Blase oder der Scheidenwände aus ihrer normalen Lage zu verhindern. Eine solche Absenkung kann zu Inkontinenz, also einem mangelhaften Funktionieren der Schließmuskeln von Harnröhre beziehungsweise After, führen.

Durch einen trainierten Beckenboden erhöhen sich zudem das Lustempfinden und die Orgasmusfähigkeit beim Geschlechtsverkehr. Je besser Sie die Muskeln an- und entspannen können, umso intensiver wird die Liebe.

Schonen Sie Ihren Beckenboden

Achten Sie Ihrem Beckenboden zuliebe auf eine aufrechte Haltung (ohne jedoch dabei ins Hohlkreuz zu gehen!) und rollen Sie die Füße beim Laufen stets gut ab. Beim Aufstehen aus dem Bett drehen Sie sich immer zuerst auf die Seite, bevor Sie sich aufrichten. Tragen Sie Lasten – später auch Ihr Kind – immer nahe am Körper. Verteilen Sie Gewichte wie zum Beispiel Einkäufe gleichmäßig auf beide Schultern.

Sanfte Damm-Massage

Der »Damm« ist das Gewebe zwischen dem Scheideneingang und dem After, also der Bereich Ihres Körpers, der sich bei der Geburt gut dehnen sollte. Eine spezielle Massage bereitet den Damm, besonders beim ersten Kind, hervorragend auf die Geburt vor. Das haben Studien mittlerweile belegt. Beginnen Sie damit etwa ab der 34. Schwangerschaftswoche und führen Sie die Massage selbst durch oder lassen Sie sich, wenn Sie beide es möchten, von Ihrem Partner massieren. Wichtig ist, dass Sie die Damm-Massage regelmäßig, das heißt mindestens drei- bis viermal wöchentlich fünf bis zehn Minuten lang durchführen. Nehmen Sie anfangs einen Spiegel zur Hand und schauen Sie sich das Gewebe zwischen dem Scheideneingang und dem After genau an. Beginnen Sie mit der Massage am besten nach einem Bad, weil das Gewebe dann besser durchblutet und weich ist. Bevor Sie es sich in einer angenehmen Position bequem machen, gehen Sie noch einmal zur Toilette. Dann benetzen Sie Ihre Finger mit einigen Tropfen Mandel-, Sesam- oder Weizenkeimöl oder benutzen Sie ein spezielles Damm-Massageöl. Ihre Finger sollten gut und ohne Reibung über das Gewebe gleiten können. Die Massage darf keinerlei Schmerzen verursachen. Wenn Sie sich selbst massieren, benutzen Sie am besten Ihren Daumen. Ihr Partner kann seinen Zeigefinger nehmen.

So wird's gemacht:

- 💜 Führen Sie den Daumen beziehungsweise den Zeigefinger etwa bis zum zweiten Fingerglied in die Scheide ein.
- 💜 Stellen Sie sich eine Uhr vor: Streichen Sie nun in einer sanften, rhythmischen Bewegung mit leichtem Druck von 3 auf 9 Uhr und wieder zurück. Das dehnt das Scheidengewebe und die umgebende Muskulatur. Es kann sein, dass sich anfangs das Gewebe sehr straff anfühlt, aber mit jeder Massage werden Sie erleben, wie es weicher und entspannter wird.
- 💜 Massieren Sie auf jeden Fall so lange, bis Sie ein leichtes Kribbeln bemerken. Dieses Kribbeln werden Sie später auch bei der Geburt des Kindes am Damm verspüren.
- 💜 Auch das Gewebe zwischen Scheide und After sollten Sie sanft zwischen Daumen und Mittelfinger massieren.
- 💜 In den letzten zwei Wochen massieren Sie zusätzlich noch die Schamlippen mit, um Rissen vorzubeugen. Wenn Ihnen eventuell verbleibende Ölreste im Dammbereich unangenehm sind, waschen Sie sie einfach mit etwas warmem Wasser ab.

Heublumen sind Samen, Blüten, Blatt- und Stängelteile von Wiesenpflanzen.

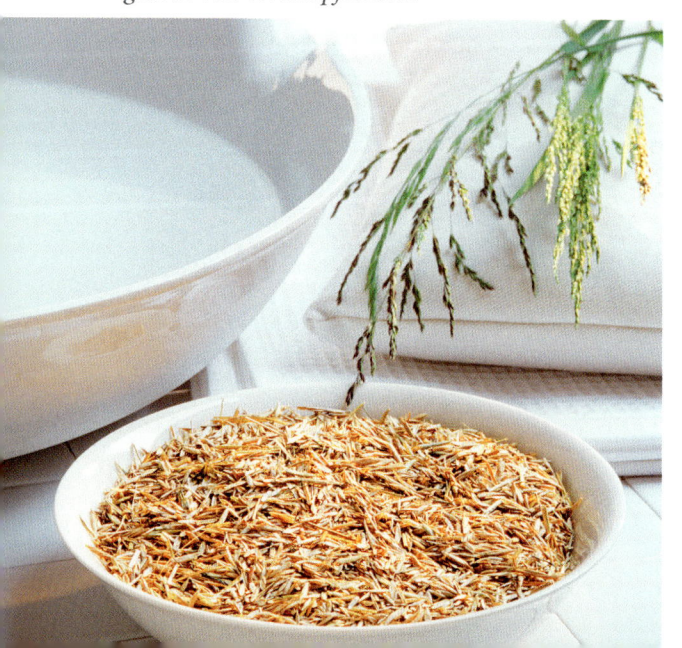

Heublumen-Dampfbad

Ab Beginn der 36. Schwangerschaftswoche können Sie auch ein- bis zweimal pro Woche ein Dampfsitzbad mit Heublumen machen. (Aber bitte nur, wenn Sie nicht an Heuschnupfen leiden!) Auch dadurch wird das Dammgewebe weich und geschmeidig, denn Heublumen haben eine entkrampfende und wehenregulierende Wirkung. Gießen Sie kochendes Wasser über etwa 100 Gramm Heublumen (aus der Apotheke) in eine Sitzbadewanne oder eine Schüssel, die Sie sich ins Bidet oder WC stellen. Lassen Sie den Aufguss leicht abkühlen (Vorsicht: Der Dampf ist sehr heiß!) und setzen Sie sich darüber, solange die Dampfwirkung anhält. Bedecken Sie Ihre Beine mit einer Decke, damit Sie nicht frieren, und bleiben Sie so lange sitzen, wie es Ihnen angenehm ist. Nach 20 Minuten ist der Dampf meist so weit abgekühlt, dass Sie wieder aufstehen können.

Homöopathie zur Geburtsvorbereitung

Die klassische Homöopathie ist eine ausgesprochen individuelle Heilkunde. Deshalb gibt es keine homöopathischen Patentrezepte, die für alle schwangeren Frauen gleichermaßen anwendbar wären. Solange es Ihnen gut geht und Sie sich wohlfühlen, brauchen Sie überhaupt kein Arzneimittel, auch kein homöopathisches, damit es Ihnen noch besser geht. Haben Sie allerdings körperliche oder seelische Probleme, sollten Sie sich einen ausgebildeten homöopathisch arbeitenden Arzt suchen, der Ihnen nach einem sehr ausführlichen Gespräch das für Sie passende Arzneimittel verordnen wird. Auch viele Hebammen haben eine fundierte homöopathische Zusatzausbildung und können Sie fachkundig unterstützen. Das Wichtigste dabei: Arzt oder Hebamme werden Sie

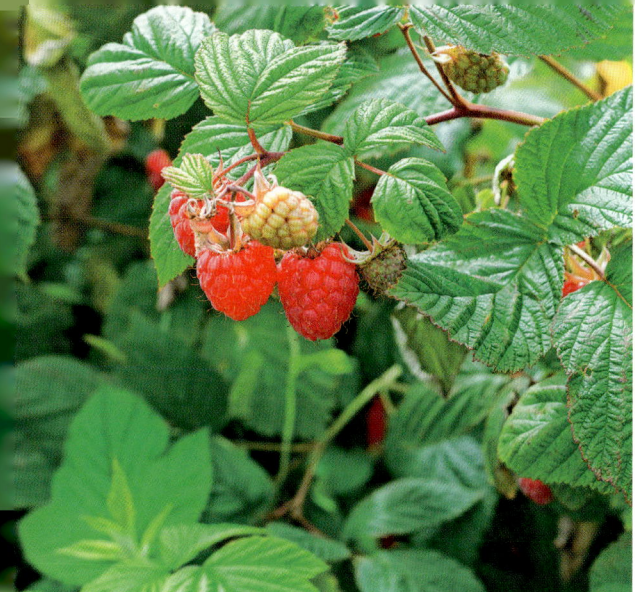

Himbeerblättertee kann Wehen auslösen; trinken Sie ihn nur auf Rat Ihrer Hebamme.

weiterhin therapeutisch begleiten und können Ihre Reaktionen auf das Medikament richtig einschätzen. Homöopathische Mittel sind keine harmlosen »Zuckerkügelchen«, sondern kraftvolle Heilmittel. Verzichten Sie deshalb darauf, entsprechende Rezepte aus Zeitschriften auszuprobieren.

Himbeerblättertee

Viele Hebammen empfehlen, ab der 37. Schwangerschaftswoche regelmäßig Himbeerblättertee zu trinken. Er ist reich an Vitaminen, Kalzium und Eisen, soll die Durchblutung in Muskulatur und Gewebe fördern und den Beckenboden dadurch weich machen. Dem beerigen Multitalent wird nachgesagt, es eigne sich zur Dammschnittprophylaxe und fördere Ruhe und Gelassenheit – gute Voraussetzungen für eine entspannte Geburt.

Die richtige Dosis macht's

Übergießen Sie pro Tasse 1 TL Himbeerblätter (Apotheke, Reformhaus) mit kochendem Wasser. 15 Minuten ziehen lassen, dann abseihen und nach folgendem Schema trinken:

37. Woche: täglich 1 Tasse
38. Woche: Pause
39. Woche: bis zu 4 Tassen täglich
40. Woche: Pause

Die Pausen sind wichtig, um eine Überdosierung zu vermeiden. Möchten Sie den Tee bei überschrittenem Geburtstermin zur Wehenförderung trinken, sprechen Sie zuvor unbedingt mit Ihrer Hebamme. Wenn Sie allerdings zu vorzeitigen Wehen neigen oder einen weichen oder bereits frühzeitig geöffneten Muttermund haben, verzichten Sie besser auf den kernigen Alleskönner.

Ein besonderer Drink – der Wehencocktail

Dieses Mittel ist nicht ganz so harmlos, wie es sein Name vielleicht vermuten lässt. Ein Wehencocktail enthält als Arzneimittelbestandteil Rizinusöl. In der Schwangerschaft wirkt dieses ähnlich wie Prostaglandin-Zäpfchen und kann in der Tat sehr starke Wehen auslösen.

Das traditionell gegen Verstopfung angewandte Rizinusöl enthält Rizinolsäure, die nach der Einnahme im Dünndarm freigesetzt wird: Durch den Entzug von Wasser und Mineralstoffen aus dem Körper entsteht eine vergrößerte und erweichte Stuhlmenge, dadurch ergibt sich die abführende Wirkung. Zusätzlich reizt die Rizinolsäure die Darmschleimhaut, wodurch die abführende Wirkung noch einmal gesteigert wird. Durch die plötzlichen, heftigen Muskelkrämpfe des Darmes wird dem Organismus signalisiert, dass sich die Lebensbedingungen für das Kind akut verschlechtern. Auf dieses Signal reagiert die Gebärmutter mit Wehen – die allerdings nur dann auch eine Öffnung des Muttermunds bewirken, wenn Sie ohnehin schon geburtsbereit sind. Sie sollten das hochwirksame Rizinusöl also auf keinen Fall ohne kompetente Geburtsbegleitung anwenden, weil Sie sonst gar nicht wissen, wie Ihr Kind auf den ihm zugemuteten Stress reagiert.

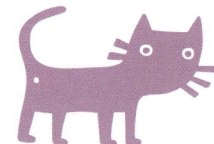

EINE WICHTIGE ENTSCHEIDUNG: BABYS GEBURTSORT

Wo soll unser Baby zur Welt kommen? Diese Frage stellt sich allen werdenden Eltern schon frühzeitig. Überlegen Sie dabei als Erstes, was Sie selbst tun können und möchten, um eine gesunde, natürliche Geburt zu erleben. Nutzen Sie am besten möglichst viele und unterschiedliche Informationsangebote, um den optimalen Geburtsort zu finden, und sprechen Sie mit Ihrer Hebamme oder Ihrem Frauenarzt.

Geburtshäuser und Hebammenpraxen bieten im Vorfeld eine ausführliche und vor allem individuelle Beratung an. Geburtskliniken ermöglichen zumeist kostenlose Informationen und Besichtigungen der Entbindungsmöglichkeiten. Doch auch Geburtsklinik ist nicht gleich Geburtsklinik: Es gibt riesige Unikliniken, Perinatalzentren, städtische und Kreiskrankenhäuser mit Belegsystem oder ohne, anthroposophische, konfessionelle und private Häuser … Um eine individuelle Entscheidung treffen zu können, sollten Sie sich deshalb erst einmal überlegen, was Ihnen selbst wichtig ist.

ZUR GEBURT IN DIE KLINIK

In den Industrieländern kommen heute 98 Prozent aller Kinder in Kliniken zur Welt. Die meisten Krankenhäuser haben mittlerweile moderne und gut ausgestattete geburtshilfliche Abteilungen, die verschiedenste Geburtsarten in freundlicher Atmosphäre anbieten. Wenn Sie generell ein großes Sicherheitsbedürfnis haben oder sich bereits in der Schwangerschaft höhere Risiken abzeichnen, sind Sie in einem technisch und personell gut ausgestatteten Perinatalzentrum oder einer Universitätsklinik mit Intensivabteilung für Neugeborene am richtigen Platz. Auch bei einer Mehrlingsschwangerschaft oder bei Problemen in Ihrer medizinischen Vorgeschichte sind Sie dort sicher aufgehoben. Doch in über 95 Prozent aller Fälle verläuft die Schwangerschaft völlig normal und Sie können zur Geburt in jedes Krankenhaus mit einer geburtshilflichen Abteilung gehen.

Vertrauen und Zuwendung

Die meisten Eltern entscheiden sich aus praktischen Gründen für ein Haus in der Nähe ihres Wohnortes. Wichtig ist, dass Sie mit einem guten Gefühl dorthin gehen und Vertrauen zum Personal entwickeln können. Im Geburtsvorbereitungskurs wird häufig bereits über Erfahrungen mit den umliegenden Kliniken gesprochen. An den mittlerweile gängigen Informationsabenden können Sie sich zusätzlich Ihr eigenes Bild machen. Dabei kommt es weniger darauf an, dass der Kreißsaal mit schickem Inventar durchgestylt ist. Ein Angebot aller gerade im Trend liegenden alternativmedizinischen Therapiemaßnahmen sagt zwar etwas über das Klinikmarketing aus, aber nicht unbedingt über die Qualität der praktizierten Geburtshilfe. Entscheidend ist, dass sich die Einstellung und das Handeln des geburtshilflichen Teams mit Ihren Vorstellungen und Bedürfnissen decken. Dabei spielen Zuwendung und gegenseitige Achtung eine größere Rolle als die Einrichtung. Achten Sie bei der Wahl des Geburtsorts darauf, dass man Ihnen offen begegnet und Ihnen ausreichend Zeit und einen beschützenden Raum bietet.

Klären Sie wichtige Fragen vorab

Diese Beobachtungen und Fragen können Ihnen bei der Entscheidungsfindung helfen:

- ♥ Wie ist die Atmosphäre in der Klinik? Welche Haltung hat das Personal?
- ♥ Wie viele gebärende Frauen werden gleichzeitig von einer Hebamme betreut?
- ♥ Können Sie Ihre Hebamme mitbringen?
- ♥ Gibt es einen Bereich, in dem Sie sich während der Wehen frei bewegen können?
- ♥ Bleibt Ihre Intimität gewahrt? Wie viel Klinikpersonal ist bei der Geburt anwesend?
- ♥ Werden aufrechte und alternative (hockend, im Vierfüßlerstand, am Seil) Gebärhaltungen unterstützt?
- ♥ Gibt es eine ausreichend große Gebärwanne und wie viele Babys werden tatsächlich im Wasser geboren?
- ♥ Ist eine Periduralanästhesie möglich? Wie viele Frauen bekommen eine PDA gelegt?
- ♥ Wie häufig werden Schmerzmittel eingesetzt?
- ♥ Wie sind die Statistiken bei Damm- und Kaiserschnitten?
- ♥ Wie groß ist die Zahl der Geburtseinleitungen?
- ♥ Besteht die Möglichkeit zu einem 24-Stunden-Rooming-in oder zum Familienwochenbett?
- ♥ Kann Ihr Partner auch nach einem Kaiserschnitt über Nacht bleiben?
- ♥ Wie wird das Stillen gefördert? Wird auf das generelle »Zufüttern« verzichtet?
- ♥ Gibt es eine Stillberaterin?
- ♥ Gibt es geregelte Besuchszeiten?

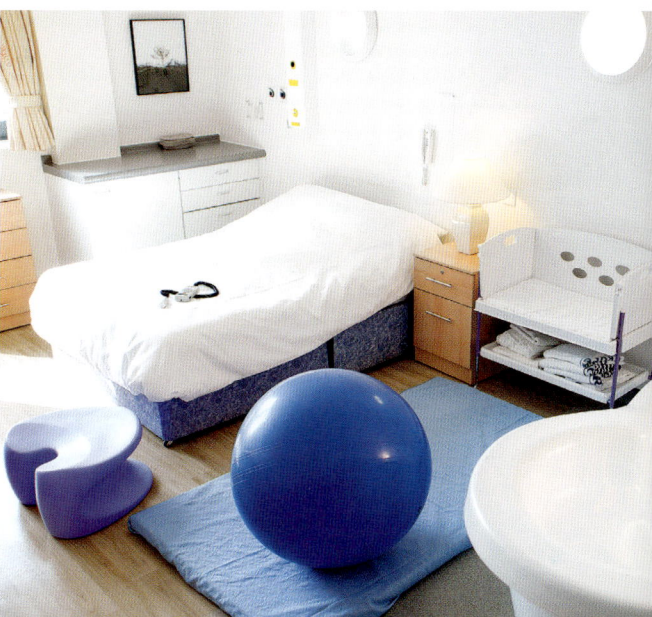

Mit Zwillingen unbedingt ins Perinatalzentrum?

Dies wäre auf jeden Fall dann wichtig, wenn Ihre Kinder zu früh, also vor der 36. Woche, geboren würden. Zwar kann manchmal auch nach einer komplikationslos verlaufenden Zwillingsschwangerschaft die Verlegung der Neugeborenen in eine Kinderklinik notwendig sein, in der Regel reicht dann jedoch die Versorgung auf einer Neugeborenenstation aus. Bei sehr kleinen Frühgeborenen oder absehbaren medizinischen Eingriffen (zum Beispiel bei einem Herzfehler oder einer Stoffwechselstörung) ist es günstiger, direkt in einem Perinatalzentrum zu entbinden. Bei Besonderheiten im Verlauf Ihrer Schwangerschaft werden Ihre Frauenärztin und Ihre Hebamme Sie auf infrage kommende Kliniken hinweisen.

Ambulante oder stationäre Geburt?

Hören Sie am besten einmal genau in sich hinein und überlegen Sie, was Ihnen persönlich guttut. Vertrauen Sie sehr auf medizinische Versorgung und legen Sie Wert darauf, dass jederzeit Fachpersonal erreichbar ist? Möchten Sie rundum versorgt und entlastet werden? Vermutlich sind Sie dann in einem Krankenhaus gut aufgehoben. Oder erleben Sie die Krankenhausatmosphäre und Routinemaßnahmen als unangenehm und einschränkend und fühlen sich in Ihren eigenen vier Wänden am wohlsten? Werden Sie zu Hause von Partner, Freunden, Eltern unterstützt und gut versorgt? Wünschen Sie sich eine individuelle, ganz auf Ihre Bedürfnisse abgestimmte Betreuung, wollen aber trotzdem nicht zu Hause gebären? Dann ist eine ambulante Geburt in einem Geburtshaus oder einer Klinik eine schöne Alternative. Für manche Frauen sind auch die Anwesenheit von Partner und älteren Kindern und damit das frühe Zusammenwachsen der neuen Familie so wesentlich, dass sie möglichst viel Zeit zu Hause verbringen möchten und sich für eine ambulante Geburt entscheiden. Frauen, die bereits Kinder haben, entscheiden sich dagegen manchmal bewusst für das Krankenhaus. Sie möchten in den ersten Stunden und Tagen möglichst viel Zeit zum Kennenlernen ihres Babys haben. Doch manchmal trügt der Schein und der hektische Klinikbetrieb ist ein Störfaktor für die junge Familie, die gerade erst zusammenwächst. So vielfältig die Möglichkeiten sind: Bleiben Sie offen und legen Sie sich nicht all-

Hebammengeleiteter Kreißsaal

In einem hebammengeleiteten Kreißsaal überwachen und leiten ausschließlich Hebammen in eigener Verantwortung alle natürlich verlaufenden Geburten in der Klinik. In Deutschland gibt es derzeit 15 dieser besonderen geburtshilflichen Einrichtungen (Stand März 2014). Wissenschaftliche Studien belegen, dass gesunde Frauen in einem hebammengeleiteten Kreißsaal genauso sicher gebären wie in den üblichen Klinikkreißsälen. Einzige Voraussetzung für diese Form der Geburt: Sie haben einen unauffälligen Schwangerschaftsverlauf und den Wunsch nach einer selbstbestimmten, natürlichen Geburt. Im hebammengeleiteten Kreißsaal werden Sie in einer kontinuierlichen 1:1-Betreuung begleitet, das heißt, Sie müssen sich »Ihre« Hebamme nicht mit anderen werdenden Eltern teilen. Um den gesunden, normalen Geburtsverlauf zu unterstützen

und nicht zu stören, sind Hebammen beim Einsatz medizinischer Eingriffe zurückhaltend. Sie werden vorrangig mit natürlichen Hilfsmitteln und Methoden bestärkt, die Geburtsarbeit nach Ihren eigenen Möglichkeiten selbstständig zu meistern. So können Sie Ihr Kind in ungestörter Atmosphäre außerhalb der Klinikroutine zur Welt bringen.

zu sehr auf eine einzige Variante fest. Dann können Sie sich und Ihrem Partner eine Enttäuschung ersparen, wenn nicht alles Ihrer Vorstellung entsprechend verläuft.

Babyflittern beim Rooming-in

Durch das 24-Stunden-Rooming-in lernen Sie Ihr Baby schneller kennen und werden bald mit seinen Äußerungen, seinem Verhalten und seinen Bedürfnissen vertraut sein. Durch die Nähe spürt Ihr Kind von Anfang an Ihre Liebe. Das gibt ihm die Sicherheit und Geborgenheit, die es im Mutterleib hatte, und es kann deshalb schneller Vertrauen in die Welt entwickeln. Neugeborene sind beim Rooming-in nachweislich zufriedener und schreien weniger. Mütter, die nicht von ihrem Baby getrennt werden, haben weniger depressive Verstimmungen im Wochenbett. Die Nähe und die Möglichkeit, ihr Kind stets nach Bedarf anzulegen, fördern die Milchbildung. Der Milcheinschuss erfolgt meist etwas früher und die Stillbeziehung verläuft oft von Anfang an harmonisch. Wenn Sie nicht stillen, können Sie Ihr Baby ebenfalls füttern, wenn es sich meldet, und nicht nach vorgegebenen Zeiten.

Nach der ambulanten Geburt

Nach einer ambulanten Geburt können Sie in aller Regel mit Ihrem Kind nach zwei bis sechs Stunden nach Hause gehen, vorausgesetzt Sie haben eine Hebamme, die Sie beide im Wochenbett mindestens zehn Tage lang betreut.
Wenn Sie am Vormittag aus der Klinik entlassen werden, kann Ihre Hebamme Sie noch am gleichen Tag zum ersten Mal besuchen. Sie wird auch alle für die Pflege im Wochenbett notwendigen Materialien mitbringen.

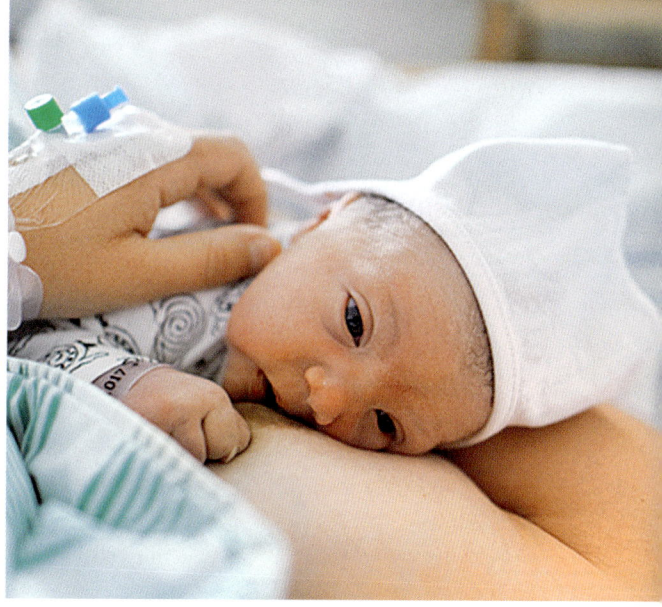

Rechtzeitig eine Hebamme finden

Seit dem enormen Anstieg der Berufshaftpflichtversicherungen haben viele freiberufliche Hebammen ihren Beruf aufgeben müssen. Dadurch gibt es im Augenblick schlichtweg zu wenig Hebammen und auch diese übernehmen aus Verantwortungsbewusstsein gewöhnlich nur eine begrenzte Anzahl von Betreuungen. Deshalb sollten Sie sich so früh wie möglich eine Hebamme für die Wochenbettbetreuung suchen.

SANFT UND SICHER IM GEBURTSHAUS

Geburtshäuser sind geburtshilfliche Einrichtungen, in denen Ihr Baby sanft und sicher zur Welt kommen kann. Sie entsprechen dem Wunsch werdender Eltern nach einer geschützten, angenehmen und wohnlichen Atmosphäre.
In den hebammengeleiteten Häusern werden Schwangerschaft, Geburt, Wochenbett und Stillzeit als natürliche, gesunde Vorgänge betrachtet und das aktive, selbstbestimmte Gebären wird unterstützt. Hier lernen werdende Eltern, an ihre Fähigkeiten und Kräfte anzuknüpfen und selbstbewusst mit ihren Bedürfnissen und Entscheidungen umzugehen – wichtige Voraussetzungen für das weitere Leben mit einem Kind.

Aufklärung beim Vorgespräch

Ob Sie Ihr Kind im Geburtshaus bekommen können, klären Sie gemeinsam in einem Vorgespräch mit dem dortigen Team ab. Geburtshaushebammen betreuen Frauen, die das wünschen, meist schon in der Schwangerschaft. Sie kennen, ebenso wie Hausgeburtshebammen, die Grenzen der außerklinischen Geburtshilfe und wissen um ihre Verantwortung. Es gibt Risiken, die eine Geburt im Geburtshaus ausschließen, zum Beispiel Beckenendlage, Mehrlingsgeburt, Stoffwechselerkrankung der Mutter, Frühgeburt oder kindliche Mangelversorgung durch eine unzureichende Plazentafunktion. Sollte es bei der Geburt unvorhergesehene Komplikationen geben, werden Sie zu medizinischen Eingriffen fast immer in eine Klinik verlegt. Die Geburtshaushebamme kann Sie dort oft weiter begleiten.

dehnen. Deshalb gibt es bei Wassergeburten auch seltener einen Dammschnitt. Die Geburt verläuft auch bei großen Kindern oft schneller, weil die Beckenbodenmuskulatur elastischer ist und den dehnenden Kräften des Kindes weniger Widerstand bietet.

Keine Gefahr für Ihr Baby

Neugeborene verfügen über eine ganz spezielle natürliche Schutzfunktion: Der sogenannte Diving- oder Tauch-Reflex verhindert, dass sie nach der Geburt Wasser in die Lungen einatmen. Denn der Atemreflex wird erst ausgelöst, wenn das Baby an die Wasseroberfläche und damit zum ersten Mal mit Luft in Berührung kommt. Es besteht also keine Gefahr für Ihr Kind. Bei hygienisch einwandfreiem Zustand der Gebärwanne besteht normalerweise auch kein Infektionsrisiko für das Baby.

Wassergeburt – von der Schwere in die Leichte

Die Wirkung eines warmen, entspannenden Bades nach einem anstrengenden Tag kennen wir alle: Die Anspannung fällt von uns ab, wir fühlen uns ganz leicht und unsere Bewegungen werden fließender. In der Schwangerschaft und während der Geburt ist der Auftrieb des Wassers aus genau diesen Gründen besonders entlastend. In einer Gebärwanne fördert die angenehme Temperatur von 37 °C (etwa Körpertemperatur) eine gute Durchblutung und verbessert damit die Stoffwechseltätigkeit in vielen Gewebebereichen. Überanstrengte Muskulatur wird entkrampft, Schmerzen werden gelindert, Sie können sich besser entspannen. Eine entkrampfte, gut durchblutete, leicht bewegliche Muskulatur schmerzt weniger. Das Gewebe lässt sich dann ohne schmerzhafte Verletzungen besser

Das kommt in die Geburtstasche

Beim Packen des Klinikkoffers wird Ihre Vorfreude auf den großen Tag und Ihr Baby immer größer. Das brauchen Sie:

- 💜 mehrere Nachthemden, Schlafanzüge oder geknöpfte Hemden, die sich zum Stillen vorn weit genug öffnen lassen
- 💜 nicht zu knappe, kochfeste Baumwollslips
- 💜 BHs, ein bis zwei Nummern größer als bisher
- 💜 Stilleinlagen aus Baumwolle, Wolle, Seide
- 💜 warme, möglichst rutschfeste Socken, auch im Sommer!
- 💜 Hausschuhe, in die Sie leicht hineinschlüpfen können
- 💜 Bademantel
- 💜 bequeme Kleidung für den Weg nach Hause, Größe entsprechend dem 5. bis 6. Schwangerschaftsmonat

- dicke, saugfähige Binden oder Flockenwindeln
- Kontaktlinsenträgerinnen: Brille mitnehmen
- Lippenpflegestift
- Toilettenartikel
- Fön
- Personalausweis
- Mutterpass
- Chipkarte der Krankenkasse
- Bücher, Musik, persönliche Kleinigkeiten wie kleines Kissen
- evtl. eigenes Stillkissen
- Mobiltelefon oder Telefonkarte und Adressbuch mit Telefonnummern
- Kleingeld, beispielsweise für Getränke- oder Snackautomaten
- Stift und Papier, eventuell Tagebuch
- Foto- oder Videokamera (beim Neugeborenen besser keinen Blitz benutzen)

Für das Baby
- Unterwäsche, Hemdchen, Strampelanzug, warme Söckchen
- Jacke und Mütze für den Heimweg
- beim Abholen: rückwärtsgerichtete Babyliegeschale fürs Auto

Und das braucht Ihr Partner
- bequeme Kleidung, am besten im Zwiebelschalenprinzip, denn ganz sicher wird es nicht nur Ihnen warm ums Herz …
- bequeme Schuhe
- Lesestoff
- Proviant

Gute Planung schont die Nerven

Es ist durchaus sinnvoll, den Klinikkoffer schon einige Wochen vor der Geburt zu packen. Dann haben Sie Ihre Siebensachen jederzeit griffbereit. Fahren Sie auch die Strecke zum Kranken- oder Geburtshaus frühzeitig mit dem Auto ab und / oder speichern Sie die Adresse als Favoriten in Ihr Navigationsgerät ein.

IM EIGENEN NEST – DIE HAUSGEBURT

Viele Frauen erleben es als sehr verunsichernd oder sogar traumatisch, wenn sie sich in eine Umgebung und zu Eingriffen gezwungen fühlen, die ihren Überzeugungen widersprechen.

Sicher ins Leben

Grundsätzlich ist eine Geburt ein natürlicher Vorgang, der keiner besonderen medizinischen Eingriffe bedarf. Doch manchmal werden Eltern, die eine Hausgeburt planen, leider regelrecht angefeindet und müssen sich anhören, wie unverantwortlich sie handeln. Lassen Sie sich nicht verunsichern: Wenn Sie und Ihr Partner sich einig sind, spricht bei einer problemlos verlaufenden Schwangerschaft nichts gegen eine Hausgeburt.

Jährliche Erhebungen der Gesellschaft für Qualität in der außerklinischen Geburtshilfe (QUAG) in Deutschland zeigen, dass außerklinische Geburten für gesunde Schwangere genauso sicher sind wie Klinikgeburten. Nur 12 bis 15 Prozent aller Hausgeburten enden mit einem kontrollierten Transport ins Krankenhaus.

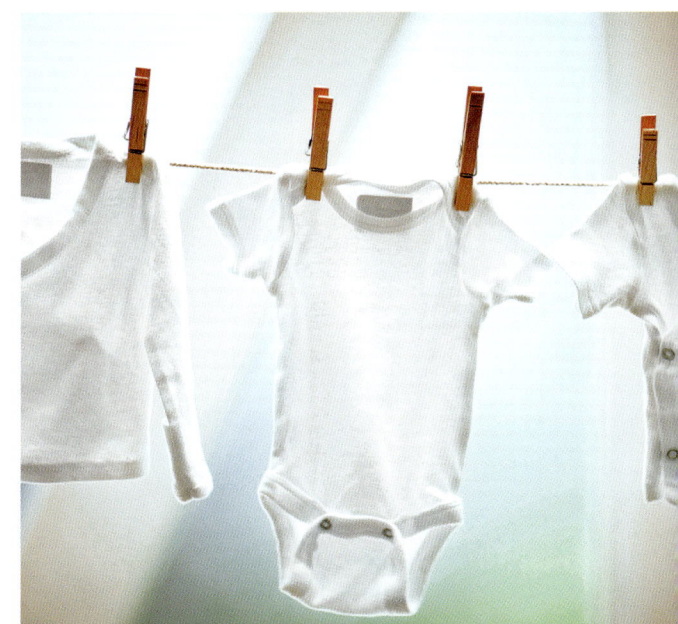

293.

Die Hausgeburtshebamme

Haben Sie sich dafür entschieden, sollten Sie sich baldmöglichst mit einer Hausgeburtshebamme in Verbindung setzen. Leider ist das, je nach Wohnort, nicht immer ganz einfach. Es gibt bundesweit nur noch sehr wenige Hausgeburtshebammen und diese sind häufig ausgebucht. Weil sie sich ihrer Verantwortung bewusst sind, nehmen sie nämlich nur eine bestimmte Anzahl von Betreuungen an, um die Versorgung und die Bereitschaftsdienste gewährleisten zu können. Ihre Hebamme wird mit Ihnen über alle notwendigen medizinischen und organisatorischen Voraussetzungen sprechen und Ihnen auch die Risiken und Gründe nennen, bei denen eine Hausgeburt nicht infrage kommt. Gründe sind zum Beispiel:

- ♥ eine Mehrlingsschwangerschaft
- ♥ bestimmte Erkrankungen wie Gestose oder Schwangerschaftsdiabetes
- ♥ eine Beckenendlage
- ♥ Blutungen in der Spätschwangerschaft
- ♥ Ob eine Hausgeburt für Sie in Betracht kommt, liegt vor allem im Ermessen Ihrer Hebamme; sie hat die Entscheidung zu verantworten.

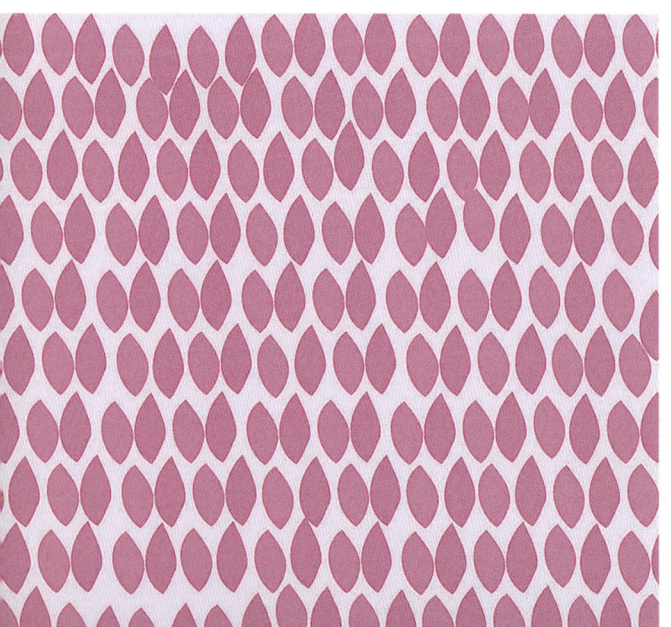

294.

Der Geburtsraum

Überlegen Sie gemeinsam mit Ihrer Hebamme, welcher Raum in Ihrer Wohnung am besten zur Geburt geeignet ist. Das muss nicht zwangsweise das Schlafzimmer sein. Kissen, Schaumstoffelemente, Bettlaken, die an Balken oder Haken geknotet werden können, sind sinnvolle Hilfsmittel, um Sie während der Geburt zu entlasten. Auch ein Gebärhocker ist eine Anschaffung, die sich bei einer Hausgeburt lohnen kann.

295.

Komplikationen und Risiken bei der Hausgeburt

Durch die enge Begleitung und den regelmäßigen Kontakt zur Hebamme entsteht in der Hausgeburtshilfe oft ein sehr vertrauensvolles Verhältnis. Nähe und Verständnis wirken sich positiv auf den Geburtsverlauf aus, die Wahrscheinlichkeit für Komplikationen während der Geburt wird dadurch verringert. Solange die Geburt normal verläuft, ist die Anwesenheit eines Arztes nicht notwendig und auch nicht gesetzlich vorgeschrieben. Zudem gibt es kaum noch niedergelassene Frauenärzte, die bereitwillig ihren Praxisbetrieb verlassen, um zu einer Hausgeburt zu kommen. In den letzten Jahren ist es deshalb unter Hebammen üblich geworden, statt eines Arztes eine zweite Kollegin hinzuzuziehen. Doch auch wenn die komplette Schwangerschaft ohne Komplikationen verlaufen ist, kann es bei der Geburt zu Grenzsituationen oder Zwischenfällen kommen. Um die Gesundheit von Mutter und Kind nicht zu gefährden, muss die Geburt dann in einer Klinik zu Ende gebracht werden. Gründe für eine Verlegung in die Klinik sind beispielsweise:

💜 Geburtsstillstand über einen längeren Zeitraum hinweg

💜 Verdacht auf Infektion der Geburtswege, bestehendes Fieber

💜 Erschöpfung der Mutter

💜 schlechte Herztöne des Kindes

💜 Verdacht auf vorzeitige Plazentalösung

💜 unvollständige Plazenta

Checkliste Hausgeburt

Organisatorisches

💜 Für den Fall, dass die Geburt während der Nacht losgeht, sollte Ihr Hauseingang von außen beleuchtet sein.

💜 Das Geburtszimmer sollte zu jeder Tages- und Nachtzeit beheizbar sein. Wird die Heizung nachts zentral abgesenkt, brauchen Sie eine zusätzliche Wärmequelle.

💜 Wenn Sie Rhesus-negativ sind, benötigen Sie ab Beginn der Hebammen-Rufbereitschaft ein Rezept für die Anti-D-Prophylaxe.

💜 Legen Sie fest, was nach der Geburt mit der Plazenta geschehen soll.

💜 Sorgen Sie rechtzeitig für die Betreuung von Geschwisterkindern.

Materialien

💜 Eine wasserfeste Unterlage, um das Bett oder die Polster zu schützen. Gut geeignet ist zum Beispiel ein großes Wachstuch oder eine feste Plastikplane.

💜 Badetücher, Handtücher, Bettlaken

💜 Zellstofftücher, Zellstoffunterlagen (Unterseite mit Plastik beschichtet)

💜 Eiswürfel und Kühlelemente

💜 eventuell ein großer Gymnastikball

💜 eine verstellbare Lampe, die den Dammbereich ausleuchten kann, zum Beispiel eine Schreibtisch- oder Stirnlampe

💜 ein paar Müllbeutel zum Entsorgen des benutzten Materials

💜 Schüssel für die Plazenta

💜 Zellstoffeinlagen, Flockenwindeln und Binden für den Wochenfluss

💜 Wärmelampe über dem Wickeltisch

Erstuntersuchung zu Hause

Die sogenannte U1, die Untersuchung in der ersten bis vierten Lebensstunde, wird normalerweise unmittelbar nach der Geburt von der Hebamme, von der Frauenärztin oder vom Kinderarzt durchgeführt. Die Untersuchung dient dazu, eventuelle Fehlbildungen oder Geburtsverletzungen des Kindes zu erkennen, die sofortiges Handeln erfordern. Man beurteilt unter anderem Hautfarbe, Fontanellen, Gelenke und Wirbelsäule des Kindes sowie Herz und Lunge, den Bauch und die Genital- und Analregion. Daran schließt sich die Bewertung nach dem Apgar-Score (siehe Seite 151) an. Bei einer Geburt zu Hause oder im Geburtshaus übernimmt diese Erstuntersuchung fast immer die Hebamme. Sie weiß, worauf sie besonders achten muss, und wird, wenn es nötig ist, einen Kinderarzt hinzuziehen.

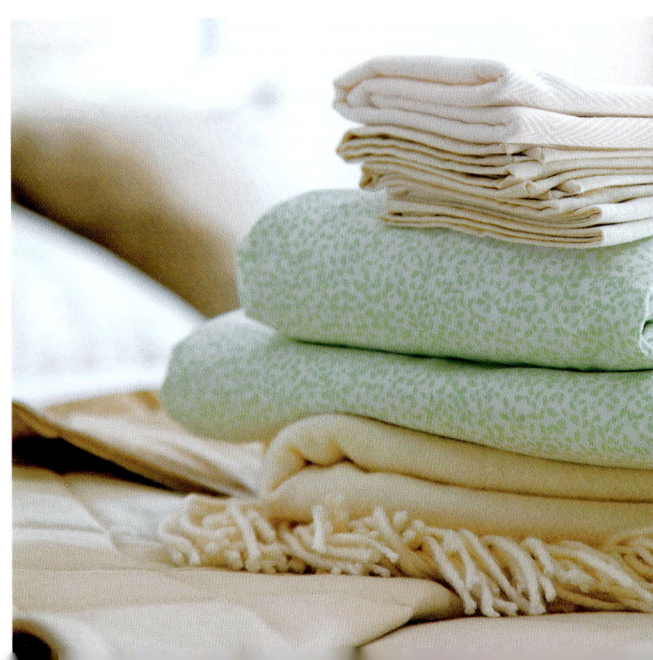

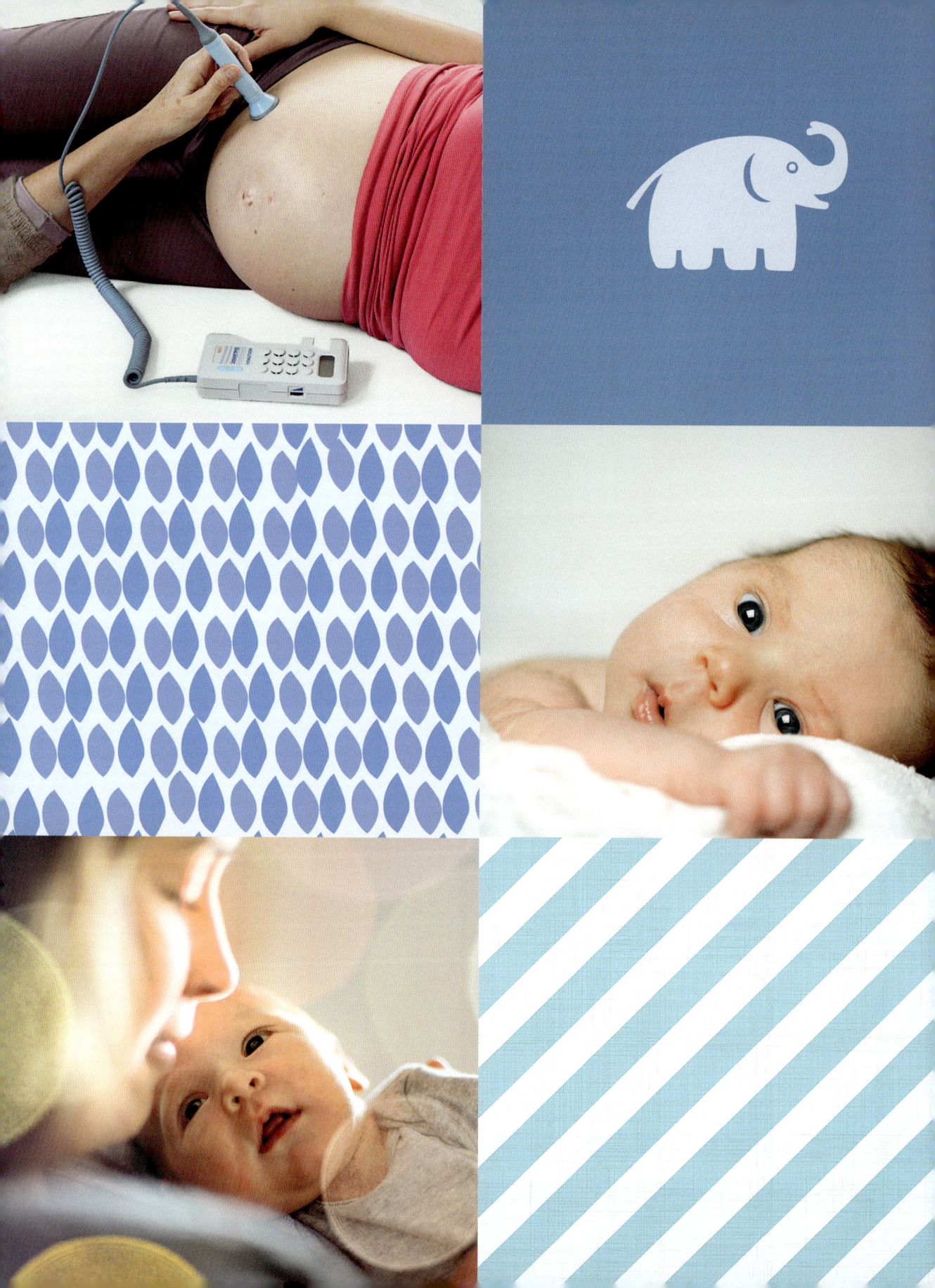

ENDSPURT ZUM GLÜCK: DIE GEBURT

AUS EIGENER KRAFT – DIE NATÜRLICHE GEBURT

Ihr Kind ist neun Monate gut beschützt in Ihnen herangereift und gewachsen. Nun werden Sie sich vermutlich Gedanken machen, woran Sie erkennen, dass die Geburt beginnt, damit Sie zeitig genug in die Klinik aufbrechen oder Ihre Hebamme benachrichtigen können. Besonders beim ersten Kind sind die Unsicherheiten groß.

Je näher der Geburtstermin rückt, umso größer wird wahrscheinlich Ihre Ungeduld, besonders wenn der Termin schon überschritten ist. Lassen Sie sich nicht nervös machen. Ihr Baby weiß ganz genau, wann seine Zeit gekommen ist.

Vorboten der nahenden Geburt

Machen Sie sich bewusst: Der Geburtstermin ist ein geschätztes Datum, an dem lediglich vier Prozent aller Kinder zur Welt kommen.

Ein unsicherer, aber häufiger Vorbote der baldigen Geburt ist der unbezähmbare Drang, das »Nest« noch in Ordnung zu bringen. Dieses Bedürfnis haben die meisten Frauen einige Tage bevor ihr Kind zur Welt kommt. Falls es Ihnen genauso geht, übertreiben Sie es nicht und sparen Sie Ihre Kräfte für die Geburt und die Zeit danach auf. Es ist wenig sinnvoll, wenn Sie all Ihre Energie für den Hausputz verbrauchen und dann bei der Geburt so erschöpft sind, dass Sie keine Reserven mehr haben. Auch zunehmende Rückenschmerzen oder leichter Durchfall deuten kurz vor dem errechneten Termin darauf hin, dass es bald losgeht.

Es kann sein, dass Ihr Kind sich jetzt nicht mehr so viel bewegt und Sie seine Bewegungen als schmerzhaft empfinden. Das liegt daran, dass das Fruchtwasser weniger wird und Ihr Baby, das ja nun schon »groß« ist, kaum mehr Platz hat, um frei in der Fruchtblase zu schweben.

Senkwehen

In den letzten vier bis sechs Wochen vor der Geburt schieben die sogenannten Senkwehen dann das Kind für die Geburt zurecht. Am Ende der Schwangerschaft liegt das Kind zwar in der Regel schon mit dem Kopf nach unten in der Gebärmutter, aber sein Kopf bewegt sich noch immer frei über der Beckenöffnung. Die Senkwehen bugsieren das Köpfchen langsam so weit nach unten, dass es Fühlung mit der knöchernen Umrandung des mütterlichen Beckeneingangs aufnimmt. Stellen Sie sich das so vor, als wollten Sie ein Ei durch eine ovale Öffnung schieben – dann müssten Sie es vorher auch in die richtige Lage drehen, damit es durchpasst. Genau das ist die Funktion der Senkwehen. Darum tun sie auch meist noch nicht richtig weh, denn der Wehenschmerz geht von der Dehnung des Beckenbodens und des Muttermundes aus, und die findet bei Vor- und Senkwehen in der Regel noch nicht statt.

Vorwehen

Die meisten Schwangeren merken schon in den letzten Wochen vor der Entbindung, dass sich ihre Gebärmutter auf die Geburt vorbereitet und sich gelegentlich zusammenzieht. Die sogenannten Vorwehen, auch »wilde Wehen« oder Braxton-Hicks-Wehen genannt, öffnen den Muttermund normalerweise noch nicht. Sie dienen zum jetzigen Zeitpunkt dem reinen Muskeltraining, später werden diese Wehen das Kind in die richtige Geburtsposition schieben. Vorwehen sind ein Zeichen für eine zunehmende Arbeitsbereitschaft der Gebärmutter. Sie sind in ihren Abständen, der Dauer und Stärke noch sehr unrhythmisch und haben noch keine muttermundsöffnende Wirkung. Meistens lassen sie sich auch noch gut durch entspannende Maßnahmen beeinflussen. Nehmen Sie ein warmes, entspannendes Bad und versuchen Sie etwas zu ruhen. Hören Ihre Wehen auf, so sind es Vorwehen; werden sie regelmäßiger und schmerzhafter, so haben Sie durch das Baden Ihre Eröffnungswehen unterstützt.

Eröffnungswehen

Die eigentliche Geburt wird durch die Eröffnungswehen eingeleitet, die den Muttermund langsam auf die nötige Weite von etwa zehn Zentimetern dehnen. Diese Wehen kehren in regelmäßigen, kürzer werdenden Abständen wieder, nehmen an Stärke zu und sind meist nicht mehr aufzuhalten. Der Übergang von Vor- zu Eröffnungswehen kann sich allerdings schon mal einige Tage hinziehen.

Keine Angst vor falschem Alarm

Viele Frauen haben Sorge, ihre Vorwehen nicht von »echten« Wehen unterscheiden zu können und zu früh in die Klinik zu fahren. Der viel zitierte falsche Alarm kommt tatsächlich sehr häufig vor und es ist überhaupt nicht peinlich, wenn auch Sie noch einmal nach Hause geschickt werden. Jede Frau hat eine andere Wahrnehmung und ein anderes Schmerzempfinden. Aufregung, Unsicherheit oder die Sorge um das Kind können dazu führen, dass auch eine regelmäßige Wehentätigkeit vorerst wieder aufhört, sobald Sie die Klinik oder das Geburtshaus betreten haben.

Hören Sie auf Ihre innere Stimme

Wenn Sie sich dort trotzdem sicherer fühlen oder Ihre innere Stimme Ihnen sagt, dass es besser ist, wenn Sie in der Klinik bleiben, sprechen Sie mit der Hebamme darüber. Sie können die Signale Ihres Körpers und Ihrer Seele schließlich besser deuten als irgendein anderer Mensch!

Geburtsbereit beim »Zeichnen«

Ein erstes Anzeichen für den bevorstehenden Geburtsbeginn ist das sogenannte »Zeichnen«. Dabei löst sich der Schleimpfropf auf, der den Gebärmutterhalskanal in der Schwangerschaft schützend verschließt. Dieser Schleim ist von Blut durchzogen, die Menge variiert von Frau zu Frau: Sind es bei der einen nur ein paar blutige Fäden, hat die nächste eine fast schon periodenstarke, »schleimige« Blutung. Das Blut stammt aus kleinen Gefäßen, die einreißen, wenn sich durch die langsame Öffnung der Gebärmutter der untere Anteil der Fruchtblase vom inneren Muttermund löst. Das kann schon einige Tage vor dem Geburtsbeginn auftreten. Das Zeichnen ist ein Hinweis darauf, dass Sie und Ihr Kind nun geburtsbereit sind.

Der Countdown läuft: Blasensprung

Ein spontaner Blasensprung geschieht in der Regel irgendwann nach Eintritt der Geburtswehen und ist ein sicheres Anzeichen dafür, dass die Geburt begonnen hat. Dabei können Sie mit einem Mal bis zu einem Liter Fruchtwasser im Schwall verlieren. Manchmal aber reißt die Fruchtblase an einer

höher liegenden Stelle nur leicht ein und es tröpfelt immer wieder Flüssigkeit nach. Dann spricht man von einem hohen Blasensprung. Es ist also nicht so einfach, selbst festzustellen, ob die Fruchtblase tatsächlich gesprungen ist oder ob Sie nur etwas Urin, Ausfluss oder Schleim verloren haben.

Im Zweifelsfall testen

Fruchtwasser ist geruch- und eher farblos bis leicht milchig. Von Urin ist es daran zu unterscheiden, dass Sie es nicht einhalten können. Wenn Sie unsicher sind, legen Sie eine große Binde in Ihren Slip und prüfen Sie nach ein bis zwei Stunden, ob sie durchfeuchtet ist. Ist dies der Fall, ist die Fruchtblase höchstwahrscheinlich gesprungen. Eine Geruchsprobe gibt Ihnen zusätzliche Sicherheit: Fruchtwasser riecht gar nicht oder ganz leicht süßlich, während Urin in dieser Menge einen charakteristischen Geruch hat. Im Zweifelsfall kann Ihre Hebamme oder Ihr Arzt die Flüssigkeiten mithilfe eines Indikatorpapiers oder eines Schnelltests deutlich unterscheiden.

Vorzeitiger Blasensprung

Etwa 10 bis 15 Prozent aller Frauen haben einen sogenannten vorzeitigen Blasensprung: Die Fruchtblase platzt bereits, bevor die Geburtswehen eingesetzt haben. Folgen danach nicht von selbst Wehen, wird die Geburt je nach Klinik nach 6 bis 48 Stunden eingeleitet, denn die offene Fruchtblase schützt das Kind nicht mehr vor aufsteigenden Keimen, es besteht Infektionsgefahr. Notieren Sie unbedingt den Zeitpunkt des Blasensprungs und achten Sie auf die Farbe des Fruchtwassers: Wenn es grünlich verfärbt ist, hat Ihr Baby aufgrund von Stress Mekonium (erster Stuhl) aus dem Darm abgesetzt, das sich im Fruchtwasser gelöst hat.

Vorsicht bei grünem Fruchtwasser

Lassen Sie im Fall von grünlich verfärbtem Fruchtwasser so rasch wie möglich die Herztöne Ihres Kindes kontrollieren, um sicher zu sein, dass seine Sauerstoffversorgung nicht beeinträchtigt ist. Wenn Sie eine außerklinische Geburt im Geburtshaus oder zu Hause geplant haben, wird Ihre Hebamme Sie beim Abgang von grünem Fruchtwasser trotzdem in die Klinik verlegen. Dort wird man in regelmäßigen Abständen Ihr Blut auf Anzeichen einer Infektion untersuchen, Ihre Körpertemperatur messen und Ihnen in den meisten Fällen vorbeugend ein Antibiotikum über eine Infusion verabreichen.

Sofort in die Klinik!

Vor der abgeschlossenen 37. Schwangerschaftswoche ist ein Blasensprung ein medizinischer Notfall, da die Gefahr einer Fehl- oder Frühgeburt besteht. Wenn Sie näher am Termin sind und von der letzten Vorsorgeuntersuchung her sicher wissen, dass das Köpfchen Ihres Kindes bereits fest im Becken sitzt, müssen Sie sich beim Blasensprung keine Sorgen machen. Ist das Köpfchen aber noch nicht fest ins Becken eingetreten und dichtet deshalb noch nicht vollständig ab, besteht die Gefahr, dass die Nabelschnur zwischen Kopf und Beckenwand beziehungsweise Muttermund rutscht. Wird sie durch den zunehmenden Druck abgeklemmt, droht Ihrem Kind ein akuter Sauerstoffmangel. Lassen Sie sich in beiden Fällen unverzüglich mit dem Krankenwagen liegend in eine Klinik transportieren, egal ob Sie Wehen haben oder nicht. Sollten Sie allein zu Hause sein, bewegen Sie sich auf allen vieren zum Telefon. Laufen Sie bitte auf gar keinen Fall mehr herum!

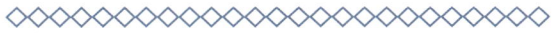

Regelmäßige Wehen: Es geht los, mein Kind ...

Als wirklicher Geburtsbeginn gilt der Zeitpunkt, an dem regelmäßige Wehen einsetzen. Anfänglich spüren Sie vielleicht nur ein Ziehen in der Leistengegend oder haben starke Rückenschmerzen, die durch den Zug auf die Haltebänder der Gebärmutter entstehen. Einige Zeit später zieht sich der große Gebärmuttermuskel rhythmisch zusammen. Sie spüren eine Spannung, die langsam ansteigt, sich zu einem Höhepunkt steigert und dann ebenso langsam wieder abfällt. Sie und Ihr Partner können nun gut tasten, wie fest und hart Ihr Bauch bei jeder Wehe wird. Zwischen den einzelnen Wehen gibt es im Normalfall immer eine Pause, in der Sie sich etwas erholen können, bis sich die nächste Wehe ankündigt. Zu Beginn betragen die Abstände zwischen den einzelnen Kontraktionen meist noch 20 bis 30 Minuten und die Wehen halten zwischen 30 und 45 Sekunden an. Dabei können Sie noch Ihren gewohnten Tätigkeiten nachgehen, ohne dass die Wehen Sie sehr beeinträchtigen. Im Verlauf der Eröffnungsphase werden die Abstände kürzer und die Dauer steigert sich, sodass Sie bald anfangen werden, die Wehen zu veratmen.

Zeit zum Aufbruch

Wenn Ihre Kontraktionen über einen Zeitraum von einer halben Stunde alle drei bis fünf Minuten regelmäßig kommen und schon so kräftig sind, dass Sie sich während einer Wehe nicht mehr unterhalten oder andere Dinge nebenbei machen können, ist es Zeit, in die Klinik oder ins Geburtshaus zu fahren. Falls Sie bereits ein Kind geboren haben, machen Sie sich besser schon auf den Weg, sobald Ihre Wehen alle zehn Minuten kommen, da es beim zweiten Mal meist schneller geht.

In diesen Fällen lieber nicht warten

Auch wenn Ihr gewählter Geburtsort weiter entfernt liegt, sollten Sie etwas früher losfahren und lieber dort noch ein wenig spazieren gehen. Gründe, sofort in eine Klinik zu fahren, sind:

- 💙 vaginale Blutungen (auch leichte Schmierblutungen)
- 💙 plötzliche Schmerzen zusätzlich zu den Wehen
- 💙 Abgang von grünem Fruchtwasser
- 💙 Fieber oder erhöhte Körpertemperatur
- 💙 starke Kopfschmerzen, Augenflimmern
- 💙 Übelkeit, Schwindelanfälle

Ankunft am Geburtsort

Bei der Ankunft in der Klinik oder im Geburtshaus werden Sie von der Hebamme empfangen, die zunächst feststellt, wie weit die Geburt fortgeschritten ist. Dazu ertastet sie von außen mit ihren Händen die Lage des Kindes und prüft durch eine Untersuchung durch die Scheide, wie weit sich der Muttermund schon geöffnet hat. Die kindlichen Herztöne und die Wehentätigkeit werden mit dem CTG aufgezeichnet und beurteilt. Manchmal macht ein Arzt auch noch einen Ultraschall. Wundern Sie sich nicht, wenn bei alldem Ihre bislang kräftigen, regelmäßigen Wehen plötzlich nachlassen. Geben Sie Ihrem Körper und Ihrer Seele Zeit, sich auf die neue Situation einzustellen. Dann finden Sie bald zu Ihrem Rhythmus zurück.

In der Anfangsphase

Wahrscheinlich wird Ihnen von der Hebamme ein Einlauf angeboten. Diese Vorstellung mag Ihnen vielleicht etwas unangenehm sein. Doch so brauchen Sie sich keine Sorgen zu machen, dass es während der Geburt beim Pressen zum Stuhlgang kommt. Durch die verstärkte Darmtätigkeit wird

die Gebärmutter außerdem zu Wehen angeregt. Sie können sich beim Einlauf von der Hebamme helfen lassen oder ihn sich selbst auf der Toilette verabreichen. Um die Wehen regelmäßig und kräftig werden zu lassen, helfen ein Spaziergang durch den Garten, Treppensteigen, ein heißes Bad und Massagen. Ihre Hebamme wird Sie nun häufiger untersuchen, um den Geburtsverlauf beurteilen zu können, und auch öfter ein CTG schreiben, um zu sehen, wie es Ihrem Kind geht.

Erste Geburtsphase: die Eröffnungsphase

Diese Etappe dauert so lange, bis der Muttermund bis zur Größe des kindlichen Köpfchens gedehnt ist. Unter den einsetzenden Eröffnungswehen verkürzt sich zunächst der Gebärmutterhals, bis er ganz verschwunden ist. Dann werden die Wehen immer stärker und länger, die Pausen dazwischen kürzer. Gegen Ende der Eröffnungsphase kommen die Wehen alle zwei bis drei Minuten und dauern etwa eine Minute an. Das Gewebe im unteren Bereich der Gebärmutter wird dadurch dünner und der obere Anteil fester und dicker. So kann der Uterus das Kind bei der Geburt nach unten schieben. Mit jeder Wehe geht die Geburt ein Stückchen voran: Das Köpfchen des Kindes tritt allmählich in den knöchernen Beckenring ein. Es drückt von innen auf den Muttermund, der sich langsam bis auf etwa zehn Zentimeter öffnet.

In guten Händen

In regelmäßigen Abständen werden auch die Herztöne Ihres Kindes und die Weite des Muttermunds kontrolliert. Bei den Untersuchungen durch die Scheide tastet die Hebamme,

- 💙 wie weit der Muttermund bereits geöffnet ist,
- 💙 ob er fest oder weich ist,

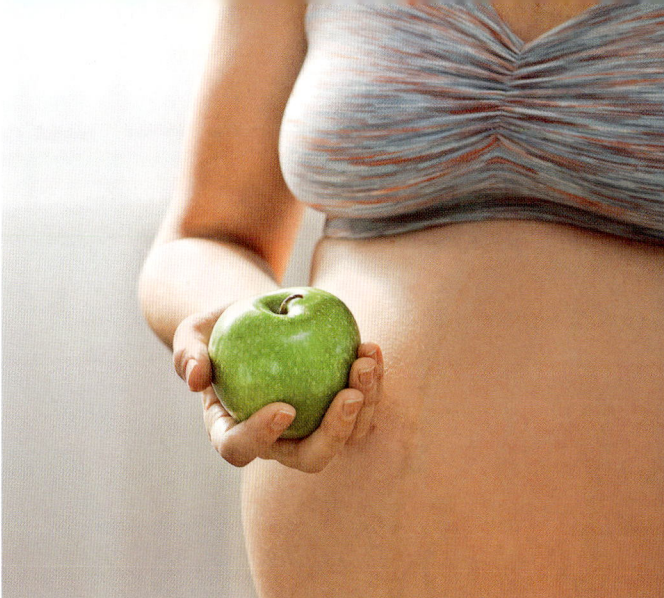

♥ ob die Fruchtblase schon gesprungen ist,

♥ wie weit sich das Köpfchen im Becken bereits vorwärtsgeschoben hat und ob das Kind sich den Geburtswegen entsprechend richtig dreht. Ist die Fruchtblase nicht schon vor Geburtsbeginn gesprungen, passiert dies meist irgendwann während der Eröffnungsphase. Wenn nötig, wird die Fruchtblase auch manchmal vom Arzt oder von der Hebamme geöffnet. Nach dem Blasensprung drückt das Köpfchen unmittelbar und ohne den Puffer der Fruchtblase von innen auf den Muttermund. Das führt meist zu kräftigeren Wehen.

Arbeiten Sie aktiv mit

Die Phase der Eröffnung dauert erfahrungsgemäß am längsten, beim ersten Kind sind es durchschnittlich 12 bis 14 Stunden, beim zweiten sechs bis acht Stunden. Eine positive Einstellung zu der Arbeit, die Ihr Kind und Ihr Körper nun leisten, macht es Ihnen leichter, den Wehenschmerz zu akzeptieren. Sie können Ihre Wehen gut unterstützen, indem Sie möglichst aufrechte Positionen wählen und sich während der Wehen und in den Pausen dazwischen viel bewegen. Gehen Sie dabei aber nicht über Ihre Grenzen, Verschnaufpausen sind zwischendurch wichtig, damit Sie auch den Rest der Geburt kraftvoll aktiv sein können. Atmen Sie bewusst durch die Nase ein und durch den Mund aus, damit Ihr Mund nicht trocken wird. Halten Sie auf keinen Fall die Luft an. Auch Ihr Partner kann Ihnen helfen und mit Ihnen atmen, Sie massieren, stützen und motivieren.

So bleiben Sie bei Kräften

Während der langen Zeit der Eröffnungsphase werden Sie sehr viel Energie benötigen. Manche Frauen müssen sich übergeben, weil die starken Kontraktionen auch das Nervensystem des Magens reizen können. Deshalb ist es sinnvoll, vor und während der Geburt nichts schwer Verdauliches zu essen. Am besten sind kleine Snacks wie Müsliriegel, Toast, Traubenzucker, Suppen, Joghurt, Bananen und Fruchtsäfte, weil sie den Magen nicht belasten und kurzfristig viel Energie liefern. Achten Sie auch darauf, während der Geburt noch ausreichend zu trinken, stündlich etwa ein großes Glas Wasser, Saftschorle oder Tee.

DIE ÜBERGANGSPHASE

Der Muttermund ist nun vollständig eröffnet, aber das kindliche Köpfchen muss noch hindurchtreten und etwas tiefer ins Becken rutschen. Die Wehen sind jetzt sehr heftig, meistens nicht ganz regelmäßig und werden oft als besonders schmerzhaft erlebt. Es kann sogar sein, dass Sie schon einen Drang zum Mitschieben verspüren, diesem Drang aber nach Rat Ihrer Hebamme noch nicht nachgeben sollen. In dieser Phase ist die Unterstützung Ihrer Hebamme und Ihres Partners oder Ihrer Begleitperson sehr wichtig. Viele Frauen haben jetzt das Gefühl, die Geburt nicht zu überstehen, keine Kraft mehr zu haben oder sogar sterben zu wollen. Manche werden auch wütend und schimpfen wie ein Rohrspatz. In der einen oder anderen Form wird es Ihnen wahrscheinlich ähnlich ergehen.

316.

Vertrauen Sie Ihrer eigenen Kraft

Das »Außer-sich-Sein« hat weniger damit zu tun, dass Sie den Schmerz nicht ertragen können, als vielmehr mit der seelischen Veränderung. Sie spüren tief in Ihrem Inneren, dass der Abschied von Ihrer bisherigen Lebensweise gekommen ist. Es erwartet Sie eine völlig neue Situation, aus der es kein Zurück gibt. Vielleicht sind Sie in diesem Moment so von Zweifeln und Unsicherheit beherrscht, dass Sie nicht mehr wissen, was Sie wollen. Vergeuden Sie keine Kraft, indem Sie versuchen, sich zu kontrollieren. Lassen Sie Ihren Gefühlen freien Lauf. Ihre Geburtsbegleiter sollen sich auf Sie und Ihre Bedürfnisse einstellen, nicht umgekehrt. Konzentrieren Sie sich auf Ihre Atmung, tönen Sie lang gezogene »Aaaahs« und »Oooohs«, um Ihre Muskulatur zu entspannen und versuchen Sie, sich ganz zu öffnen. Haben Sie Vertrauen in Ihre Fähigkeit, Ihr Kind aus eigener Kraft zu gebären. Die Übergangsphase dauert zum Glück meistens nicht lange, dann finden Sie durch die aktive Geburtsarbeit zu sich selbst zurück.

Lieber werdender Vater!

Lassen Sie sich ganz auf die Bedürfnisse Ihrer Partnerin ein, vermitteln Sie ihr Ruhe und Sicherheit. So können Sie ihr die enorme Anstrengung der Geburt etwas erleichtern und sich darum kümmern, dass sie sich so wohl fühlt wie möglich. Zeigen Sie mit tröstenden und ermutigenden Worten Verständnis und Einfühlungsvermögen. Auch eine Massage oder eine liebevolle Berührung im richtigen Moment tut gut. Manchmal ist es allerdings eher sinnvoll, still zu sein und sich völlig zurückzunehmen. Rechnen Sie damit, dass Sie Ihrer Partnerin plötzlich gar nichts mehr recht machen können oder sie sogar völlig außer sich gerät. Das ist ab einem bestimmten Zeitpunkt der Geburt völlig normal, Sie brauchen sich dann nicht

hilflos oder gar abgelehnt zu fühlen. Geben Sie die Verantwortung ruhig an die Hebamme ab und vertrauen Sie auf die Kraft Ihrer Partnerin. Bei Unklarheiten oder gar Spannungen zwischen der Gebärenden und dem geburtshilflichen Team sollten Sie versuchen, ruhig und sachlich zu vermitteln. Lassen Sie sich genau erklären, worum es geht, und machen Sie nicht durch überbordende Emotionen zusätzlichen Druck: Für das Team ist das Geburtsgeschehen Alltag, für Sie und Ihre Partnerin eine Ausnahmesituation. Es ist nicht Ihre Aufgabe, die Geschehnisse im Kreißsaal zu kontrollieren. Weder Sie noch Ihre Partnerin wissen vorher, wie Sie sich bei der Geburt Ihres Kindes fühlen werden. Es kann im Geburtsverlauf jederzeit vorkommen, dass Sie sich überfordert fühlen oder eine kurze Pause vor der Tür benötigen. Achten Sie auch Ihre eigenen Bedürfnisse!

317.

Endspurt zum Babyglück – die Endphase

Das Kind ist in der Endphase der Geburt auf dem Beckenboden angekommen und Sie spüren in jeder Wehe den intensiven und nicht mehr aufzuhaltenden Drang, es durch Ihre Scheide hinauszuschieben. Ihre Hebamme wird Sie dabei anleiten und Ihnen eventuell auch sagen, wie Sie atmen sollen. Es ist wichtig, dass Sie gut mit ihr zusammenarbeiten und nicht einfach kräftig drauflospressen, auch wenn es sehr erleichternd wäre. Wenn Sie sanft schieben, wird das stark gedehnte Dammgewebe besser vor dem Einreißen geschützt und so das Risiko eines möglichen Dammschnitts verringert. Ihre Hebamme reguliert das Tempo, mit dem das kindliche Köpfchen über den Damm geboren wird. Mit ihren Händen kann sie je nach Notwendigkeit die Geburt des Köpfchens nun beschleunigen oder verlangsamen. Dazu muss sie Babys Stirn so lange mit den Fingern der linken Hand zurückhalten, bis der Hinterkopf sich unter dem Schambein abstemmen kann. Die rechte

Hand wird stark gespreizt am Damm angelegt. Weil das Gewebe schon sehr gedehnt und deshalb ganz dünn ist, lassen sich die kleinen Höcker auf der Stirn des Kindes gut fühlen.

Wird das Dammgewebe blass, ist es nicht mehr gut durchblutet, das heißt, es kann einreißen. Je nach Einstellung des geburtshilflichen Teams wird dann ein Dammschnitt gemacht – oder man akzeptiert einen Dammriss. Manche Hebammen legen mit starkem, heißem Kaffee getränkte Binden als Kompresse auf den Damm. So wird das Gewebe besser durchblutet. Mit diesem alten Trick lässt sich die Gefahr eines Dammrisses minimieren.

Geschafft!

Wenn der Kopf geboren ist, dauert es noch einen kleinen Augenblick, dann folgen die Schultern. Das können Sie deutlich spüren, bevor Rumpf und Beine, oft mit einem Schwapp Fruchtwasser, ganz leicht aus Ihnen herausgleiten. Ihr Kind ist geboren! Aber noch ist die Geburt nicht ganz vorbei.

318.

Die Nachgeburtsphase

Kurz nach der Geburt des Kindes und der Abnabelung zieht sich die Gebärmutter nochmals zusammen und die Nachgeburt mit den Resten der Fruchtblase löst sich nach 10 bis 30 Minuten von der Innenwand der Gebärmutter. Durch die Nachgeburtswehen rutscht sie in die Scheide und Sie müssen noch einmal ein wenig mitschieben, bis auch die Plazenta geboren ist. Erschrecken Sie nicht, wenn Sie dann kurzfristig etwas mehr Blut verlieren, die sogenannte Lösungsblutung ist nichts Außergewöhnliches. Die Nachwehen sorgen dann dafür, dass sich die Gefäße in der Gebärmutter wieder verengen und die Blutung zum Stillstand kommt. In manchen Kliniken bekommen Sie unmittelbar nach der Geburt noch ein Wehenmittel gespritzt und die Plazenta wird durch einen Zug an der Nabelschnur (Cordtraction) gelöst. Die Hebamme überprüft nun, ob der Mutterkuchen und die Eihäute vollständig sind oder ob sich noch Reste in der Gebärmutter befinden, die zu Blutungen und Entzündungen führen könnten. Aus dem Nabelschnurrest am Mutterkuchen nimmt sie etwas Blut ab, um die Sauerstoffversorgung des Kindes zum Zeitpunkt der Geburt zu dokumentieren. Sie schaut auch nach eventuellen Verletzungen an Scheide, Damm und Schamlippen, diese werden gegebenenfalls versorgt. Damit ist die Geburt beendet – herzlichen Glückwunsch! Zur Kontrolle bleiben Sie und Ihr Kind noch zwei Stunden in der Obhut der Hebamme.

Wenn die Plazenta sich nicht löst

Wenn die Plazenta länger als gewöhnlich auf sich warten lässt, hilft oftmals Folgendes:
- 💜 Gehen Sie in die Hocke und husten Sie ein paar Mal kräftig und mit offenem Mund.
- 💜 Entleeren Sie Ihre Harnblase.
- 💜 Lassen Sie Ihr Kind an der Brust saugen.
- 💜 Bitten Sie um ein Coldpack auf den Bauch.

Auch homöopathische Mittel und Akupunktur helfen bei Lösungsschwierigkeiten. Löst sich die Plazenta trotzdem nicht oder nur unvollständig, bekommen Sie eine Kurznarkose und der Mutterkuchen wird von Hand gelöst.

OH SCHMERZ, LASS NACH!

Der Geburtsschmerz ist kein normaler Schmerz, sondern ein eher positiver Schmerz: Er bringt Sie mit jeder einzelnen Kontraktion dem Wunder der Geburt Ihres Kindes ein Stückchen näher. Nehmen Sie daher jede neue Kontraktion in dem Bewusstsein an, wieder ein Stück des gemeinsamen Weges mit Ihrem Kind zu gehen.

Auch wenn dies leichter gesagt als getan ist: Stemmen Sie sich innerlich nicht gegen die Wehen. Versuchen Sie, daran zu denken, dass jede einzelne Wehe eine immense Arbeit für Sie und Ihr Kind leistet.

Wehen – wichtig für Ihr Kind!

Vielleicht hilft es Ihnen zu wissen: Ihr Kind erfährt bei der Geburt seine wichtigsten und stärksten Anregungen über die Haut. Die kräftigen, geburtswirksamen Wehen über viele Stunden hinweg regen zum Beispiel die Funktion seines Immunsystems an. Auf dem Weg durch den engen Geburtskanal wird durch den starken Druck außerdem noch vorhandenes Fruchtwasser aus seinen Atmungsorganen herausgepresst. Dadurch kann sich seine Lunge beim ersten Atemzug besser entfalten – die Grundbedingung für das selbstständige Atmen eines Neugeborenen.

So wird Ihr ungeborenes Kind bereits im Mutterleib optimal auf die lebensnotwendige Umstellung seiner wichtigsten Körperfunktionen wie Atmung, Wärmeregulation und Verdauung vorbereitet.

Hilfe bei Schmerzen

Den Geburtsschmerz empfindet jede Frau anders. Niemand kann Ihre Schmerzen objektiv beurteilen, nur Sie selbst haben eine verlässliche Einschätzung. Wie viel Schmerzen Sie ertragen können oder wollen, sollten Sie für sich entscheiden. Bestimmt beruhigt es Sie, zu wissen, dass es bei Bedarf möglich ist, starke Geburtsschmerzen wirksam zu lindern. Oft sind es jedoch zunächst andere Dinge als Medikamente, die Ihnen helfen, Ihre Wehen gut zu verarbeiten. Sehr wichtig ist vor allem eine zugewandte und respektvolle Unterstützung durch Ihre Hebamme, den Arzt, Ihren Partner oder Ihre Begleitperson. Doch auch Sie selbst können einiges für sich tun.

So wird es leichter

💙 Wählen Sie am besten aufrechte Positionen und bewegen Sie sich möglichst viel.

💙 Machen Sie sich bewusst, dass der Geburtsschmerz Sie Ihrem Kind Schritt für Schritt näherbringt, und versuchen Sie, jede Wehe zu »begrüßen«. Ihr Organismus unterstützt Sie dabei mit der Bildung eines körpereigenen Schmerzmittels, der Endorphine.

💙 Konzentrieren Sie sich auf Ihren Atem und lassen Sie sich von Ihren Geburtsbegleitern dabei unterstützen. Tönen Sie beim Ausatmen die Vokale A oder O oder stöhnen Sie laut.

💙 Wenn Ihnen danach ist, bitten Sie Ihren Partner um eine sanfte Massage oder darum, einfach gehalten zu werden.

💙 Nehmen Sie ein warmes Bad oder lassen Sie sich eine Wärmflasche geben. Achten Sie darauf, dass Ihnen nicht kalt wird und besonders Ihre Füße warm sind.

💙 Ab der 20. Schwangerschaftswoche sinkt Ihre individuelle Schmerzempfindlichkeit durch körpereigene Hormone, die ähnlich wie Beruhigungsmittel wirken. Vertrauen Sie darauf, dass Sie auch unter Schmerzen die große Herausforderung der Geburt gut meistern werden.

Homöopathie

Ein homöopathisches Akutmittel kann, wenn es richtig gewählt ist, übermäßigen Schmerz sehr gut lindern. Es gibt inzwischen viele Hebammen, die eine qualifizierte homöopathische Ausbildung und viel Erfahrung haben. Damit Ihre Hebamme das richtige Mittel findet, ist es wichtig, dass Sie Ihre Schmerzen möglichst genau beschreiben. Die einzelnen Homöopathika sind jeweils bei unterschiedlichen Arten von Schmerz wirksam. Nicht nur die subjektive Stärke des Schmerzempfindens ist wichtig für die Mittelwahl, sondern auch die Art und der Bereich Ihrer Schmerzen.

Akupunktur

Eine Akupunkturbehandlung zur Schmerzlinderung wird in der Eröffnungsphase bei den ersten stärkeren Beschwerden eingesetzt. Die Hebamme tastet im Bereich der infrage kommenden Akupunkturpunkte so lange, bis Sie ihr sagen, dass Sie einen leichten Druck verspüren. Dann sticht sie die Nadel an diesem Punkt zügig und ohne Drehung etwa einen halben Zentimeter tief in die Haut ein. Den Einstich werden Sie kaum spüren, denn die aus flexiblem Stahl gefertigte Akupunkturnadel ist nur 0,3 mm dick. Danach wird die Nadel ein wenig gedreht, bis Sie ein Gefühl von Wärme, Kribbeln, Druck, Taubheit oder wie von einem kleinen, harmlosen Stromschlag verspüren. Das Empfinden ist von Frau zu Frau verschieden. Eventuell wird zusätzlich eine Nadel auf einen bestimmten Punkt Ihres Kopfes gesetzt, der bei Angst hilft und beruhigend wirkt.

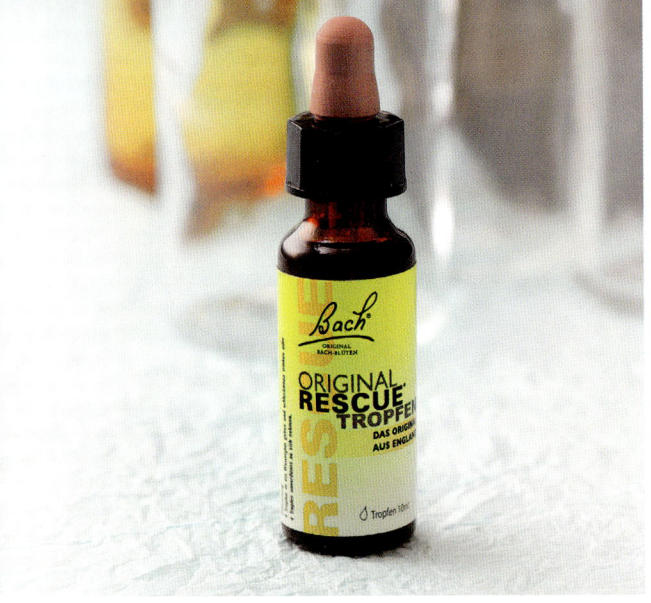

miteinander kombiniert werden können. Für Ausnahmezustände gibt es ein Kombinationsmittel aus fünf Blütenkonzentraten: die Rescue-Tropfen.

325.

Gegen Schmerz und Angst: Hypnose

Keine Sorge: Sie werden beim sogenannten »Hypnobirthing« nicht willenlos oder manipulierbar. Auch verlieren Sie nicht Ihr Bewusstsein. Mithilfe der Hypnose wird ein schlafähnlicher Trancezustand herbeigeführt, etwa so, als ob Sie ganz versunken ein spannendes Buch lesen oder nach plötzlichem Eindösen nicht mehr genau wissen, wie viel Zeit vergangen ist. Schon lange ist bekannt, dass in diesem Zustand eindrucksvolle Veränderungen im Organismus auftreten: Die Muskulatur entspannt sich, die Herzfrequenz und der Blutdruck sinken, die Atmung wird regelmäßiger und der Stresshormonspiegel fällt ab. All das wirkt sich günstig auf den Geburtsverlauf aus, weshalb Sie mithilfe der Hypnose die Angst-Verspannungs-Schmerz-Spirale durchbrechen können.

323.

Ätherische Öle

Eine Aromatherapie mit ätherischen Ölen kann ebenfalls helfen, den Geburtsschmerz abzuschwächen. Die Öle wirken auf zweierlei Weise: Zum einen werden die Essenzen über die Haut und die Schleimhäute aufgenommen, da sie fettlöslich sind. Über das Blut gelangen sie ins Gewebe und zu den Organen. So beeinflussen die Inhaltsstoffe den ganzen Organismus. Zum anderen wirken die Duftstoffe über den Geruchssinn auf die Seele, weil Gerüche und Gefühle im selben Teil unseres Gehirns verarbeitet werden. Manche Öle wirken entspannend und krampflösend, andere anregend und wehenfördernd; in jedem Fall bewirkt die Aromatherapie eine Geburtserleichterung.

326.

Die Kraft der Berührung: Massagen

Massagen lindern Schmerzen auf natürliche Weise und wirken stimmungsaufhellend. Während der Geburt kann Ihnen die Berührung Kraft für die Wehen geben und helfen, wenn Sie müde oder erschöpft sind. Allerdings kommt es auch auf die Qualität der Berührung an: Während der Wehe sollte es eine kräftigere, flächige Berührung sein, in der Wehenpause eher ein sanftes Ausstreichen.

Die Rückenmassage

Gerade anfangs spüren viele Frauen die Wehen stark im unteren Rücken, sodass eine Rückenmassage sehr wohltuend sein kann. Ihr Partner sollte

324.

Sanfte Helfer: Bach-Blüten

Die Pflanzentherapie des englischen Arztes Dr. Edward Bach kann Ihnen den Geburtsschmerz zwar nicht direkt nehmen, hilft Ihnen aber, ihn besser zu verarbeiten. Es gibt 38 unterschiedliche Bach-Blüten-Zubereitungen, die verschiedensten Gemütszuständen entsprechen und von denen – je nach Einschätzung Ihrer Hebamme – bis zu sechs erst mit seiner flachen rechten Hand rechts an Ihrer Wirbelsäule entlang (nicht auf der Wirbelsäule!) von der Schulter zum Po streichen, danach mit der linken Hand auf der linken Seite nach unten. Die gleichmäßige, rhythmische Bewegung können Sie gut mit Ihrem Atemrhythmus koordinieren. Eine Hand bleibt immer an Ihrem Rücken, damit Sie gut im Kontakt sind – das wirkt beruhigend. Ihr Partner sollte mit der ganzen Handfläche massieren und nicht nur mit der Handwurzel. Viele Frauen brauchen einen flächigen Druck, gerade im Lendenwirbelbereich oder auf dem Kreuzbein. Schreitet die Geburt voran, kann Ihr Partner das Kreuzbein (den Teil der Wirbelsäule direkt über dem Po) mit den Handballen massieren. Dazu wird er etwas stärker drücken müssen. Alternativ kann er auch mit dem Daumen die beiden Grübchen am unteren Rücken massieren. Sagen Sie ihm, was Ihnen wann und wie guttut.

Nur nicht zu viel des Guten …

Nicht alle Frauen mögen eine Massage während der Geburt. Manchen ist es unangenehm, während der Wehen angefasst zu werden. Manchmal ist bereits das bloße Auflegen der warmen Hand zu viel. Da Sie vorab nicht wissen können, wie Sie reagieren werden, bereiten Sie Ihren Partner besser rechtzeitig darauf vor. Falls Sie ihn einmal zurückweisen, sollte er sich nicht verletzt fühlen.

Sanfte Reize mit TENS

Zur Übertragung sanfter elektrischer Reize durch die Haut (transkutane elektrische Nervenstimulation = TENS) verwendet Ihre Hebamme ein kleines batteriebetriebenes Gerät und vier Elektroden, die auf die Haut geklebt werden. Das Gerät sendet geringe elektrische Impulse aus, die Sie als leichtes Kribbeln wahrnehmen. Diese Stromimpulse überdecken die Schmerzsignale des Körpers und regen die Ausschüttung körpereigener schmerzstillender Substanzen wie Endorphine an. Die Wirkweise ist ähnlich wie bei der Akupunktur. Die Stromstärke ist so gering, dass sie für Ihr Baby völlig ungefährlich ist. Stärke und Häufigkeit der Impulse können Sie je nach Schmerzempfinden individuell steuern. Die Schmerzen gehen damit zwar nicht völlig zurück, lassen sich aber besser ertragen, auch weil Sie das Gefühl haben, sie kontrollieren zu können.

Entkrampfende Arzneimittel

Zu Beginn der Eröffnungsphase werden zur Schmerzlinderung häufig entkrampfende Mittel (Spasmolytika) verabreicht. Sie entspannen den Muttermund und haben in der Regel keine Nebenwirkungen für das Kind. Das dafür häufig angewendete Mittel Buthylscopolamin (Buscopan®) bekommen Sie als Zäpfchen oder Spritze verabreicht. Spasmolytika werden besonders bei langwierigen Geburtsverläufen eingesetzt, um die Muskulatur des Muttermundes zu entspannen. Sie machen Ihr Mitarbeiten in der Wehe noch gut möglich und beeinflussen Ihr Wahrnehmungsvermögen nicht.

Bewusstseinsverändernde Medikamente

Bei stärkeren Schmerzen werden häufig Opiate in den Muskel injiziert. Diese starken Schmerzmittel dämpfen in der Regel aber weniger Ihre Schmerzempfindung als Ihr Bewusstsein. Die meisten Frauen reagieren auf diese Mittel mit Schwindel, Müdigkeit oder Kreislaufproblemen und müssen daher für die Einwirkzeit des Medikaments liegen bleiben. Vor allem das Opiat Phetidin (Dolantin®) macht auch das Kind schläfrig und kann seine spontane Atmung nach der Geburt beeinträchtigen. Daher muss es sorgfältig dosiert und zum richtigen Zeitpunkt eingesetzt werden.

Lachgas

Lachgas (Distickstoffmonoxid) kommt meist zum Einsatz, wenn aus medizinischen Gründen – wie einer Thromboseprophylaxe – keine Periduralanästhesie (PDA) möglich ist. Das Gas wird Ihnen in gleichen Teilen mit Sauerstoff in der Endphase der Geburt über eine Atemmaske verabreicht. Zwar beeinträchtigt es kurzzeitig Ihr Bewusstsein und geht auch auf das Kind über, aber durch das schnelle Abfluten des Gases nach dem Absetzen verschwinden diese Nebenwirkungen rasch.

PERIDURALANÄSTHESIE (PDA)

Durch die lokale Anwendung eines Betäubungsmittels schaltet eine Periduralanästhesie (PDA) den Geburtsschmerz vorübergehend aus. Idealerweise wird sie gesetzt, wenn der Muttermund in der Eröffnungsphase erst zwei bis drei Zentimeter eröffnet ist. Die PDA darf in Deutschland nur von einem Narkosearzt durchgeführt werden. Mögliche Gründe für eine PDA sind:

- 💜 stark empfundene Schmerzen, zum Beispiel nach einer Geburtseinleitung,
- 💜 Erschöpfung nach langem Geburtsverlauf,
- 💜 mütterliche Vorerkrankungen, insbesondere des Herz-Kreislauf-Systems, hochgradige

Kurzsichtigkeit und Netzhautablösung, Zuckerkrankheit,
- 💜 Risikogeburt (Beckenendlage des Kindes, Zwillinge, Frühgeburt),
- 💜 ausdrücklicher Wunsch der Schwangeren,
- 💜 ein geplanter Kaiserschnitt,
- 💜 eine Saugglocken- oder Zangengeburt.

Anlegen der PDA

Beim Anlegen der PDA sitzen Sie nach vorne gebeugt und sollten einen Rundrücken machen. Das ist mit großem Bauch und unter heftigem Wehenschmerz nicht einfach. Nach einer Hautdesinfektion sticht der Narkosearzt in Höhe des dritten oder vierten Lendenwirbels eine Hohlnadel ein und schiebt diese vorsichtig bis zum Periduralraum; das ist der Raum um die harte Rückenmarkshaut herum. Das Rückenmark wird dabei nicht berührt. Er führt dann einen kleinen Plastikschlauch (Katheter) durch die Nadel, über den das Narkosemittel verabreicht und bei Bedarf nachgespritzt werden kann. Das Medikament umspült den Rückenmarkskanal und schaltet örtlich und zeitlich begrenzt nur die Nerven aus, die den Geburtsschmerz verursachen.

Wirkung zeitverzögert

Außer dem Einstich durch die Haut spüren Sie normalerweise erst einmal nicht viel von der PDA. Erst 15 bis 20 Minuten später, wenn das Betäubungsmittel die betreffenden Nervenwurzeln erreicht, fängt es in Füßen und Beinen an zu kribbeln und Ihnen wird vielleicht kurzfristig warm. Kurze Zeit später haben Sie weniger bis keine Schmerzen mehr. Normalerweise müssen Sie nach einer PDA liegen bleiben, weil Sie durch die Narkose kein Gefühl mehr in den Beinen haben.

Beweglich mit mobiler PDA

Beim Einsatz einer mobilen PDA ist es möglich, dass Sie umhergehen, um den Geburtsverlauf aktiv zu fördern. In manchen Kliniken können Sie die PDA sogar selbst dosieren und dadurch bestimmen, wie intensiv Sie Ihren Körper bei der Geburt noch spüren möchten. Fragen Sie nach.

Intensive Überwachung

Der Geburtsfortschritt und das Kind müssen intensiv überwacht werden. Als Nebenwirkung der Periduralanästhesie kann es sein, dass erst einmal Ihr Blutdruck abfällt. Deshalb wird Ihnen zusätzlich ein venöser Zugang in der Armvene gelegt, um das Blutvolumen mit einer Infusionslösung aufzufüllen und Ihnen rasch ein Gegenmittel verabreichen zu können.

Da das Narkosemittel auch die Gebärmuttermuskulatur entspannt, werden die Wehen manchmal schwächer, sodass Sie meist zusätzlich einen Wehentropf bekommen. Eventuell wird auch ein Blasenkatheter gelegt, da die Betäubung auch die Blasenmuskulatur lähmen kann. Wenn Sie bei einer normalen Geburt eine PDA bekommen, kann es sein, dass Ihnen kurz vor der Endphase kein Narkosemittel mehr nachgespritzt wird. Es ist wichtig, dass Sie das Gefühl, mitschieben zu müssen, selbst spüren können. Ist das nicht der Fall, kommt es häufiger zu Zangen- oder Saugglockengeburten. Auch ein Kaiserschnitt in PDA ist möglich.

Aufklärung vor der Geburt

Sprechen Sie schon in der Schwangerschaft mit Ihrem Arzt über Vorteile, Risiken und Komplikationen einer PDA. Dann wissen Sie bei der Geburt sicher, ob diese Methode für Sie infrage kommt.

Spinalanästhesie

Anders als bei der PDA wird bei der Spinalanästhesie die harte Rückenmarkshaut mit einer dünnen Kanüle durchstochen. Das Schmerzmittel wird direkt in den Rückenmarkskanal gespritzt und die Nadel danach sofort wieder entfernt. Eine Spinalanästhesie wirkt sehr schnell. Sie kommt manchmal in der Endphase der Geburt zum Einsatz, wenn keine PDA gelegt wurde oder wenn ein sofortiger Kaiserschnitt notwendig wird, die werdende Mama aber keine Vollnarkose wünscht. Eine Spinalanästhesie hat auch Nachteile: So kommt es zum Beispiel zu Kopfschmerzen, wenn beim Herausziehen der Nadel aus dem Rückenmarkskanal Gehirnflüssigkeit austritt. Um die Schmerzen zu behandeln, die durch den leichten Unterdruck im Gehirn entstanden sind, muss Ihnen eventuell steril entnommenes Eigenblut auf Höhe der vorherigen Punktionsstelle eingespritzt werden, welches das kleine Loch sicher verschließt. Auch Übelkeit, Kreislaufprobleme oder vorübergehende Probleme mit der Atmung sind mögliche Nebenwirkungen der Spinalanästhesie.

Pudendusblock

Für den Pudendusblock spritzt der Arzt in der Spätphase der Geburt ein Lokalanästhetikum im Bereich der Sitzbeinhöcker um die schmerzleitenden Bahnen des Pudendusnervs. Die örtliche Betäubung macht den Scheidenausgang, die Schamlippen und den Damm etwas schmerzunempfindlicher, beeinflusst den Drang zu pressen aber nicht. Der Pudendusblock wird vor allem eingesetzt, wenn keine Periduralanästhesie (PDA) gelegt wurde. Die Wirkung hält bis zu einer Stunde an, meist lässt sich dadurch noch ein eventueller Dammschnitt oder -riss schmerzfrei versorgen.

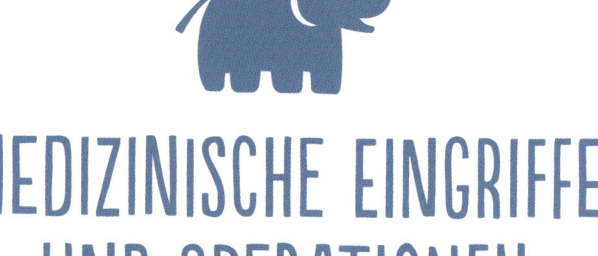

MEDIZINISCHE EINGRIFFE UND OPERATIONEN

....

Wenn die Geburt nicht vorangeht, die Kräfte der Mutter verbraucht sind oder das Kind gestresst reagiert, muss das geburtshilfliche Team handeln. Nicht immer lassen sich dann medizinische Eingriffe vermeiden. Die heutige Geburtsmedizin und die technischen Möglichkeiten machen es zum Glück möglich, eine Gefährdung von Mutter und Kind rechtzeitig zu erkennen und bei Bedarf schnell einzugreifen.

Im vertrauensvollen Dialog mit den werdenden Eltern gilt es vor allem, Vertrauen aufzubauen. Denn für Ärzte und Hebammen ist die richtige Balance zwischen abwartendem Geschehenlassen und technischem Eingreifen wichtig.

336.

Tock-Tock – der Wehenschreiber

Der Wehenschreiber (CTG) dient dazu, die kindlichen Herztöne zu überwachen und die Aktivität des Gebärmuttermuskels zu messen. Hebammen und Ärzte können daraus wichtige Rückschlüsse auf das Befinden Ihres Kindes ziehen. Je nach Geburtsverlauf ist es anfänglich ausreichend, alle ein bis zwei Stunden ein CTG zu schreiben. Ab einer Muttermundsöffnung von sieben bis acht Zentimetern wird in den meisten Kliniken kontinuierlich aufgezeichnet, da nun der für das Kind belastendere Teil der Geburt beginnt.

Zu einer Dauerüberwachung mit dem Wehenschreiber wird man sich entschließen, wenn die kindlichen Herztöne auffällig sind, Sie einen Wehentropf oder eine PDA bekommen oder wehenhemmende Medikamente benötigen.

337.

Bleiben Sie in Bewegung

Eine gute Möglichkeit, trotz Dauer-CTG mobil zu bleiben, ist die sogenannte »Telemetrie«, bei der ohne Kabel die Signale per Funk direkt an das Aufzeichnungsgerät übertragen werden. Das funktioniert sogar unter Wasser und ist heute in vielen Kliniken möglich.

338.

Mikroblutuntersuchung

Wenn die Herztöne des Kindes auffällig sind und das CTG keinen eindeutigen Aufschluss gibt, kann der Arzt mit einem Blutstropfen aus der kindlichen Kopfhaut unter anderem den Sauerstoffgehalt des Blutes besser beurteilen. So muss er nicht auf »bloßen Verdacht« hin die natürliche Geburt vorzeitig per Kaiserschnitt oder andere geburtshilfliche Maßnahmen beenden. Für die Mikroblutuntersuchung (Fetalblutanalyse) wird die kindliche Kopfhaut ganz vorsichtig mit einer kleinen Lanzette angeritzt. Das austretende Blut wird aufgefangen und anschließend der Säuregehalt (pH-Wert)

in einem speziellen Blutgasanalyse-Gerät gemessen, um die Sauerstoffsättigung beurteilen zu können. Bei normalen oder noch tolerablen Werten wird die Untersuchung nach 30 Minuten wiederholt. Sinkt der pH-Wert des Kindes weiter ab, droht akute Sauerstoffnot und die Geburt wird, je nach Fortschritt, rasch durch Kaiserschnitt, Saugglocke oder Zange beendet.

339.

Fetale Pulsoxymetrie

Mit dieser Methode kann im Verlauf der Geburt der Sauerstoffgehalt des kindlichen Blutes kontinuierlich kontrolliert werden. Dazu muss der Muttermund mindestens zwei Zentimeter geöffnet und die Fruchtblase gesprungen sein. Ein weicher und flexibler Sensor wird durch den Geburtskanal eingeführt und an der Wange des Kindes angelegt. Über zwei kleine Leuchtdioden wird die Sauerstoffsättigung des Blutes durch die Haut des Babys berechnet. Dazu muss kein Blut entnommen werden. Durch die Aufzeichnung der Sauerstoffsättigung lassen sich in Kombination mit der Messung der Herzfrequenz verlässliche Aussagen über das aktuelle kindliche Befinden machen.

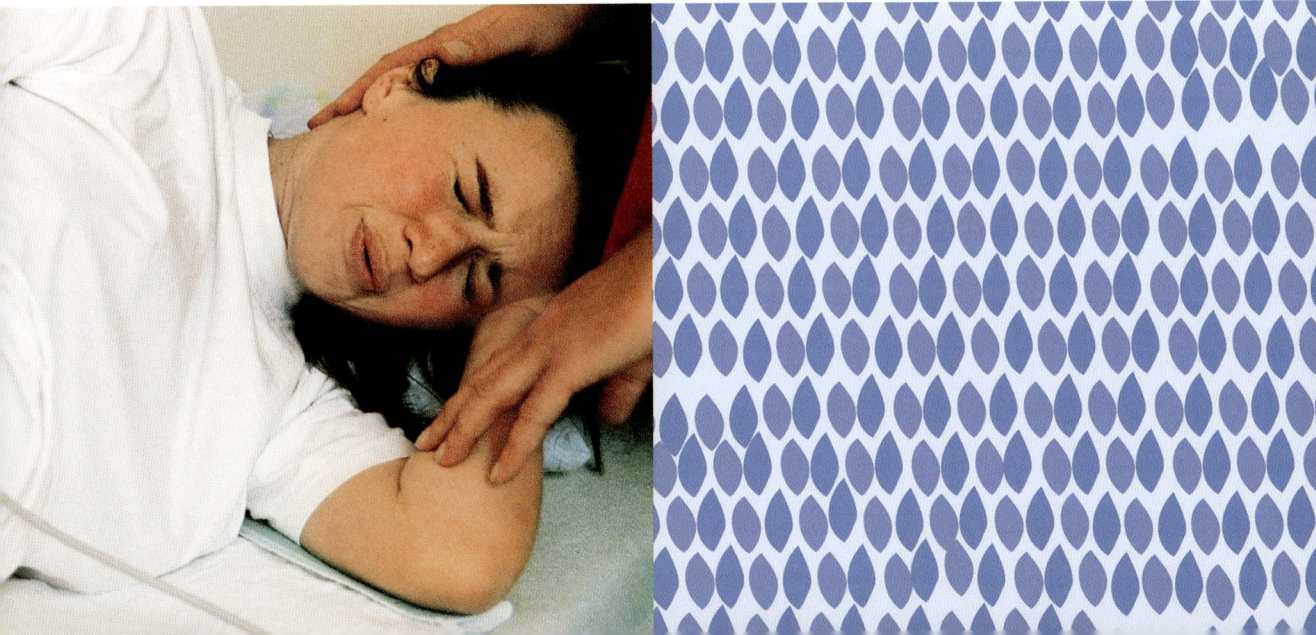

GEBURTSEINLEITUNG

Die Wehen beginnen meist zwischen der 37. und der 42. Schwangerschaftswoche. Etwa 20 Prozent aller Geburten werden heute medikamentös eingeleitet. Eine Geburt sollte nur eingeleitet werden, wenn es medizinisch notwendig ist – und nicht, weil Eltern ein bestimmtes Geburtsdatum wünschen. Ein Grund dafür ist, dass eingeleitete Geburten statistisch gesehen häufiger mit operativen Methoden beendet werden. Für die Geburtseinleitung stehen drei verschiedene Möglichkeiten zur Verfügung. Für welche sich die Ärzte entscheiden, hängt vor allem von der sogenannten Geburtsreife ab, die durch eine vaginale Untersuchung bestimmt wird.

Gründe für eine Geburtseinleitung sind:
- 💙 vorzeitiger Blasensprung ohne spontanes Einsetzen der Wehentätigkeit (nach ärztlichem Ermessen nach 6 bis 48 Stunden)
- 💙 Plazentainsuffizienz
- 💙 Wachstumsverzögerung des Kindes
- 💙 auffälliges CTG
- 💙 Mehrlinge
- 💙 Diabetes, Präeklampsie oder andere mütterliche Erkrankungen
- 💙 Terminüberschreitung (je nach Ermessen nach 7 bis 13 Tagen über dem Termin)
- 💙 Übertragung (ab 14 Tage über dem Termin)

rung des Gewebes und für das Ingangkommen der Wehen eine wesentliche Rolle.

In der Klinik wird der Arzt ein synthetisches Prostaglandin entweder als Tablette, als Gel oder mit einem Pessar vor den Gebärmutterhalskanal einlegen. Das macht den Muttermund weich und geburtsbereit und regt Wehen an. Anschließend werden die kindlichen Herztöne aufgezeichnet und Ihr Blutdruck gemessen, dann dürfen Sie bis zur nächsten Kontrolle spazieren gehen.

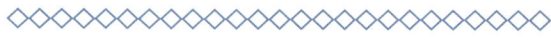

341.

Nicht planbare Wirkung

Ob und wann Sie Wehen bekommen, lässt sich nicht voraussagen, das ist bei jeder Frau anders und kann schon mal zehn bis zwölf Stunden dauern. Bei manchen Schwangeren tut sich gar nichts, andere bekommen sofort nach der Einlage Wehen, manchmal aber auch nur Bauchschmerzen oder Durchfall. Ein Nachteil dieser Geburtseinleitung ist, dass es keine individuelle Dosierung gibt und die Wirkungsweise nicht vorhersehbar oder direkt zu beeinflussen ist.

340.

Einleitung mit Prostaglandinen

Bei einem unreifen Befund ist das Gewebe des Gebärmutterhalses noch straff, der untere Anteil drei bis vier Zentimeter lang, der Muttermund nur wenig bis gar nicht geöffnet. In einem solchen Fall wird man sich für das »Nachreifen« (Priming) des Gebärmutterhalses durch Prostaglandin entscheiden. Prostaglandine sind hormonähnliche Substanzen, die in fast allen Organen gebildet werden, gegen Ende der Schwangerschaft auch vermehrt in der Gebärmutter. Sie spielen für eine Auflocke-

342.

Wehentropf mit Oxytocin

Wenn der Muttermund schon etwa zwei bis drei Zentimeter geöffnet ist, werden Sie eher einen »Wehentropf« bekommen. Über eine Infusion wird das Wehen- (und Liebes-)Hormon Oxytocin zugeführt, das sich individuell dosieren lässt. Oft erzeugt die Gebärmutter nach diesem kleinen Anstoß von selbst Wehen und der Tropf kann abgehängt werden.

343.

Anderes Schmerzempfinden

Normalerweise kommen Wehen langsam in Gang und entwickeln einen Rhythmus und eine Intensität, die Gebärende gut verarbeiten können. Das ist bei einer Geburtseinleitung mit Wehenmitteln nicht immer so. Die Wirkung ist nicht vorhersehbar, es kann sein, dass Sie von der abrupten, kaum steuerbaren Macht der Wehen überrascht werden. Bei der Schmerzverarbeitung unter der Geburt spielt vor allem das seelische Empfinden eine große Rolle. Manche Frauen haben bei einer Einleitung das Gefühl, noch nicht geburtsbereit zu sein oder, weil sie nicht von selbst Wehen bekommen, versagt zu haben. Oft sind sie dann verspannt, verkrampft und fühlen sich überfordert. Bei einer Einleitung mittels Wehentropf sind Sie durch die Infusionsschläuche auch in Ihrer Bewegungsfreiheit eingeschränkt. Diese Faktoren können das Schmerzempfinden verstärken.

344.

Öffnen der Fruchtblase

Die letzte Möglichkeit zur Geburtseinleitung ist das Öffnen der Fruchtblase. Durch das Abfließen des Fruchtwassers ändern sich die Druckverhältnisse und das Volumen in der Gebärmutter, es können sich Wehen entwickeln. Mit dieser Methode ist man zurückhaltend, denn ist die Fruchtblase einmal geöffnet, muss es zeitnah zur Geburt kommen. Wenn die Gebärmutter nicht wehenbereit ist, bleibt dann oft nur noch der Kaiserschnitt.

WEHENHEMMENDE MITTEL

Endlich geht es los und dann werden die Wehen noch gehemmt? Genau dies ist während der Geburt nötig, wenn das Baby durch die Intensität und die Häufigkeit der Wehen sehr gestresst ist und dringend eine Pause benötigt. In diesem Fall bekommen Sie ein wehenhemmendes Medikament, das für ein kurzfristiges Nachlassen der Kontraktionen sorgt und sehr oft auch den Wehenrhythmus wieder etwas ordnet. Als Begleiterscheinung ruft dieses Arzneimittel Herzklopfen, Muskelzittern und Unruhe hervor. Manchen Frauen wird auch übel. Trotzdem ist die sogenannte Kurzzeittokolyse (Tokolyse heißt Wehenlösung) oft sehr hilfreich, wenn es darum geht, eine operative Entbindung zu vermeiden.

DER DAMMSCHNITT

Ein Dammschnitt (Episiotomie) ist ein chirurgischer Einschnitt in das straffe Muskelgewebe zwischen Vagina und After. Der Schnitt soll verhindern, dass der Damm bei der Geburt reißt oder überdehnt wird oder dass der Druck auf den kindlichen Kopf zu groß wird. Auch wenn der Kopf des Babys relativ groß ist, bei einer Saugglocken- oder Zangengeburt oder wenn die letzte Phase der Geburt beschleunigt werden soll, wird geschnitten. Nach der Geburt muss der Dammschnitt genäht werden. Wird erst beim Durchtritt des Köpfchens geschnitten, ist dazu keine örtliche Betäubung nötig, weil der Damm dann so dünn ist, dass er nicht mehr durchblutet und so gut wie gefühllos ist.

345.

Risse heilen besser

Früher wurde der Dammschnitt routinemäßig durchgeführt, heute ist er umstritten, da der Beckenboden dadurch geschwächt wird und dauerhafte Schmerzen beim Sex auftreten können. Ein Riss heilt nachweislich leichter und rascher als ein Schnitt, weil viel weniger Muskelgewebe betroffen ist. Ein spontaner Dammriss ist auch weniger schmerzhaft als ein Dammschnitt. Lehnen Sie einen Schnitt ab, sprechen Sie dies gleich beim Aufnahmegespräch im Krankenhaus an.

Örtliche Betäubung zur Naht

Nach einem Dammschnitt oder Dammriss muss dieser nach der Geburt der Plazenta durch eine Naht versorgt werden. Dazu wird mit einer Kanüle etwas Lokalanästhetikum in das Dammgewebe eingespritzt. So kann der Dammschnitt oder -riss schmerzfrei in mehreren Schichten und einer unsichtbaren Hautnaht genäht werden.

Schürfungen am Scheideneingang

Durch die extreme Dehnung des Vaginalausganges beim Durchtritt des Kindes kann es zu kleineren Verletzungen kommen. Sie heilen meist komplikationslos, sind aber in den ersten Tagen nach der Entbindung oft der Grund, dass Sie ein Brennen beim Wasserlassen spüren.

SAUGGLOCKE UND GEBURTSZANGE

Saugglocke oder Zange kommen dann zum Einsatz, wenn eine akute Gefahr für Mutter oder Kind

besteht und das Kind schon im Beckenausgang angekommen ist, ein Kaiserschnitt also nicht mehr nötig oder unmöglich ist. Um diesen Eingriff durchführen zu können, muss der Muttermund ganz geöffnet und die Fruchtblase gesprungen sein. Babys Köpfchen liegt ganz tief im Becken, bekommt aber die »letzte Kurve« nicht von allein. Oft sind die Gebärenden durch langes, ineffektives Pressen erschöpft und benötigen zur Unterstützung einen Wehentropf. Auch bei Erkrankungen wie bestimmten Herzfehlern, schwerer Gestose, Bluthochdruck und Netzhautablösung, dürfen Sie nicht aktiv mitschieben. Dann setzt der Arzt, je nachdem, welche der beiden Methoden er erlernt hat, Saugglocke oder Zange ein.

Saugglocke (Vakuumextraktion)

Die meisten Ärzte bevorzugen heute die Glocke. Dazu wird das Instrument, das entweder aus Metall, Gummi oder Silikon besteht, in die Scheide eingeführt und im hinteren Schädelbereich auf den Babykopf aufgesetzt. Mit einer speziellen Pumpe wird langsam ein Unterdruck erzeugt, daher nennt man diese Art der Entbindung auch Vakuumextraktion. Wenn das Vakuum vollständig aufgebaut ist, haftet die Glocke gut am Köpfchen. Während die Mutter aktiv mitschiebt, kann das Baby wehensynchron aus dem Geburtskanal geleitet werden. In den meisten Fällen wird ein Dammschnitt gemacht. Nach Austreten des kindlichen Kopfes wird der Unterdruck langsam abgebaut, die Glocke entfernt und der Rest der Geburt kann normal verlaufen. Das Kind hat nach dieser Art der Geburt eine Schwellung in der Größe der verwendeten Glocke am Kopf, die aber harmlos ist und sich innerhalb einiger Stunden wieder zurückbildet. Je nachdem, wie lange die Geburt gedauert hat, kann das Köpfchen sehr lang gezogen sein. Auch diese vorübergehende Anpassung an die Geburtswege verschwindet wieder.

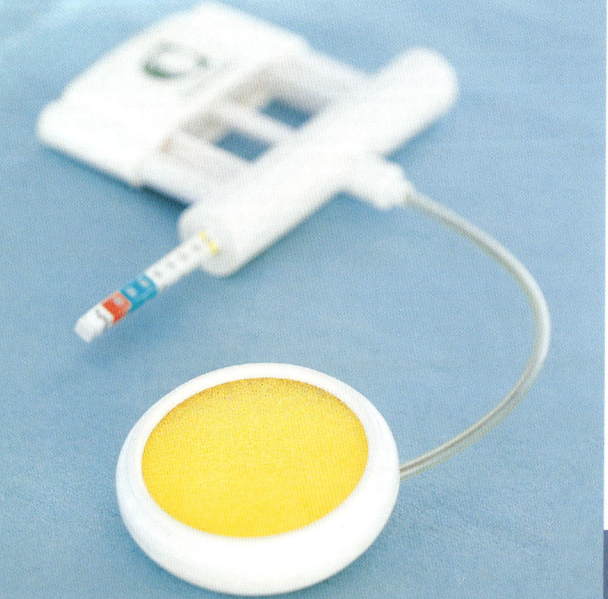

Kein Grund zur Sorge

Nach einer Saugglockengeburt kann Ihr Baby eine stärkere Neugeborenengelbsucht entwickeln, wenn sich der leichte Bluterguss unter der Kopfhaut zurückbilden muss. Doch wenn die Bilirubinwerte bestimmte Grenzen nicht überschreiten, ist eine Neugeborenengelbsucht harmlos.

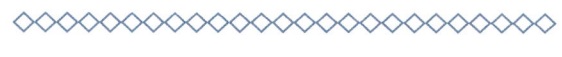

Geburtszange (Forcepsextraktion)

Eine Geburtszange besteht aus zwei »Löffel« genannten, mit Löchern versehenen Metallblättern, die einzeln links und rechts in die Scheide eingeführt und durch ein sogenanntes Schloss miteinander verbunden werden. Nach einem Dammschnitt wird das kindliche Köpfchen auch hier im Rhythmus der Wehen ans Licht der Welt geleitet und der übrige Körper des Babys anschließend ganz normal geboren. In seltenen Fällen haben die Kinder im Gesicht kleine Blutergüsse oder Hautabschürfungen, sogenannte Zangenmarken, die harmlos sind und schnell wieder heilen.

KAISERSCHNITT (SECTIO CAESAREA)

Das lateinische Wort »caedere« bedeutet schneiden, »Caesar« ist demzufolge »der Geschnittene«. Daraus entstand das Wort »Kaiser« und damit auch der »Kaiserschnitt« (Sectio caesarea). Der Kaiserschnitt ist allerdings keine besonders edle Geburtsmethode, sondern eine geburtshilfliche Operation, bei der unter Voll- oder Teilnarkose Bauchhöhle und Gebärmutter geöffnet werden, um das Kind auf die Welt zu holen. Unterschieden wird grundsätzlich zwischen einem primären und einem sekundären Kaiserschnitt, der dann durchgeführt wird, wenn es im Geburtsverlauf zu Problemen kommt.

Primärer Kaiserschnitt

Ein primärer Kaiserschnitt (primäre Sectio) ist ein geplanter Kaiserschnitt, der durchgeführt wird, solange die Geburt noch nicht begonnen hat. Sie haben also noch keine geburtswirksamen Wehen und die Fruchtblase ist noch intakt. Gründe für einen geplanten Kaiserschnitt können sein:

- ♥ Der Mutterkuchen sitzt nahe am inneren Muttermund und versperrt den Weg.
- ♥ Das Kind liegt in Quer- oder Schräglage.
- ♥ Das Ungeborene hat eine schwere Fehlbildung, wie zum Beispiel einen offenen Rücken.
- ♥ Es liegt eine Rhesusunverträglichkeit vor.
- ♥ Es droht eine sehr frühe Frühgeburt.
- ♥ Die Geburtslage von Zwillingen oder weiterer Mehrlinge ist ungünstig.
- ♥ Es gab bereits eine Gebärmutteroperation wie eine Myomentfernung.
- ♥ Es liegt eine mütterliche Erkrankung vor, die eine normale Geburt nicht zulässt, wie Netzhautablösung, Beckenprobleme, Herzerkrankung, akute Herpes-Genitalis-Infektion, HIV, Infektion der Fruchtblase oder Plazenta.
- ♥ Es besteht die Gefahr einer Eklampsie.
- ♥ Es gab zuvor mehr als einen Kaiserschnitt.
- ♥ Die Eltern wünschen die OP.

Vorteile

Sie können sich schon vorab über den Operationsverlauf informieren und entscheiden, ob Sie eine Voll- oder eine Teilnarkose bekommen möchten. Weitere Vorteile: Sie können den Geburtstermin genau planen, spüren keinen Wehenschmerz und der Beckenboden wird weniger beeinträchtigt. Das Geburtsrisiko für das Kind ist geringer, da Komplikationen, die auf dem Weg durch den Geburtskanal auftreten könnten, ausgeschlossen sind.

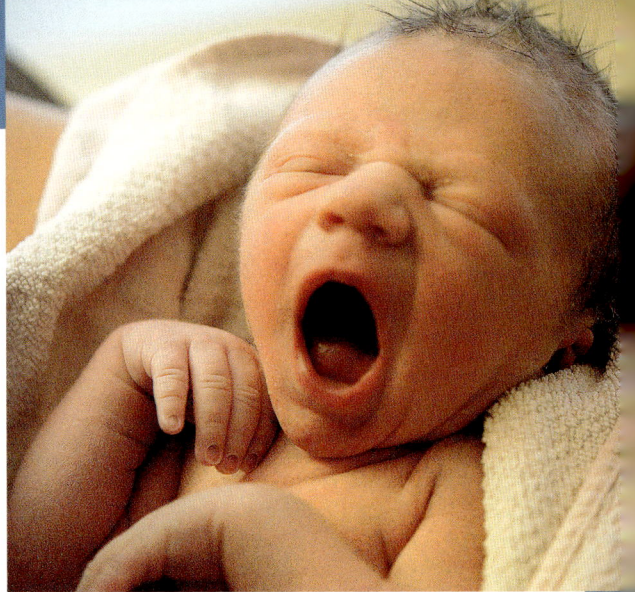

Sekundärer Kaiserschnitt

Die Indikation zum ungeplanten Kaiserschnitt (sekundäre Sectio) liegt vor, wenn die Geburt bereits begonnen hat und eine Weiterführung des normalen Geburtsvorgangs eine Gefahr für Mutter oder Kind bedeuten würde. Manchmal muss die ungeplante Operation sehr rasch durchgeführt werden. In Geburtskliniken ist man darauf stets vorbereitet. Die Hauptgründe sind:

- 💙 starke Blutungen durch vorzeitige Plazentaablösung oder Riss in der Gebärmutterwand,
- 💙 Mangelversorgung des Kindes mit Sauerstoff,
- 💙 Nabelschnurvorfall oder eine echte Nabelschnurumschlingung (der Hals des Kindes ist mehrfach von der Nabelschnur umschlungen),
- 💙 Geburtsstillstand oder verzögerter Verlauf,
- 💙 Missverhältnis zwischen der Größe des Babykopfes und des mütterlichen Beckens,
- 💙 geburtsunmögliche Neigung des kindlichen Köpfchens im Becken,
- 💙 Frühgeburt mit zusätzlichen Risiken (zum Beispiel sehr kleines Kind, Lageauffälligkeiten),
- 💙 drohende Eklampsie,
- 💙 Komplikationen wie hohes Fieber der Mutter, plötzliche starke Blutdruckveränderungen.

Auswirkungen auf das Baby

Beim Kaiserschnitt wird das Kind ganz plötzlich aus der Geborgenheit des Mutterleibs gerissen. In den ersten Tagen nach der Geburt wirken viele Kaiserschnittbabys häufig etwas ängstlich und erschreckt. Manchmal haben sie auch richtige Probleme, auf der Welt »anzukommen«. Kaiserschnittkinder leiden häufiger unter Atemproblemen, weil sie nicht durch den sehr engen Geburtskanal gepresst und dabei durch die Wehen massiert wurden. Meist bleibt daher ein Fruchtwasserrest in der Lunge, die sich so nicht richtig entfalten kann. Die Kinder sind infektanfälliger und neigen mehr zu Allergien, weil sie nicht mit der Bakterienflora der mütterlichen Geburtswege in Kontakt waren, die ihre Abwehrkräfte gestärkt hätten. Nach einer Vollnarkose ist das Baby gelegentlich sehr schläfrig und beginnt verzögert zu atmen. Auch die Bindungsaufnahme zwischen Mutter und Kind und das erste Stillen können schwieriger sein. Manchmal hat das Baby von der Operation kleine Schnittwunden, die meist ohne Narben abheilen.

Auswirkungen auf die Mutter

Muss ein sekundärer Kaiserschnitt durchgeführt werden, kommt für die Mutter alles anders als geplant. Die eigene Vorstellung von der Geburt wird umgestoßen, oft tauchen Ohnmachts- oder Versagensgefühle auf. Die Angst um das Kind, die unerwartete Operation und das fehlende oder traumatische Geburtserlebnis können Sie stark belasten. Halten Sie sich vor Augen: In Ihrer Lage war der Kaiserschnitt unvermeidlich und daher die richtige Entscheidung. Ein Kaiserschnitt nach Einsetzen der Wehen hat den Vorteil, dass der Eingriff meist nahe am Geburtstermin liegt. Das Kind ist reif zur Geburt und hat den Zeitpunkt selbst bestimmt.

Kein Grund zur Verunsicherung

Glücklicherweise stehen heute gute Möglichkeiten zur Verfügung, um auch Kaiserschnittkindern das Ankommen nach der Geburt zu erleichtern und zum Beispiel durch einen frühen, engen Hautkontakt ihre gesunde Entwicklung zu unterstützen.

Zur Diskussion: der Wunschkaiserschnitt

In den vergangenen zwei Jahrzehnten hat sich die Geburtshilfe mehr und mehr zu einer technisch orientierten Geburtsmedizin entwickelt. Der immense Wirtschaftsaufwand für Kliniken hat großen Einfluss darauf, wie häufig ein Kaiserschnitt gemacht wird: In Deutschland kommt fast jedes dritte Kind auf diese Weise zur Welt. Obwohl keine medizinischen Gründe vorliegen, entscheiden sich zudem heute immer mehr Frauen freiwillig für einen Kaiserschnitt. Mehr als die Hälfte dieser Operationen wird auf Wunsch der werdenden Eltern durchgeführt.

Der Kaiserschnitt gilt heute trotz aller bekannten Risiken als sicherer Eingriff. Nicht nur wegen der verbesserten Operationstechniken, sondern vor allem, weil es die Möglichkeit gibt, auf eine Vollnarkose zu verzichten und nur den Unterleib zu betäuben. Der Kaiserschnitt auf Wunsch ist damit attraktiv geworden. Der Begriff »Wunschkaiserschnitt«, auch »Sectio nach Vereinbarung«, »Gefälligkeitssectio«, »Kaisergeburt« oder »elektive Sectio« genannt, gibt dabei vor, der Wunsch nach einer operativen Geburt sei Ausdruck weiblicher Selbstbestimmung.

Risiken – kein Thema?

In den Medien wird oft der Eindruck erweckt, ein Kaiserschnitt sei eine Routineoperation. Über Gefahren wird zu selten gesprochen: Das mütterliche Risiko, bei einem Kaiserschnitt zu sterben, ist ungefähr dreimal höher als bei einer vaginalen Geburt. Nach der Operation kommt es häufiger zu Thrombosen und Embolien sowie zu einer verzögerten Wundheilung oder zu Infektionen. Während der Operation können Organe wie Blase, Darm oder Blutgefäße verletzt werden. Eine maßgebliche Beeinträchtigung nach einem Kaiserschnitt sind die Schmerzen: Zwar spüren Sie bei der Operation selbst aufgrund der Betäubung nichts, doch kann der Wundschmerz Sie in den ersten Wochen stark einschränken. Nach einem vorausgegangenen Kaiserschnitt gilt jede weitere Schwangerschaft als Risikoschwangerschaft; Probleme bei der Einnistung der Plazenta und Risse der Gebärmutter treten häufiger auf. Eine seltene, aber gefürchtete Komplikation stellt bei späteren Schwangerschaften der Gebärmutterriss dar.

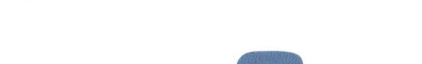

Stehen Sie zu Ihren Ängsten

Sehr häufig entsteht der Wunsch nach einem Kaiserschnitt aus Angst vor Schmerzen oder dem Unwägbaren einer normalen Geburt. Auch wenn Sie vielleicht das dringende Bedürfnis haben, Ihr Kind keinem Risiko auszusetzen: Durch eine natürliche Geburt erhält Ihr Baby die besten Voraussetzungen, um gut ins Leben zu starten. Für Sie selbst ist sie ein elementares Erlebnis, das Sie tief berühren wird. Sie lernen dabei sich und die enorme Leistungsfähigkeit Ihres Körpers, auf die Sie sehr stolz sein können, neu kennen. Diese intensive Erfahrung, vielleicht einer der Höhepunkte Ihres Lebens, bleibt Ihnen bei einer Operation ebenso verwehrt wie das durch Endorphine und Oxytocin ausgelöste Glücksgefühl der »normalen« Geburt. Wägen Sie die Vor- und Nachteile der Bauchoperation in einem Gespräch mit Ihrer Hebamme oder Ihrem Frauenarzt gründlich ab.

Höchste Eile: Notfallkaiserschnitt

Wenn es während der Geburt zu einer so kritischen Situation kommt, dass Sie oder Ihr Baby in akuter Lebensgefahr sind (etwa bei 1,5 Prozent aller Geburten), müssen die Geburtshelfer rasch handeln. Für den sogenannten Notfallkaiserschnitt bekommen Sie meist eine Vollnarkose, da sie die am schnellsten zu verabreichende Anästhesie ist. Ab dem Moment der Entscheidung ist das geburtshilfliche Team in höchster Alarmbereitschaft und wird sich mit allen Operationsvorbereitungen sehr beeilen. Die Hektik wird Ihre Ängste eventuell zusätzlich verstärken, aber seien Sie gewiss: Ihre medizinischen Begleiter wissen, was sie tun!

Nach dem Kaiserschnitt

Die ersten Tage nach der Geburt sind häufig beschwerlich. Die OP-Narbe schmerzt, eine Drainage bleibt noch ein paar Tage in der Wunde, eventuell behalten Sie noch den Blasenkatheter. Ihre »Nahrung« bekommen Sie über einen Tropf, gegen eine Thrombose oder Infektionen erhalten Sie Medikamente. Die Narbe verheilt meist problemlos. Sie verblasst langsam und hinterlässt später nur noch einen feinen, kaum sichtbaren Strich.

Hilfe für die Seele

Wenn Sie nach einem Kaiserschnitt merken, dass Sie das Erlebte belastet, geben Sie Ihrem Körper und Ihrer Seele Zeit zur Verarbeitung. Sprechen Sie über Ihre Empfindungen mit Ihrem Partner, Ihrer Hebamme oder einer anderen vertrauten Person. Wenn es Sie in Ihrem Alltag beeinträchtigt oder Sie viel Kraft kostet, nehmen Sie professionelle Hilfe in Anspruch. Die Narben an Bauch und Seele müssen nicht ein Leben lang schmerzen!

Po voraus! Geburt aus Beckenendlage

Etwa fünf Prozent aller Babys liegen in einer Beckenendlage – mit Po, Füßen oder Knien voran im Becken. In den meisten Kliniken wird in diesem Fall zum Kaiserschnitt geraten. Eine Beckenendlage ist jedoch an sich eine normale Lage, nur eben nicht mit dem Kopf voran, der am besten geeignet wäre, den Geburtskanal zu weiten. Doch auch die »weicheren« Körperteile können dies leisten, es dauert nur meist etwas länger. Spontane Beckenendlagengeburten werden daher mit einem Wehentropf unterstützt. Zunächst werden Po, Beine, Bauch und der Oberkörper geboren. Der kritischste Moment ist die Geburt des Kopfes: Bleibt er zu lange stecken, kann die Nabelschnur abgedrückt werden. Das Baby wäre dann nicht ausreichend mit Sauerstoff versorgt. Für diese Situation gibt es spezielle Handgriffe, die erfahrene Ärzte anwenden, um die Geburt gezielt zu unterstützen. Trotzdem steht bei Beckenendlagengeburten stets ein Narkoseteam in Bereitschaft. Würde das Baby tatsächlich stecken bleiben, was äußerst selten passiert, bekämen Sie eine Kurznarkose, um das Kind schnellstens aus seiner kritischen Lage zu befreien.

361.

Geburtsverlauf bei Mehrlingen

Mehrlingsgeburten kommen heute öfter vor, weil immer mehr Paare Hormonbehandlungen oder künstliche Befruchtung nutzen. 95 Prozent aller Mehrlinge sind Zwillinge. Der Ablauf der Geburt hängt von der Lage der Babys in der Gebärmutter ab. Liegt das erste Baby mit dem Kopf voran, ist eine vaginale Geburt möglich, auch wenn sich das zweite Kind nach der Geburt des ersten nicht mit dem Kopf nach unten einstellt. Wenn jedoch bereits das erste Baby in Beckenendlage liegt, gibt es meist einen Kaiserschnitt. Bei mehr als zwei Babys ist der Kaiserschnitt normalerweise ein Muss. Während der Geburt werden die Kinder mittels CTG überwacht und in den meisten Fällen werden Sie eine PDA bekommen. Dadurch lässt sich ein ungünstig liegender zweiter Zwilling schnell und ohne Schmerzen in eine geburtsgünstige Position bringen. Zwischen den Geburten der Babys liegen meist 20 bis 30 Minuten Zeitunterschied.

In der Nachgeburtsphase kann es bei Mehrlingsgeburten zu verstärkten Blutungen kommen. Da die Gebärmutter durch zwei oder mehr Kinder sehr gedehnt ist, kann sie sich nicht so kräftig zusammenziehen. Deshalb bekommen Sie auch nach der Geburt der Plazenta oft einen Wehentropf, der die Muskelarbeit der Gebärmutter unterstützt.

362.

Kleine Nestflüchter: Frühgeburt

Von einer Frühgeburt spricht man bei Geburten vor Vollendung der 37. Schwangerschaftswoche. Die unterste Grenze für die Zeit, ab der ein Kind als lebensfähig gilt, liegt um die 24. Schwangerschaftswoche. In einigen hoch spezialisierten Kliniken erhalten Frühchen schon ab der 22. Schwangerschaftswoche eine Chance. Je früher das Kind geboren wird, umso wichtiger ist es, dass es in ei-

nem Krankenhaus mit Neugeborenen-Intensivabteilung (Neonatologie) zur Welt kommt. Dort ist man personell und medizinisch jederzeit auf die Versorgung der Frühchen eingerichtet und kennt ihre Bedürfnisse. Frühgeborene sind sehr empfindlich und sollten möglichst schonend zur Welt kommen. Meistens wird man sich aus diesem Grund für einen Kaiserschnitt entscheiden.

Leben spendende Wärme

Die richtige Körpertemperatur ist für Frühgeborene lebenswichtig. Sie können ihre Körpertemperatur nicht halten, da das Fettgewebe unter der dünnen Haut noch fehlt. Nach der Erstversorgung auf einem vorgeheizten Behandlungstisch bietet der Inkubator eine gleichbleibende Temperatur von 37 °C, die notwendige Luftfeuchtigkeit und die lebenswichtige Versorgung mit Sauerstoff.

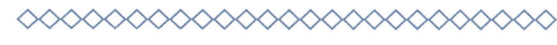

363.

Extrem selten: die Sturzgeburt

Bei einer äußerst seltenen Sturzgeburt laufen alle Phasen einer Geburt innerhalb weniger Minuten ab. Die Vorwehen sind kaum schmerzhaft oder folgen in langen Abständen. Plötzlich und unvermittelt wird die Gebärende dann meist gleich von Presswehen überrumpelt. Wie es dazu kommt, ist unklar. Faktoren wie sehr starke Wehen bei Mehrgebärenden, sehr kleine Kinder und besonders nachgiebige Weichteile spielen eine Rolle.

Das sollten Sie beachten

Für den sehr unwahrscheinlichen Fall einer Sturzgeburt rufen Sie sofort die Hebamme oder den Rettungsdienst an. Falls Sie bereits einen starken Druck verspüren, steigen Sie keinesfalls mehr ins Auto, sondern bekommen Sie Ihr Kind zu Hause.

NACH DER GEBURT

....

Nachdem Ihr Baby geboren ist, wird es Ihnen, wenn Sie möchten, auf den Bauch gelegt. Es ist ein wunderbarer Moment, wenn Sie Ihr soeben geborenes Kind in die Arme schließen. Endlich ist es da und Sie können es berühren, ansehen und die Strapazen der Geburt vergessen. Diese ersten Stunden mit Ihrem Kind werden Sie sicher Ihr ganzes Leben nicht vergessen.

Nach der Geburt wird Ihre Hebamme Ihr Kind von eventuellen Blut- oder Fruchtwasserresten befreien. Hat das Kind viel Fruchtwasser geschluckt und kann daher schwieriger atmen, wird das Fruchwasser aus Nase und Mund mit einem dünnen Schlauch abgesaugt.

Lebensader Nabelschnur

Bei leichten Startschwierigkeiten wird die Hebamme Ihrem Baby vielleicht auch sanft den Rücken massieren. Anschließend wird die Nabelschnur durchtrennt und mit einer Nabelklemme versorgt; diese verhindert, dass Ihr Baby Blut verliert. Bei einer komplikationslosen Geburt wird Ihre Hebamme mit dem Abnabeln vielleicht etwas warten und Sie oder Ihren Partner die Nabelschnur selbst durchtrennen lassen, wenn Sie dies möchten. Die Nabelklemme wird Ihr Baby mindestens 48 Stunden lang angelegt behalten.

Bei Komplikationen, wie zum Beispiel einer Frühgeburt oder einer Blutgruppenunverträglichkeit, wird zügig abgenabelt, damit das Kind baldmöglichst versorgt werden kann.

365.

Der Apgar-Test

Unmittelbar mit der Geburt beginnt der sogenannte Apgar-Test. Das von der amerikanischen
Narkoseärztin Virginia Apgar entwickelte Punkte-
system dient dazu, den Zustand von Neugeborenen zu beurteilen. Dazu werden eine Minute, fünf
Minuten und zehn Minuten nach der Geburt
Hautfarbe, Atmung, Herzschlag, Muskelspannung
und Reflexe Ihres Babys mit null bis zwei Punkten
pro Merkmal beurteilt. Die Summe der Punkte ist
wichtig, um im Bedarfsfall sofort mit entsprechenden Maßnahmen reagieren zu können. Sie sagt allerdings rein gar nichts über die zukünftige Entwicklung Ihres Kindes aus.
Der erste Gesamtwert liegt jedenfalls selbst bei einem völlig gesunden Baby meistens »nur« bei
neun Punkten, weil Neugeborene eine Minute
nach der Geburt noch nicht ganz rosig, sondern
eher bläulich aussehen.

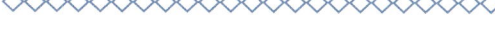

366.

Das erste Anlegen

Je nachdem, wie erschöpft Ihr Baby ist, wird es
früher oder später nach Ihrer Brust suchen. Der
angeborene Suchreflex funktioniert innerhalb der
ersten 20 bis 60 Minuten nach der Geburt perfekt,
auch nach Kaiserschnittgeburten. Ihre Hebamme
wird Ihnen beim allerersten Anlegen behilflich
sein. Wenn Routinemaßnahmen warten können,
werden die Neugeborenen nicht gestört und finden den Weg zur verheißungsvollen Milchquelle
sogar von ganz allein: Der fruchtwasserähnliche
Duft der Brustwarze lockt sie an. Fragen Sie in Ihrer Geburtsklinik nach der Stillfreundlichkeit.

367.

Vorteile des frühen Anlegens

♥ Es regt Ihre Milchproduktion an, die Menge an
kostbarer Vormilch nimmt zu. Diese auch Ko-
lostrum genannte Milch ist für das Neugeborene optimal verdaulich und macht satt, ohne
den kleinen Magen zu belasten. Der kindliche
Verdauungstrakt kann sich mit vielen kleinen
Milchmengen gut an seine Aufgabe gewöhnen.
Außerdem unterstützen wertvolle Eiweißstoffe
das noch unreife Immunsystem.

♥ Babys Verdauung kommt schneller in Gang,
der erste Stuhlgang wird rasch ausgeschieden,
was einer Neugeborenengelbsucht vorbeugt.

♥ Sie selbst verlieren weniger Blut, weil sich Ihre
Gebärmutter durch das Still- und Wehenhor-
mon Oxytocin gut zusammenzieht. Wenn der
Mutterkuchen sich noch nicht gelöst hat, wird
durch ein frühes Anlegen die natürliche Geburt der Plazenta unterstützt.

♥ Es fördert die Entstehung einer harmonischen
Stillbeziehung und unterstützt durch die Ausschüttung des »Liebeshormons« Oxytocin die
Bindung zu Ihrem Baby. Das Hormon hilft Ihnen, sich körperlich und seelisch zu öffnen.

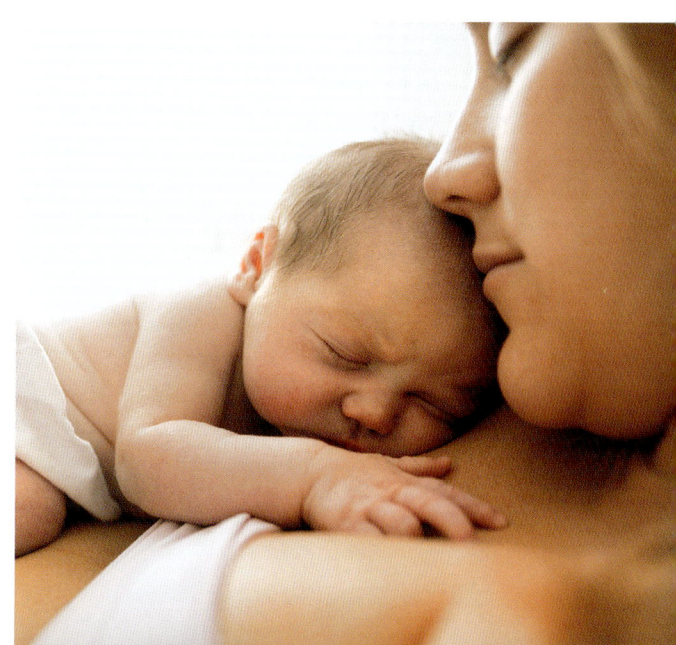

WICHTIG FÜRS LEBEN – DAS »BONDING«

Unsere Sprache bringt es treffend zum Ausdruck: Die Schwangerschaft als Phase der körperlichen und seelischen Bindung zwischen Mutter und Kind endet mit der »Entbindung«. Ab dem Moment der Geburt wird die Bindung gelöst und ein neuer Bund geschlossen: Eine lebenslange, innige Verbundenheit zwischen Eltern und ihrem Kind beginnt zu wachsen – diese langsame Entwicklung nennt man »Bonding«, das Urvertrauen des Neugeborenen wird gefördert. Für das Anbahnen dieser Bindung sind die ersten Stunden und Tage nach der Geburt wesentlich. Sie sind die Basis einer der wichtigsten menschlichen Fähigkeiten: gesunde Beziehungen zu anderen eingehen und erhalten zu können.

Es gibt allerdings auch Situationen, in denen die ersten Stunden völlig anders verlaufen, beispielsweise nach einem Notfall-Kaiserschnitt oder nach einer Frühgeburt. Das Bonding ist dann aber auf keinen Fall für immer gestört. Eine gute Eltern-Kind-Bindung kann auch später mit vielen gemeinsamen Stunden aufgebaut und ebenso reich an Erfahrungen werden.

Kennenlernen mit Feingefühl

Wenn es möglich ist, genießen Sie die erste Stunde nach der Geburt allein und ungestört mit Ihrem Baby. Gut abgetrocknet und mit einem warmen, trockenen Handtuch zugedeckt, kann Ihr Baby sofort nach der Geburt auf Ihren Bauch oder in Ihren Arm gelegt werden. Ein Mützchen schützt den noch feuchten Kopf vor Wärmeverlust. Der erste Blickkontakt fördert die emotionale Nähe. Legen Sie Ihr Kind an, sobald es die Brustwarze sucht. Babys, die die Brust selbst suchen konnten, entwickeln später ein besseres Saugverhalten. Ausgiebige Schmuserunden und jeder innige Hautkontakt geben Ihnen die wertvolle Gelegenheit, zu erspüren, wie es Ihrem Baby geht. Dabei »trainieren«

Sie gleichzeitig Ihre eigene Feinfühligkeit und lernen täglich ein bisschen mehr, die unterschiedlichen Bedürfnisse Ihres Kindes zu erkennen und darauf zu reagieren.

NEUGEBORENEN-ERSTUNTERSUCHUNG (U1)

Nach einer ausgiebigen ersten Kuschelrunde wird es Zeit für das Messen, Wiegen und die Neugeborenen-Erstuntersuchung (U1). Die U1 wird Ihre Hebamme oder Ihr Arzt meist noch im Kreißsaal beziehungsweise im Geburtszimmer durchführen.

Größe und Gewicht

Ihr Baby wird zunächst gewogen. Das Gewicht eines neugeborenen Kindes liegt normalerweise zwischen 2 500 und 4 000 Gramm, durchschnittlich wiegen deutsche Neugeborene 3 300 bis 3 500 Gramm, wobei immer häufiger schwerere Kinder geboren werden.

Auch die Länge des Kindes wird gemessen, durchschnittlich liegt diese bei 50 bis 52 Zentimetern. Maße zwischen 45 und 56 Zentimetern liegen im Normbereich. Eine dritte Messgröße ist der Kopfumfang. Im Mittel beträgt dieser 35 Zentimeter, gemessen von der Stirn zum Hinterkopf, Werte von 32 bis 37 Zentimeter gelten als normal.

Innere Organe

Mit dem Stethoskop wird abgehört, ob Ihr Neugeborenes normal und gleichmäßig atmet und ob bei den Herzfunktionen Auffälligkeiten erkennbar sind. Der Bauch des Babys wird abgetastet und geprüft, ob Nieren, Leber und Milz eine normale Größe haben oder ob sie verändert sind. Der Puls Ihres Kindes wird in der Leistengegend ertastet und kontrolliert.

Gliedmaßen, Wirbelsäule und Anus

Zehen und Finger werden gezählt und Babys Arme und Beine überprüft. Auch die Hüftgelenke und die Wirbelsäule werden begutachtet. Lässt Ihr Kind schon Urin oder Stuhl, sind die wichtigen Körperöffnungen vorhanden und Blase und Darm arbeiten gut.

Kopf, Mund und Augen

Das Köpfchen, die Schädelnähte und Fontanellen werden sorgfältig abgetastet. Das Baby wird auf sicht- oder fühlbare Fehlbildungen, zum Beispiel eine Lippen-Kiefer-Gaumenspalte, kontrolliert.

Reifezeichen und Genitalien

Auch die Reifemerkmale des Kindes werden überprüft, das heißt, ob seine Reife der Schwangerschaftsdauer entspricht. Die Geschlechtsorgane werden auf eine normale Entwicklung überprüft. Beim reif geborenen Jungen liegt der Hoden im Hodensack, beim Mädchen überdecken die äußeren Schamlippen die inneren. Zum Abschluss der Untersuchungen bekommt Ihr Kind ein Namensbändchen, um Verwechslungen zu verhindern.

Zarter Baby-Duft

Nun wird Ihr Baby gewickelt und angezogen. Auf das früher übliche Reinigungsbad verzichtet man meistens, denn die Käseschmiere (Vernix caseosa) auf der Haut ist eine gute Wärmehülle für das Baby. Je reifer ein Kind ist, umso weniger Käseschmiere hat es bei der Geburt. Die zähe, weiße Substanz, die aus Fetten, Eiweißen und Wasser besteht, duftet leicht nach Vanille oder Karamell, einfach unvergleichlich nach Baby. Wird sie nach der Geburt nicht abgewaschen, ist die Babyhaut weniger schuppig. Käseschmiere fördert die Wundheilung, reinigt und wirkt gegen Infektionen und ist somit die beste Pflege für Babys Haut!

Wichtiges Hörscreening

Die Neugeborenen-Basisuntersuchung (U2) wird zwischen dem dritten und zehnten Lebenstag vom Kinderarzt durchgeführt. Lassen Sie unbedingt innerhalb der ersten drei Lebenstage das kostenlose »Neugeborenen-Hörscreening« zur Früherkennung von Hörstörungen durchführen. Circa eines von 1 000 Neugeborenen ist von einer angeborenen beidseitigen Hörstörung betroffen. Der harmlose Hörtest ermöglicht eine frühzeitige Diagnose und rasche Unterstützung durch Frühförderung und moderne Hörgeräte-Technologien.

Für die Blutgerinnung: Vitamin K

Säuglinge produzieren nach der Geburt noch nicht genug Vitamin K, das bei der Blutgerinnung eine wichtige Rolle spielt. Ein Mangel kann in sehr seltenen Fällen zu Hirnblutungen führen. Damit das nicht passiert, wird eine Vitamin-K-Prophylaxe empfohlen. Ihr Baby bekommt zwei Tropfen Vitamin K auf die Zunge geträufelt. Dies wird bei den kinderärztlichen Untersuchungen U2 und U3 wiederholt. Kinder, die durch einen Kaiserschnitt, eine Saugglocken- oder Zangengeburt zur Welt kamen, und Frühgeborene bekommen höhere Dosen Vitamin K, da sie einen höheren Bedarf haben.

377.

Vorbeugende Augentropfen

Damit soll eine Infektion der Augen mit dem Erreger der Gonorrhoe (Tripper) oder Chlamydien bei der Geburt verhindert werden. Aufgrund der sorgfältigen Schwangerenbetreuung und der geringen Zahl Gonokokken-infizierter Schwangerer ist die Gabe in Deutschland nicht mehr vorgeschrieben. Sie macht nur bei Verdacht auf Gonokokken- oder Chlamydieninfektion Sinn, da die eitrige Bindehautentzündung unbehandelt zur Blindheit führen kann. Dann werden gleich nach der Geburt antibiotikahaltige Augentropfen oder eine Polyvidon-Jod-Lösung in Babys Augen geträufelt. Sie sind besser verträglich als die stark brennende Silbernitrat-Lösung und wirksam gegen die viel häufigeren Chlamydieninfektionen.

378.

Nach der Geburt

Ihr Kind kann nach den Untersuchungen wieder in Ihre Arme. Vielleicht sucht es nun noch einmal Ihre Brust und Sie können es anlegen, vielleicht

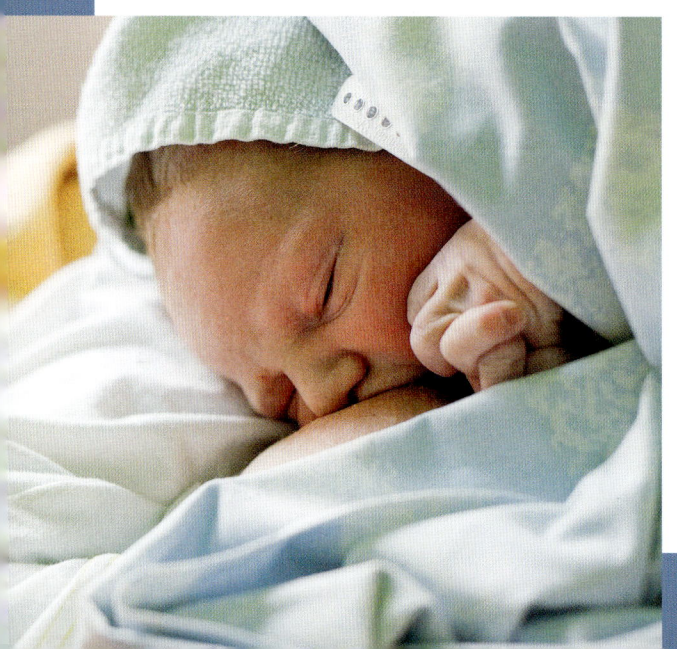

schläft es aber auch, erschöpft von all den neuen Eindrücken und Erlebnissen, ein. Wenn Sie sich kräftig genug fühlen, können Sie Ihr Baby nun in sein Bettchen legen und unter die Dusche gehen oder sich am Waschbecken erfrischen. Fühlen Sie sich noch wackelig auf den Beinen und möchten lieber liegen bleiben, wird Sie Ihre Hebamme im Bett frisch machen. Danach sollten Sie eine Flockenwindel oder eine dickere Binde in den Slip legen, um den Wochenfluss aufzufangen. Ihre Hebamme wird Ihren Blutdruck und Ihre Temperatur kontrollieren und Sie ans Wasserlassen erinnern. Denn nach der Geburt spüren die meisten Frauen nicht gleich, ob ihre Blase voll ist.

Falls Sie nach der Riesenleistung der Geburt hungrig sind, bekommen Sie oft noch im Kreißsaal etwas zu essen, spätestens jedoch auf der Wochenbettstation. Nach einer ambulanten Geburt können Sie in aller Regel bereits nach vier Stunden nach Hause gehen. Die Zeit des Wochenbetts hat damit begonnen.

379.

Machen Sie »Babyflitterwochen«

Den Begriff »Wochenbett« sollten Sie wörtlich nehmen: Es dauert sechs bis acht Wochen, bis Sie sich von der Geburt erholt und auf die neue Situation eingestellt haben. Diese Zeit dürfen Sie ruhig überwiegend »im Bett« beziehungsweise in einem körperlichen Zustand der Ruhe und Entspannung verbringen. Genießen Sie die wichtige Phase des Umbruchs und des Staunens, in der Sie sich zurückziehen können. Lassen Sie sich von Ihren Lieben behüten und umsorgen, so wie Sie nun selbst gefordert sind, einen kleinen Menschen zu bemuttern. Nehmen Sie sich den Raum, all das Erlebte rund um die Geburt zu verarbeiten, sich in Ruhe kennenzulernen und sich noch mehr in Ihr Kind zu verlieben: Das deshalb auch »Babyflitterwochen« genannte Wochenbett ist eine intensive Zeit der Neuorientierung für die ganze Familie.

Eine wichtige Wandelzeit

Die Umstellung auf das Leben mit einem Neugeborenen benötigt einen geschützten Rahmen. Sie sind nun verletzlicher und empfindsamer. Hinzu kommen hormonelle Veränderungen, die Rückbildung der Gebärmutter, die Wundheilung möglicher Dammverletzungen, das ungewohnte Stillen, der Schlafmangel. Und vor allem: Ihr Baby mit seiner individuellen Persönlichkeit, das Sie nun erst einmal rund um die Uhr fordert und braucht.

Lassen Sie sich nicht stören

Besprechen Sie Ihren Anrufbeantworter einfach gleich mit dem Geburtsdatum, dem Namen und dem Gewicht Ihres Kindes. Neugierige Anrufer erfahren so alles, was sie dringend wissen möchten – und Sie bleiben erst einmal ungestört!

Als Familie zusammenwachsen

Das Wochenbett ist ein ungewöhnlicher, intensiver Lebensabschnitt. Er ist von rosa Wolken wie vom rauen Wind des neuen Alltags geprägt, in dem es nun in erster Linie um das Wohl Ihres Babys geht und Ihre eigenen Bedürfnisse vorerst hintanstehen müssen. Dieser Ausnahmezustand führt anfangs oft zu starken Gefühls- und Stimmungsschwankungen. Auch die Väter spüren die Veränderung deutlich. Setzen Sie sich jetzt keine großen Ziele und bürden Sie sich keine unötigen Aufgaben auf. Verabreden Sie mit Ihrer Familie und Ihren Freunden, dass Sie in den ersten Wochen nach der Geburt nur wenigen, vorangemeldeten Besuch bekommen, damit Sie sich mit Ihrem Baby in Ruhe vertraut machen können. Das ist wichtig, um die Familienbeziehung aufzubauen und erfolgreich stillen zu können.

Hebammen-Nachsorge

Während der gesamten Zeit des Wochenbetts – in der Stillzeit bei Bedarf auch darüber hinaus – haben Sie Anspruch auf Betreuung durch eine Hebamme. In den ersten Tagen des Wochenbetts kommt sie täglich zu Ihnen nach Hause, um nach Ihrer Gesundheit und der Ihres Babys zu sehen und um Sie zu unterstützen. Sie überprüft die Rückbildung der Gebärmutter und den Wochenfluss. Wenn Sie einen Dammschnitt oder Dammriss hatten, achtet sie auf die Wundheilung der Naht. Sie zeigt Ihnen, was Sie bei Ihrer Brustpflege berücksichtigen sollten, versorgt den Nabel Ihres Babys und nimmt ihm bei Bedarf auch Blut ab, etwa wenn Verdacht auf Neugeborenengelbsucht besteht. Außerdem achtet die Hebamme darauf, dass Sie Ihr Kind beim Stillen richtig anlegen, und gibt Ihnen wertvolle Tipps. Sie hilft Ihnen dabei, das Verhalten Ihres Babys richtig einschätzen zu lernen: Weint es, weil es Hunger hat, müde ist, Bauchweh hat? Die Hebamme ist im Wochenbett auch für Ihre persönlichen Probleme eine wichtige Ansprechpartnerin – wenn Sie zum Beispiel Schwierigkeiten mit der neuen Mutterrolle haben oder es Probleme mit Ihrem Partner gibt.

Körperliche Veränderung akzeptieren

Ein Hebammen-Sprichwort sagt: »Ein Kind kommt neun Monate, ein Kind geht neun Monate.« Lassen Sie sich also Zeit, setzen Sie sich nicht unter Druck. Mit der Geburt und dem Wochenbett haben Sie eine andere Stufe Ihres Frauseins erreicht. Diese Veränderungen sind Zeichen Ihrer großartigen Leistung, ein Kind getragen, geboren und (eventuell) auch gestillt zu haben. Darauf sollten Sie stolz sein. Alles Gute für Sie und Ihr Kind auf Ihrem spannenden gemeinsamen Lebensweg!

Bücher, die weiterhelfen

Ballnik, Peter: Papa-Zeit; Orell Füssli

Bloemeke, Viresha J.: Es war eine schwere Geburt … Wie traumatische Erfahrungen verarbeitet werden können; Kösel

Bylow, Christina: Familienstand: Alleinerziehend. Plädoyer für eine starke Lebensform; Gütersloher Verlagshaus

Drust, Rike: Muttergefühle. Gesamtausgabe; C. Bertelsmann

Feenstra, Coks: Das große Zwillingsbuch. Ratgeber für Schwangerschaft, Geburt und eine glückliche Kindheit; Beltz

Gmür, Pascale: MutterSeelenAllein: Erschöpfung und Depression nach der Geburt; Orell Füssli

Laue, Birgit; Salomon, Angelika: Kinder natürlich heilen; Anaconda

Meissner, Brigitte Renate: Kaiserschnitt und Kaiserschnittmütter; Brigitte Meissner Verlag

Nilsson, Lennart: Ein Kind entsteht; Goldmann

Bücher aus dem GRÄFE UND UNZER VERLAG

Laue, Birgit: Das Baby 1 × 1

Laue, Birgit: Babypflege Schritt für Schritt (inklusive Übungs-DVD)

Laue, Birgit: Schwangerschaft und Geburt

Guoth-Gumberger, Marta; Hormann, Elizabeth: Stillen

Höfer, Silvia; Szasz, Nora: Hebammen-Gesundheitswissen

Nolte, Dr. med. Stephan Heinrich; Nolden, Annette: Das große Buch für Babys erstes Jahr

Plagge, Silke R.: Mami to go: Die wichtigsten Checklisten für Schwangerschaft, Geburt, Babyzeit

Adressen, die weiterhelfen

Hebammen

Bund freiberuflicher Hebammen Deutschlands e. V.
Kasseler Str. 1 a
D-60486 Frankfurt
www.bfhd.de

Deutscher Fachverband für Hausgeburtshilfe e. V. (DFH)
Gymnasiumstraße 2
D-72213 Altensteig
www.dfh-hebammen.de

Deutscher Hebammenverband e. V.
Gartenstraße 26
D-76133 Karlsruhe
www.hebammenverband.de

Österreichisches Hebammengremium
Landstraßer Hauptstraße 7 ½
A-1030 Wien
www.hebammen.at

Schweizerischer Hebammenverband
Geschäftsstelle Rosenweg 25 C
Postfach
CH-3000 Bern 23
www.hebamme.ch

www.hebammen.de
Bundesweite Hebammensuche

Geburtsvorbereitung / Geburtshäuser

Gesellschaft für Geburtsvorbereitung, Familienbildung und Frauengesundheit Bundesverband e. V.
Ebersstr. 68
D-10827 Berlin
www.gfg-bv.de

Netzwerk der Geburtshäuser e. V.
Geschäftsstelle Albert-Schweitzer-Straße 24 a
D-18147 Rostock
www.geburtshaus.de
www.netzwerk-geburtshaeuser.de

Ernährung in der Schwangerschaft

Vegetarierbund Deutschland e. V. (VEBU)
Genthiner Straße 48
D-10785 Berlin
www.vebu.de

www.gesund-ins-leben.de
Netzwerk Junge Familie des Bundesministeriums für Ernährung und Landwirtschaft

Eltern & Familie

Bundesverband alleinerziehender Mütter und Väter e. V. (VAMV)
Hasenheide 70
D-10967 Berlin
www.vamv.de

Bundeszentrale für gesundheitliche Aufklärung
Ostmerheimer Str. 220
D-51109 Köln
www.bzga.de, www.schwanger-info.de

Deutsche Liga für das Kind
Charlottenstr. 65
D-10117 Berlin
www.liga-kind.de

www.bke-beratung.de
Online-Beratung der Bundeskonferenz für Erziehungsberatung e. V.

www.gaimh.de
Gesellschaft für seelische Gesundheit in der frühen Kindheit

www.mehrlinge.net, www.abc-club.de
Informationen für Mehrlingseltern

www.profamilia.de
Beratung zu Sexualität und Familienplanung

Krisen, Krankheit, Behinderung

Arbeitskreis Down-Syndrom e. V.
Gadderbaumer Str. 28
D-33602 Bielefeld
www.down-syndrom.org

Arbeitsgemeinschaft Gestose-Frauen e. V.
Kapellener Str. 67 a
D-47661 Issum
www.gestose-frauen.de

Beratungsstelle für natürliche Geburt und Elternsein e. V.
Fachstelle Beratung zur Pränataldiagnostik
Häberlstr. 17
D-80337 München
www.natuerliche-geburt.de

Bundesverband »Das frühgeborene Kind« e. V.
Speyerer Straße 5–7
D-60327 Frankfurt am Main
www.fruehgeborene.de

Initiative Regenbogen »Glücklose Schwangerschaft« e. V.
Geschäftsstelle Westring 100
D-33378 Rheda-Wiedenbrück
www.initiative-regenbogen.de

Schatten & Licht e. V. – Krisen rund um die Geburt
Obere Weinbergstr. 3
D-86465 Welden
www.schatten-und-licht.de

www.elternbewegung.info
Eltern besonderer Kinder in Österreich

www.embryotox.de, www.reprotox.de
Medikamentenberatung

www.gestations-diabetes.de
Informationen zu Schwangerschaftsdiabetes

www.leona-ev.de
Leona e. V. – Verein für Eltern chromosomal geschädigter Kinder

Register

Impressum

© 2015 GRÄFE UND UNZER VERLAG GmbH, München

Projektleitung: Marline Ernzer, Ann-Kathrin Kunz

Lektorat: Rita Steininger

Bildredaktion: Nadia Gasmi, Julia Fell

Umschlaggestaltung und Layout: independent Medien-Design, Horst Moser, München

Herstellung: Renate Hutt

Satz: griesbeckdesign, München

Reproduktion: Repro Ludwig, Zell am See

Druck und Bindung: Printer Trento, Trient

ISBN 978-3-8338-3951-1

1. Auflage 2015

Die GU-Homepage finden Sie unter www.gu.de

Bildnachweis

A1 pix: S. 88; Angelika Salomon: S. 93; Astrid Obert: S. 77; Birgit Laue: Innenklappe; Colourbox: S. 46; Corbis: S. 8, 30(m.r.), 42, 123, 131; F1 online: S. 29(r.), 50, 68(u.l.); Eising Foodphotography/ Martina Görlach: S. 37; Fotolia: S. 4(u.r.), 5(o.r.), 6, 12, 16, 26(r.), 30(m.l.+u.r.), 31, 32, 39, 48, 56, 58(o.+u.), 60, 64, 68(m.l.+u.r.), 69, 70, 74, 75, 86, 89, 91(l.), 100(m.l.+u.r.), 101, 122, 124(m.r.+l.), 125(o.l.+m.+u.), 126, 133, 134, 140, 141(r.), 148, 150, Cover(o.r.+ m.o.), U4(m.+o.r.); Getty Images: S. 3(u.), 21(r.), 52, 61, 63, 68(o.), 100(m.r.), Cover (o.); Glow Images: 23, 117; iStockphoto: S. 4(o.,m.r.,u.l.), 26(l.), 83, 96, 100(u.l.), 124(u.l.); Jörn Rynio (Jalag): S. 34; Jump: S. 114; Kramp + Gölling: S. 41, 44, 136; Mauritius Images: S. 14, 80; Petra Ender: S. 13, 24, 30(u.l.), 109, 112; 124(o.); Picture Press: S. 141(l.), 146; Plainpicture: S. 2, 3(o.), 58(m.), 73, 91(r.), 100(o.), 104, 119, 121, 151, 154, U4(o.l.); Sciencephotolibrary: S. 144; Shotshop: S. 111; Shutterstock: S. 4(m.l.), 5(m.+o.l.), 21(l.), 29(l.), 33, 68(m.r.), 102, 108, 109(l.), 115, 116, 124(u.r.), 125(o.r.), 138, Cover(m.u.+u.beide), U4(u.beide); Stocksy: S. 30(o.), 36, 95

Syndication:
www.jalag-syndication.de

Wichtiger Hinweis

Die Gedanken, Methoden und Anregungen in diesem Buch stellen die Meinung bzw. Erfahrung der Verfasser dar. Sie wurden von den Autoren nach bestem Wissen erstellt und mit größtmöglicher Sorgfalt geprüft. Sie bieten jedoch keinen Ersatz für persönlichen kompetenten medizinischen Rat. Jede Leserin, jeder Leser ist für das eigene Tun und Lassen auch weiterhin selbst verantwortlich. Weder Autoren noch Verlag können für eventuelle Nachteile oder Schäden, die aus den im Buch gegebenen praktischen Hinweisen resultieren, eine Haftung übernehmen.

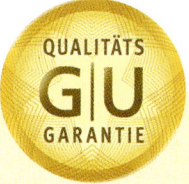

Liebe Leserin, lieber Leser,

haben wir Ihre Erwartungen erfüllt? Sind Sie mit diesem Buch zufrieden? Haben Sie weitere Fragen zu diesem Thema? Wir freuen uns auf Ihre Rückmeldung, auf Lob, Kritik und Anregungen, damit wir für Sie immer besser werden können.

GRÄFE UND UNZER Verlag
Leserservice
Postfach 86 03 13
81630 München
E-Mail:
leserservice@graefe-und-unzer.de

Telefon: 00800 / 72 37 33 33*
Telefax: 00800 / 50 12 05 44*
Mo–Do: 8.00–18.00 Uhr
Fr: 8.00–16.00 Uhr
(* gebührenfrei in D, A, CH)

Ihr GRÄFE UND UNZER Verlag
Der erste Ratgeberverlag – seit 1722.

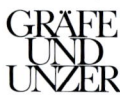

GRÄFE UND UNZER
Ein Unternehmen der
GANSKE VERLAGSGRUPPE

 www.facebook.com/gu.verlag